医療現場で必要な多言語コミュニケーションのための6ヶ国語対応
医療通訳学習テキスト
Textbook for Medical Interpreting

医学監修　沢田貴志
編　西村明夫

目次

はじめに（医療通訳学習テキストの概要と使い方） … 9
- ［執筆の目的と特徴］ … 9
- ［本書の構成］ … 9
- ［表記の方法］ … 10
- ［用語の定義］ … 11
- ［英語音声ファイル・ダウンロードキーについて］ … 12

第1章　倫理・心得 … 13
1. 基本的な人権の尊重 … 14
2. 守秘義務 … 15
3. プライバシーの尊重 … 16
4. 中立性・客観性 … 16
5. 正確性 … 18
6. 専門性の維持・向上 … 19
7. 信頼関係の構築 … 20
8. 利用者との私的な関係の回避 … 21
9. 医療従事者、支援団体や専門家との連携・協力 … 22
10. 健康の保持増進 … 22
11. 品行の保持 … 23
- ❖ コラム ── 映画やドラマに出てくる病気 … 24

第2章　対人援助の技術と心構え … 25
1. はじめに　～なぜ医療通訳に「対人援助の技術と心構え」が必要か～ … 25
2. 人はどのように接して欲しいか … 25
3. 「患者」の心理 … 28
4. 病院という場所 … 33
5. まとめ　～再び通訳における対人援助の心構え～ … 34
- ❖ コラム ── 引用文献と参考文献 … 35

第3章　身体の組織とその機能　36

1. 身体の部分のなまえ　36
2. 内臓のなまえと機能　46
3. 生殖器のなまえと機能　59
4. 骨格のなまえと機能　62
5. 関節に関わるなまえと機能　71
6. 皮膚に関わるなまえと機能　75
7. 筋肉のなまえと機能　78
8. 内分泌腺のなまえと機能　83
9. リンパ節のなまえと機能　86
10. 脳のなまえと機能　87
11. 耳のなまえと機能　91
12. 鼻・のどのなまえと機能　95
13. 目のなまえと機能　97
14. 歯のなまえと機能　101

❖ コラム ── 身体組織を使った慣用句　104

第4章　覚えたい病気の知識　105

1. 呼吸器の病気　105
2. 循環器の病気　108
3. 消化器の病気　110
4. 泌尿器の病気　118
5. 子どもの病気　121
6. 出産・女性の病気　127
7. 整形外科　132
8. 内分泌・代謝系疾患　135
9. 血液に関する病気　137
10. 皮膚の病気　139
11. 頭の病気　144
12. 精神やこころの病気　147
13. 耳、鼻、口、のどの病気　151
14. 目の病気　153
15. 歯の病気　155

| 16 | 上記以外の病気 | 155 |

    ❖ コラム —— 言葉選び ………………………………………… 160

第5章　症状・病状などの用語・言い回し …………… 161

1	身体全体や複数の器官に共通する表現	161
2	呼吸に関する表現	172
3	循環器に関する表現	175
4	消化器に関する表現	176
5	尿に関する表現	180
6	出産や女性の病気に関する表現	181
7	整形外科領域に関する表現	184
8	皮膚に関する表現	185
9	頭や意識、精神に関する表現	189
10	鼻、耳に関する表現	193
11	目に関する表現	194
12	歯に関する表現	196

    ❖ コラム —— 音が無いのに音で表現する擬態語 ………… 199

第6章　治療とその過程で使われる用語 …………… 200

1	診療科名	200
2	治療全般に関わる用語	205
3	内科に関わる用語	220
4	産婦人科に関わる用語	231
5	外科・整形外科などに関わる用語	232
6	リハビリテーションに関わる用語	240
7	皮膚に関わる用語	241
8	神経・精神疾患に関わる用語	242
9	歯科に関わる用語	243

    ❖ コラム —— 訛り懐かし ……………………………………… 245

第7章　検査で使われる用語 …………………………… 246

| 1 | 検査方法 | 246 |

 2 検査項目 ……………………………………………………… 256
 3 検査のときの会話 …………………………………………… 270
  ✤ コラム ── がんを見つける ………………………………… 280

第8章 薬に関する用語 …………………………………… 281

 1 薬の種類 ……………………………………………………… 281
 2 服用方法ほか ………………………………………………… 292
  ✤ コラム ── 女子生徒の応援 ………………………………… 297

第9章 予防接種・感染症法の知識 ………………………… 298

 1 予防接種のアウトライン …………………………………… 298
 2 感染症法の知識 ……………………………………………… 299
  ✤ コラム ── 病名の方言 ……………………………………… 302

第10章 医療機関のしくみと受診時の注意事項 ………… 303

 1 医療機関の種類 ……………………………………………… 303
 2 医療従事者の種類と役割 …………………………………… 305
 3 受診の手順 …………………………………………………… 310
 4 病院内での留意事項 ………………………………………… 314
  ✤ コラム ── 医療に関係する慣用句 ………………………… 316

第11章 医療費に関する知識 ………………………………… 317

 1 医療保険 ……………………………………………………… 317
 2 医療費の公費負担 …………………………………………… 320
 3 出産に関する費用負担制度 ………………………………… 324
 4 医療費に関わるその他の制度 ……………………………… 326
  ✤ コラム ── この1冊 ………………………………………… 328

第12章 母子保健のしくみ ……………………………………… 329

 1 妊娠中の注意事項と支援制度 ……………………………… 329

2	出産（分娩）の流れと注意事項	331
3	乳幼児の健康状態と支援制度	331
4	よく使う出産に関する用語	332
	❖ コラム ── 人の命の始まりと終わり	334

第13章　通訳技術の基礎 ……… 335

1	医療通訳に必要な語学力	335
2	医療通訳の特徴	335
3	通訳技術の基礎	336
4	医療通訳の実践技術	342
	❖ コラム ── 実践技術の学び方	349

第14章　模擬通訳トレーニング ……… 350

1	模擬通訳トレーニングの方法	350
2	トレーニング・シナリオ	351
	❖ コラム ── ニワトリを超える方法	369

第15章　多文化に関する知識・理解 ……… 370

1	在住外国人のアウトライン	370
2	在留資格のアウトライン	371
3	文化とは	373
4	多文化共生	374
5	国家・国籍・人のアイデンティティ	377
6	文化の違いを乗り越える方法	378
7	異文化コミュニケーションのストレス	381
8	患者の医療に対する考え方や知識の違い	382
9	医療制度の違い	383
10	医療実践スタイルの違い	384
	❖ コラム ── 学校へ行こう	388

プラスアルファの用語の訳例 ……… 389

| 執筆者等 | 399 |

| 参考資料 | 401 |

| 医療通訳共通基準（抜粋） | 402 |

| 索引 | 407 |

はじめに　（医療通訳学習テキストの概要と使い方）

［執筆の目的と特徴］

　本書は、外国人医療における多言語コミュニケーションの中でも最も重要な「医療通訳」に着目し、それを適正に行うために必要な、守るべき倫理・心得と身に付けておきたい知識・技術等について解説するものである。

　医療通訳の学習（言い換えれば医療通訳者の育成）には、学習カリキュラム（またはプログラム）と学習テキスト（教科書）、そのカリキュラムとテキストに基づいて講義を行う講師の確保の3つが欠かせない。中でも、学習テキストは、公教育の教科書と同様に、学ぶべき内容、教えるべき内容を過不足なく掲載するものである。仮に学習状況を測るために試験問題を作成するとしても、通常、教科書の範囲で出題することになる。本書は、そうした教科書的な役割を担うものとして作成した。

　執筆は、神奈川県医療通訳派遣システム（2002年度開始）において、これまで10年以上にわたり、150人以上の医療通訳スタッフで年間平均3,000件以上の医療通訳派遣を行ってきた特定非営利活動法人多言語社会リソースかながわ（MICかながわ）に蓄積された医療通訳者の育成に関する経験とノウハウに基づいている。その知見は、MICかながわの派遣件数や取り扱う言語数（11言語）、医療通訳スタッフの人数の多さ、派遣する医療場面の幅の広さ（初診から重病告知、入院治療、手術の説明まで）などから、全国有数のものであり、その意味で本書は、現場に即した実践的な内容になっているはずである。

　本書の第3章から第8章および第10章、第11章では、医療の場面で登場する医療関係用語等のうち、覚えておきたいもの、覚えておくと便利なものを選定し掲載した。紙幅の関係から掲載数が限られてはいるが、学習の出発点としては一定の充足はしているものと考えている。

［本書の構成］

　本書の構成は、医療通訳学習の目安として2010年10月に医療通訳の基準を検討する協議会が策定した「医療通訳共通基準」（参考資料参照。以下「共通基準」と略す）がすでに策定されていることから、原則としてこの項目に沿っている。

第1章では、医療通訳の基本として「共通基準」の大項目「倫理」について学ぶ。医療通訳を行う際の心得、つまり「やるべきこと、やってはいけないこと」を解説する。

　第2章では、これも医療通訳の基本として、「共通基準」の中項目「コミュニケーション・スキル」を学ぶ。ここでは、ソーシャルワークの基礎技術をベースに、主に患者等と通訳者の信頼関係構築の方法を解説する。

　第3章から第8章では「共通基準」の中項目「医療に関する知識」のうち、身体の組織器官、基礎的な病気と症状、治療方法、検査方法・検査項目、薬について、6言語の訳語と簡単な説明を行う。第9章から第12章では、保健制度、各種医療従事者の役割、医療機関受診の流れ、医療保険・医療費、母子保健などを解説する。

　第13章では「共通基準」の中項目「通訳技術」と「実践技術」について学ぶ。なお、通訳技術の基礎となる語学力については、本書は外国語会話のテキストではないため、そのトレーニング方法などについては触れていないことを予めお断りしておきたい。

　第14章では、より実践的なトレーニングとして医療通訳学習には欠かせない模擬通訳の方法を述べるとともに、そのトレーニング用のシナリオを掲載した。

　第15章では「共通基準」の中項目「患者背景・多文化に関する知識・理解」を学ぶ。すなわち、外国人の在留資格制度や文化の違いを乗りこえる方法、患者等の出身国等と日本の医療事情の違いなどを解説した。

［表記の方法］

　本書の第3章から第8章および第10章、第11章に掲載した医療関係用語は、英語、韓国・朝鮮語、中国語、スペイン語、ポルトガル語、インドネシア語の6言語の訳語を併記した。各言語の訳出と表記は、以下の6点を前提としている。そのため、実際の通訳における用語の使用は、その場の状況や文脈などを踏まえて行う必要がある。

① 医学の専門的な用語や表現、言い回しではなく、できる限り患者とのコミュニケーションに有効な、一般人でも理解できうる言葉を選択した。
② 各用語は原則として単数形での表記に統一した。
③ 女性名詞、男性名詞などによって語尾が変化する用語は、男性名詞を想定して表記した。
④ 用語によっては、掲載した訳語以外の表現が可能なものもあり、唯一のものではなく、一例に過ぎない場合がある。
⑤ 掲載した用語の日本語の意味は、文脈によって異なることがあることから、

注意を要する。
> （例）「しこり」：身体組織的な意味のほかに、心理的な気持ちの上での「しこり」を言う場合がある。
> 「しびれる」：身体感覚的な意味のほかに、感動する場合に使われることがある。

⑥ 本文中で訳語に使用している記号の意味は、以下のとおりである。
- 英語→（英）、韓国・朝鮮語→（コ）、中国語→（中）、スペイン語→（ス）、ポルトガル語→（ポ）、インドネシア語→（イ）
- セミコロン「○；△」→ ○でも△でも、どちらの訳でも可
  > （例）腰／（英）hip；lower back；waist
- 丸かっこ「(○×)」→ ○×は省略可能
  > （例）歯髄／（英）(dental) pulp → 「pulp」、「dental pulp」どちらの訳でも可
- ［ ］かっこ → ［ ］内は注釈文
  > （例）親指／（中）拇指［足の場合は「拇趾」］
- 「○［△×］；△［□×］」→ △×の場合は「○」を使用、□×の場合は「△」を使用
  > （例）火傷／（中）烧伤［火によるやけど］；烫伤［熱湯によるやけど］
- 読点「○、×」→○と×という関連する異なる用語の併記
  > （例）HBs抗原、HBs抗体／（英）HBs Antigen、HBs-Antibody

［用語の定義］

文中で使用した用語の定義（意味）を以下に記載した。本書が学術論文ではないことから、便宜的な使い方をしていることに留意されたい。
- 在住外国人：外国籍を有する者で短期滞在者を除く者。日本国籍を取得した外国生まれの者を含んで使用する場合もある。
- 移民：外国籍を有する永住者、当該国籍・市民権を有する外国出身者とその子孫。
- 外国人労働者：労働に従事するため滞在している外国籍を有する者。当初短期の就労目的で帰国を前提に滞在していたが、のちに定住・永住して移民となる場合も多い。
- ダブルの子：日本人と外国人の間に出生し、2つの文化背景を持つ子ども。両親のどちらかが日本国籍であるため、日本国籍である場合が多い。
- 通訳者：通訳する者のことを「通訳」、「通訳スタッフ」、「通訳士」など、いく

つかの呼び方があるが、ここでは「通訳者」で統一する。したがって、医療通訳業務を行う通訳者を「医療通訳者」とする。
- 医療従事者：医師、看護師、助産師、薬剤師、検査技師、理学療法士、作業療法士、医療ソーシャルワーカー、医療事務職員など医療に従事している職員の総称。
- 患者等：患者とその家族。

［英語音声ファイル・ダウンロードキーについて］

　本書に掲載した訳語のうち、字からは発音が分かりにくい英語についてのみ、HPに音声をアップロードした。

　対象とした用語は、本章の第3章「身体の組織とその機能」から第8章「薬に関する用語」および、第10章「医療機関のしくみと受診時の注意事項」、第11章「医療費に関する知識」に掲載したものである。

　ただし、第7章「検査で使われる用語」のうち第3項「検査のときの会話」は、発音のわかりにくさという問題はないために収録していない。

　収録した英語音声の発音やアクセント、イントネーションなどは、一例に過ぎない。国や地域によって異なり、会話の際の状況・文脈によっても変わる場合があることをあらかじめお断りしておきたい。

☐　アップロードしたHP　　一般社団法人日本公共通訳支援協会（Cots）；
　　　　　　　　　　　　　https://www.rasc-cots.jp/books/fyi/
☐　ダウンロードキー　　　text2017cots

第1章　倫理・心得

　倫理学の元祖、アリストテレスは「すべて悪しき人は、何をなすべきか、何をなすべきでないかを知らない人であり、こうした過ちのゆえに、人々は不正な人となる」と語っている（注1）。医療通訳の倫理は、守るよう努力するものではなく、守らないといけないものである。

　また、アリストテレスは倫理について、知性として習得すべきものであり、学び取るものであるという。生まれつき備わっているものではなく、学習して獲得するものである。医療通訳を行うに当たっては、「やってはいけないこと」と「やるべきこと」があり、それを学び、学んだことを忘れてはいけないということであろう（注2）。

　医療通訳にとって「倫理・心得」は、その業務を行う上で基本的なこととして順守すべきものである。どんなに医療知識と通訳スキルを有していても、この倫理・心得を身に付けていなければ、医療通訳の利用者から信頼を得ることはできないし、したがって通訳業務を依頼されることがなくなってしまう。その意味で、倫理・心得は、医療通訳に必要な知識とスキルの「基礎」になっていると考えられる。

　さらに、その「基礎」を踏まえた上で、医療通訳に基本的なこととして、通訳利用者（特に患者等）への対人援助の技術等（第2章参照）と、多文化及び異文化コミュニケーションに関する知識・理解（第15章参照）が求められる。これらの3つは、通訳利用者、特に外国人患者等と信頼関係を構築する上で、相互に補完し合うものである。たとえば、後述する「信頼関係の構築」という倫理・心得をきちんと行うには、対人援助のスキルや患者等に関する多文化知識が必要になる。逆に多文化知識があれば、対人援助のスキルを理解しやすいし、信頼関係の構築も容易になる。

　もちろん、医療に関する一般的な基礎知識（第3章～第12章参照）や2言語運用力、基礎的な通訳技術、実践的な現場対応力（第13章参照）は、医療通訳業務を行う上で不可欠なものである。ただ、こうした知識や技術をどう使うか、たとえば、ビジネスライクにおちいらないようにするため、あるいは、文化的背景が異なる患者等に、よりわかりやすい通訳を行うためには、上記の3つの「基本的なこと」を踏まえておく必要がある。通訳の現場でどのような技術を使ったらよいか、あるいは、どのような態度をとったらよいかなど、その選択に迷ったときに、これらの「基本的なこと」が基礎的な判断基準となる。

　こうした関係を図に示すと、図表1のようになる。最も基礎となるところに倫理・心得があり、その上部に対人援助の技術等と多文化・異文化コミュニケーション知識が積み重なる。その「基本的なこと」の上に、医療に関する知識や言語運用

図表1　医療通訳業務に不可欠な要素の相互関係

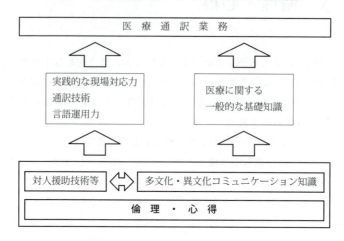

力、通訳技術、現場対応力などがある、という構造になる。土台の部分が上部の技術や知識を支える形になっている。

この基本的な考え方を踏まえた上で、以下に「共通基準」（参考資料参照）に従ってその内容を解説していく。

1　基本的な人権の尊重

倫理・心得の中で、最初に挙げておきたいのが基本的な人権の尊重である。「共通基準」では「国籍、人種、民族、宗教、信条、年齢、性別及び性的指向、社会的地位、経済的状態、ライフスタイル、文化的背景、身体的精神的状態、健康問題の性質等にかかわらず、すべての人をかけがえのない存在として尊重し、公平に対応すること」としている。

なぜ、医療通訳に基本的人権の尊重という倫理が求められるか。それは、一つには人に関わる業務、つまり通訳利用者とコミュニケーションや信頼、協力といった「関係」がつくられて初めて可能となる業務であり、そのために「基本的人権の尊重」が不可欠であるからである。医療通訳の場合は、日本語が十分でない患者にとって医療従事者とのパイプ役である通訳者は、非常に頼りになる存在に映る。それが、ともすると上下関係に似たゆがんだ関係におちいるリスクを抱えていることから、特に最初にこの倫理を掲げたものである。

もう一つ、通訳利用者（主に患者だが）の持っている背景が多様であり、通訳者自

身の経験からは「背景」を推しはかれず、人として尊重すべきことはわかっていても戸惑う可能性があるためである。第2章で対人援助の技術と心構え、第15章で多文化知識について述べているが、それはこの基本的な人権を尊重するためのわざでもある。

さらに注意したい点は、差別と偏見の排除である。差別は、行った人の意識で決まるのではなく、された人の意識で決まるものである。「別に悪気があって、そうしたのではない」、「それをしてはいけないとは知らなかったのだから、かまわないのではないか」では済まないことに留意する必要がある。

また、「母国のほうが日本よりも、もっとひどい外国人差別をしている」という意識にも注意したい。差別と偏見は、他と大小や高低を比較すべき問題ではなく、そのとき、その場での差別が「人としてのあり方」を問われている問題なのだという意識を持ちたい。

一般的に人が傷を負うとき、傷つけた方はそのことを忘れてしまうものだが、傷つけられた方はずっと忘れないものである。第15章「多文化に関する知識・理解」の項で触れている「自己覚知」のスキルを用いるとともに、自分の言葉と行為が相手にどう受け取られるか想像力を発揮して、事前に差別や偏見に当たらないか心の中でチェックするとよい。

2　守秘義務

医療通訳に限らず、通訳を業とする者が通訳利用者の会話の内容を第三者に漏らしていては、誰も通訳者を信用しなくなるし利用しなくなる。その上で、医療通訳の守秘義務は、「自分の身体のこと」という患者にとっては知られたくない情報を扱う者として当然の責務であり、最も重要な倫理・心得である。「共通基準」では守秘義務を「職務上知り得た患者情報等の秘密の保持」としている。

「職務上知り得た患者情報」とは、医療通訳の業務を行う中で入ってくる、患者の名前に始まり、病名、容態など患者に関するあらゆる情報である。診察室の中だけでなく、会計窓口や薬局、待合室などで交わした患者との会話から得られた情報も含まれる。名前を伏せていても、どのような患者の通訳に入ったかという情報は守秘の対象であり、第三者に漏らしてはいけない。

「第三者」とは、患者以外の人のことを言う。相手が受診している医療機関の医療従事者であっても、原則として本人の了解を求めたい。了解なく話してよいのは、緊急な事態により本人が意思表示できない場合や生命に危険が及ぶ可能性がある場合などに限られる。

「秘密の保持」とは、患者情報に関して自分の家族や友人にも漏らしてはいけないし、その秘密を一生胸の内にしまっておかなければならないということを意味し

ている。通訳メモなども自宅などで家族に見られないよう適正に処理・処分しておく必要がある。

なお、守秘義務の内容については、第2章「対人援助の技術と心構え」でも述べているため、参照してほしい。

3　プライバシーの尊重

人は誰でも、話したくないこと、聞かれたくないことがあるものである。患者と的確なコミュニケーションを維持するには、この点にも配慮しないといけない。「共通基準」では、プライバシーの尊重を「患者等の意に反して患者等のプライバシーに踏み込まないこと」としている。

診察の待ち時間などで、患者のほうから自分の生活背景など様々なことが話されることがある。しかし、そうした状況であっても話したくないことは触れていないかもしれない。特に、過去のつらい経験や家族の職業、収入金額、母国の出身地域の状況、地位、社会階層などは話題にしたくないと考える人も少なくない。患者から話して来るのはかまわないが、通訳者側から生活状況や社会的地位などを聞かないことが肝要である。

4　中立性・客観性

医療通訳業務を行う上では、中立性・客観性を保つことが不可欠である。「共通基準」では、「通訳の業務範囲を守り、利用者に対して自らの意見をさしはさんだり、助言したりしないこと」及び「通訳に自分の価値観や主観を混ぜないこと」の二つを掲げている。

医療通訳者は、日々の学習や医療通訳を通して一般の人より医療知識を多く持っており、患者の病気や治療法に対して何かしらの感想や認識をいだくことがある。しかし、患者からどんなに問われても、そうした感想や認識を表明し、たとえば、「あなたの症状は重い方ですよ」とか「〇〇症候群の症状は××です」などと伝えてはいけない。それは医療従事者の領分であって、医療通訳者の業務ではない。患者が医療従事者よりも医療通訳者の言葉を信じてしまい、医療従事者の業務を妨げることもありうるからである。

また、医療通訳者は、たとえ医療従事者の患者に対する態度が適切でないと感じた場合でも、逆に患者側が医療従事者に対して無理難題を要求していると感じた場合などであっても、どちらかの味方になって意見を差しはさんではいけない。通訳利用者双方の信頼を損なわないために医療通訳者は中立を保ち、通訳業務に徹する

ことが原則である。しかし、現実の問題として、言葉が不自由で日本の制度の情報が十分でない外国人の患者は、医療の利用に困難があり、支援的な立場で関わる必要があるとの指摘もある。このため、通訳派遣団体の中には通訳業務とともに支援的な関わりを業務に含めている団体もある。MICかながわの場合は、派遣先の病院に原則的にソーシャルワーカーがいるため、患者への支援的な関わりについてはソーシャルワーカーに任せ、患者とソーシャルワーカーとの間の通訳業務に徹することで問題解決を図るようにしている。

　後段の「通訳に自分の主観を混ぜないこと」とは、通訳の中に、患者や医療従事者が言っていないことを自分の判断で付け加えたり、自分の感想や意見を差し込んだりすることを禁ずるものである。たとえば、患者の発言に無いのに「母国では、かかりやすい病気だから」とか「母国ではこわい病気だと思われているから」など、自分の知っている情報を追加し発言してはいけない。もし、医療従事者が想像できないような文化的背景や習慣についてコメントが必要だと思った場合は、「文化的な背景について、今、解説をさせていただいても良いですか」と、双方に了解を求めた上で伝えればよい（注3）。

　これに関連して、待合室で患者から聞いた症状や病気に関する重要な情報を、診察室に入ってから患者が自ら話さないとき、医療従事者に伝えるべきかという問題がある。守秘義務にも関係し、第2章「対人援助の技術と心構え」でも述べているが、原則として、患者自身から語るように医療通訳者が患者を促すことで対応したい。

　日本の薬が信用できず、日本の病院から処方された薬ではなく母国の薬を飲んでいたが、医師には隠しておいてほしいと言われた、などという場合は判断が容易ではない。通訳の中立性という原則から「危険だから医師に本当のことを言った方がいいですよ」と促すだけで、もし本人が拒否をすれば、医療従事者側に伝えてはいけないという考えもある。一方で、生命に深刻な影響が予測されるので、患者側を支援する立場であるソーシャルワーカーにのみ伝え、本人と話し合ってもらうのがよいという考えもあるだろう。

　医療従事者の説明に対して、患者が納得しているようには見えないと感じた場合や待合室で医療従事者に聞きたいことがあると話していたのに、診察室では聞かなかった場合などには、どう対処するか。これも、基本的には患者に対して「言いたいことがあったでしょう？」や「聞きたいことがあったのでは？」と促し、患者が話し出したら、その言葉を通訳するといった対応になる。

5　正確性

　医療通訳には、何より正確性が求められる。「共通基準」では、同基準の「知識と技術の各項目に記載されたことを最大限に生かすこと」及び「通訳は、忠実かつ正確に行うとともに、患者等の背景や文化について考慮すること」、「自らの専門能力を自覚し、それを超える通訳業務となる場合は、その旨、利用者に申し出ること」の三つを掲げている。

　一つ目は、本書に記載されている知識や技術を習得し、その学びを定着させて、それを通訳時に最大限活用することを求めているものである。医療通訳が命と健康に関わる業務であること、また適正な医療通訳トレーニングを修了した者しか関われない業務であることから、この倫理を掲げている。

　二つ目の「通訳は忠実かつ正確に」とは、正確で漏れのない情報の再現を心がけることである。医師は、患者の主訴によって数ある病気の中から患者の病気を確定させるための絞り込みを行っていく。つまり、患者の「一見意味がないような言葉の中に重要な診断の鍵が隠れていることもある」（注4）ために、要約しない正確で忠実な通訳が必要になるのである。たとえば、精神科の患者の発言を通訳する場合など、たとえ現実世界ではありえないような話やつじつまが合わないような話だったとしても、うまく話をまとめてはいけない。

　患者の母国の医療事情や文化的背景も考慮した通訳になることもありうる。たとえば、「保健所」に該当する施設が母国にないために、その機能を説明する言葉を補足しないとわからない場合などである。

　また、患者の文化的背景の影響から、医療従事者と意思疎通に支障を来すようなこともある。その場合、患者と医療従事者に断った上で医療通訳者の意見を差しはさむことになる。たとえば、医師が「あなたは帝王切開をしなくても大丈夫」と言っているのに、ブラジル人の妊婦が「先生、私、帝王切開した方がいいのではないでしょうか」と執拗に尋ねている場合などである。普通、妊婦は帝王切開を希望しないと考える日本人の医師と、リスク分娩でなくても帝王切開を希望することの多いブラジル人の妊婦との間で意識のずれが生じている可能性がある。これに気づいた通訳者が、本人に確認した上で、医師に事情を説明することは、裁量として認められる。

　三つ目の「自らの専門能力を自覚し、それを超える通訳業務となる場合は、その旨、利用者に申し出ること」は、医療通訳が命と健康に関わる業務であるために、できないことを背伸びして行ってはいけないということである。そのためには、自分の知識・技術・経験といった医療通訳の業務遂行能力を自覚しておく必要がある。その上で、それを超えるような通訳依頼であれば、その旨説明して断らないといけ

いない。もし、通訳の現場に行ってからそのことが判明し、その場その時に代替の方法や代替の通訳者がいないときにはどうするか。「私はできませんので帰ります」では済まない場合もあろう。そのときは、まず医療従事者に対して自身の能力の限界を超えた通訳である旨を宣言する。その上で、やさしい用語への言い換えや図解、写真の多用、辞書引きの間の確保、何回も確認することの了解など、コミュニケーションに関して医療従事者に共同作業を求めることで対処したい。

6 専門性の維持・向上

　医療通訳は専門性の高い医療の現場で通訳する業務であるため、その能力を維持し向上させることが不可欠である。「共通基準」では「通訳能力の維持、向上に努めること」及び「常に通訳者として必要な新しい制度の理解やより深い知識の習得に努める意欲をもつこと」の二つを掲げている。

　ここで言う「通訳能力」とは、本書で取り上げている知識・技術・倫理に関することである。医療通訳は、病気やけがに関わる業務であるため、誤訳が患者の健康に直結することも考えられる。そのため、常に自らの能力に磨きをかけておくことが求められる。また、医療通訳者を専門職として見るならば、より高いところを目指して努力するのは専門職として当然求められることであり、自明のこととも考えられる。

　通訳能力のうち、習得すべき医療知識のレベルについては通訳の置かれている状況によって大きく異なっている。現状では、看護師が医療通訳者として活動している場合のように既に医療現場で話される専門用語の多くを熟知して業務に当たっている場合から、同国人を支援する目的で一般的な知識の上に訓練を受けて医療現場の通訳に当たる場合まで多岐にわたる。本書は後者のレベルを基本に執筆しているが、医療通訳に関わる中で、さらに広く深い知識を求める姿勢は大いに歓迎したい。

　後段の「常に新しい知識の習得に努める」とは、医療や保健に関する制度は月日の経過とともに変わっていくものであり、また、治療などに関しても次々と新しい方法や薬が開発され、普及するため、常に新しい知識の習得を怠らないよう求めたものである。

　なお、医療通訳者を専門職として見るべきか、あるいはボランティアとして見るべきかについても議論がある。専門職としてとらえるべきという意見に対しては、生活できるほどの報酬が伴わない現状から職業としては成立していなのだから、専門職とは呼べないという反論が提示されている。一方、ボランティアとして考えるべきという意見に対しては、命と健康に関わり高度な技術と幅広い知識が必要とされる業務であって、適正なトレーニングが要求され、人材確保に向けて制度的対応

が必要な中で、自発性や無償性に基づくボランティアに留まっていてよいものかといった反論がなされている。

ただ、「ボランティア」という概念については、素人であって無償の活動が基本だという誤った社会認識がある。ボランティアの定義は自発性と無償性、公益性の3点のみ（注5）であり、素人性は含まれていない。災害現場に駆け付ける医師や看護師の医療ボランティアを見ればわかるだろう。その意味で「医療通訳ボランティア」という用語の使用については、社会認識的には素人性を含む可能性があり、注意が必要であろう。

本書は医療通訳者を専門職として確立すべきという立場で執筆しているが、そのためにも、専門能力を高め、知識の習得に努めていく姿勢が欠かせないところであろう。

7　信頼関係の構築

医療通訳は人と人とのコミュニケーションに関わる業務であるため、その人々、つまり通訳利用者である患者やその家族、医療従事者との信頼関係の構築が不可欠である。「共通基準」では「通訳者は利用者を尊重し、利用者が話しやすい態度を保つこと」及び「相手を思いやる気持ちを持つこと」の二つを掲げている。これは、第2章「対人援助の技術と心構え」の記述と重なるため、ここではごく簡単に触れるにとどめ、詳細は同章を参照されたい。

適正な診療には患者が主訴や病歴、生活背景など、自分のことを的確に語る必要がある。また、病気や治療によっては患者の本当の気持ちを聞かないと、医療行為を始められない場合や気持ちが前向きにならないと治療が進まない場合もある。そのためには、まず、言葉がわかる医療通訳者が信頼できる存在となっていることが重要である。待合室で病気の話を聞いてあげたことによってマイナス思考だったがん患者が前向きになったという報告もある（注6）。

「利用者の話しやすい態度」と「相手を思いやる気持ちを持つこと」は、同じことの表裏の関係にある。ただし、気持ちを持っているだけでは相手に通じないこともあることから、この二つを実践するには、医療通訳者の言葉のニュアンスと合わせて、姿勢、目線、素振りなど非言語的な部分にも十分に気を配りたい。それには、日頃から人の話を聞くときに、話の途中で話を引き取らない（自分の話を差しはさまない、自分の話に持っていかない）、途中でさえぎらない（最後まで話を聞く）、随所でうなずくといった傾聴の姿勢を意識しておくとよい。

8　利用者との私的な関係の回避

　医療通訳を行っていると、患者と親しくなり私的な友人関係などに発展しやすい。しかし、どのような患者にも公平に接する「業務」として行うために、また、通訳業務に徹するためには、そうした関係におちいらないよう留意すべきである。「共通基準」では、利用者との私的な関係の回避として「利用者と個人的な関係を構築しないこと」及び「通訳者は、人間関係上もしくは感情面などで公平な通訳が難しいと感じる依頼は、引き受けないこと」、「その立場を利用して、利用者から個人的な恩恵を受けないこと」の三つを掲げている。

　一つ目は、医療通訳者自身を守るために必要なことである。医療通訳者は一人で医療機関に赴き、患者とは1対1で接する時間が長くなるため、自分のプライバシーは自分で守らないといけなくなる。患者に電話番号などを伝えると、医療分野に限らず、子どもの教育のことなど様々な相談が持ち込まれ、夜中にも電話がかかってきて家族からクレームが出かねない状況になってしまったという話は各地域でよく聞かれることである。また、こうした関係は患者の依存心を助長し、自立を妨げることにもつながりかねない。善かれと思って行ったことが必ずしも正しいこととは限らない場合があるので、十分に注意したいところである。

　また、個人的な関係の構築は、チームや団体で通訳を行う場合に障害となるおそれがある。チームで通訳に当たる場合、どの通訳者が行っても同じ距離感で患者と接することができるようにしておかないといけない。そうでないと「この前の人は親切で良い通訳者だったが、この人は冷たい通訳者だ」という通訳者批判が出てくる。

　二つ目の「通訳を引き受けない場合」とは、患者の境遇や病気の具合が通訳者自身の生活事情や家族・親族の状況と似ている場合など、感情移入が過度になって公平な通訳や対応が難しくなるようなケースである。こうした場合に通訳を断ることができるとしたものである。

　三つ目の「個人的な恩恵を受けないこと」は、患者から通訳業務を感謝され、食事をごちそうになったり、規定の報酬以外の金品や母国の土産物をもらったり、何かをあっせんしてもらったり、融通してもらったりすることを禁ずるものである。公平な通訳の支障となるだけでなく、個人的な関係を構築するきっかけともなる。出身国の習慣など文化的な事情によっては断り方が難しい場合もあるが、配慮や気遣いに感謝しながらも「医療通訳の倫理上、こうしたことは受けられないことになっています」と言って理解してもらうことが必要である。

9　医療従事者、支援団体や専門家との連携・協力

　医療通訳を行う上では、医師をはじめとする各種の医療従事者や患者の生活面を支援する機関・団体、専門家との連携・協力関係が求められることがある。「共通基準」では「医療従事者や関係者との連携・協力関係を大切にすること」及び「患者等からの相談などを一人で抱え込まないこと」の二つを掲げている。

　一つ目については、医療通訳が診察室の中だけでなく、医療機関の中の様々な場で行われるために、そこで働く多様な職種の人たちとの協力関係が欠かせないことを唱ったものである。また、病気や治療費の支払い方法によっては、保健所や市町村の役所との関係も出てくるかもしれない。そうした関係者との協力関係にもこの点を留意したい。

　二つ目は、前項に記載したように、患者から様々な相談を持ち込まれた場合の対応方法についてである。苦しいとき、心細いときに母語で話せる相手が目の前に現れると、人は何でも相談したくなるものである。前述のとおり、患者の思いを傾聴し、受け止めることは大切であるが、投げかけられた相談に対して解決策を提示しては通訳業務から逸脱してしまう。医療通訳者は万能選手ではない。医療通訳者としては、まずは通訳に徹すべきであり、その上で、もし切実な相談を持ち込まれた場合は、医療のことであれば、受診している医療機関の医療ソーシャルワーカーにつなぎ、そこでの会話を通訳すればよいだろう。そのほかの相談であれば、その方面の専門機関やNPO、団体につなぐことが大切である。

10　健康の保持増進

　体調がすぐれないときは良い通訳ができない。医療通訳者は、常に体調管理に万全を期すよう求められている。「共通基準」では、健康の保持増進として「業務と私生活とのバランスを保つなど、通訳者自身の心身の健康保持と増進に努めること」と唱っている。

　たとえば、ちょっとした風邪だから通訳に支障はないと思っても、患者は抱えている病気によって抵抗力が落ちている可能性があり、通訳者と長く接する中でうつる危険性がある。また、逆に医療通訳者自身の抵抗力が低下して患者からうつされる危険性もある。こうした事態を避けるために、健康管理に注意し、日頃からうがい、手洗いを励行するほか、定期検診の受診を求めたい。

　健康管理には身体的なことだけではなく、心の状態にも気を配りたい。患者の苦しい状況や予後の悪さ（助からないこと）から通訳者自身の気持ちが落ち込んでしまったり、患者のことが気になって頭から離れなくなってしまうことがある。感情

移入から心のバランスを崩さないよう、心が揺れ動いたときのために、おいしい食事を楽しむとか、映画を鑑賞するとか、自分なりのストレス解消法を用意しておくとよい。それでも、解消しない場合は、一人で悩まずにカウンセラーなどに相談する必要がある。場合によってはバーンアウト（燃え尽き症候群）のおそれもある。通訳者が一人で重荷を背負ってしまうと、そうした事態が起きる可能性があるので、十分に注意したい。

11　品行の保持

　品行の保持として「共通基準」では「社会人として時間の厳守、清潔さの保持、服装への配慮（業務時は清楚な服装、香水をつけない）など節度と礼儀を守ること」を挙げている。これは、医療通訳者が専門職であることを前提に社会人としてのルールをわきまえる必要があることを唱ったものである。また、人に接する業務であること、医療機関と患者から信頼される必要があることを考えて設けた項目でもある。

　「時間厳守」については、余裕を持って医療機関に到着するように行動することを求めたい。業務終了の時間も、診察や検査の進行具合によっては大幅に見込みが狂う場合もあることから、医療通訳業務の終了後に別の予定を組むときは、時間的な余裕を十分にみておくほうが無難である。

　「服装への配慮」もジーンズや短いスカート、お腹の出るシャツなどはNGであろう。人と関わる業務において第一印象は重要である。清楚な服装は接する人に良いイメージをもたらし、その後の関係がスムーズに進むと言われている。香水は、診断の妨げになる可能性もあり、うっかりつけて行くことのないよう気をつけたい。

[注]

注1：アリストテレス（高田三郎訳[2011]）『ニコマコス倫理学』岩波書店
注2：アリストテレスは主に政治に関する倫理の論を展開しているが、医療通訳においても、その精神は援用したい。
注3：社会福祉法人神奈川県社会福祉協議会かながわボランティアセンター[2002]「医療通訳ボランティアガイドライン」
注4：前同
注5：中山淳雄［2007］『ボランティア社会の誕生』三重大学出版会
注6：MICかながわ[2012]「虹」ニュースレター No.64

❖ コラム ── 映画やドラマに出てくる病気

　映画やドラマでは、様々な形で病気が登場し、ストーリーの展開に貢献しています。主人公の突然の死や犯人ががんで余命いくばくもないなど、病気は重要な「役」を演じています。

　そこで、おすすめ映画を2本、紹介します。一つは、アダム・サンドラーとドリュー・バリモア主演の『50回目のファーストキス』。ヒロインは何年か前の交通事故で高次脳機能障害となり、記憶の定着が困難で一晩寝ると事故後の日々のことはすべて忘れ、事故前の日の記憶に戻ってしまいます。主人公の男性が一目惚れしてアタックしますが、成功しても翌日には見知らぬ人になっているのです。毎日が「初対面」の出会いから始めないといけないので、その奮闘ぶりには泣けてきます。医学的に障害が良くなることはなく、ヒロインは周囲に迷惑はかけられないと施設に入りますが……。

　もう一つは、ジャック・ニコルソンとヘレン・ハント主演の『恋愛小説家』。ヒロインの一人息子は喘息で、ちょっとした発熱にも母親はパニック状態になります。一方の主人公は恋愛小説の売れっ子作家。でも、いつもイライラし、まわりの人に悪態をつく。歩道のタイルなどのマス目が気になり、新品の石けんをいくつも取り出して何度も手を洗うなど、どうも強迫神経症を思わせるのです。途中のストーリーは見てのお楽しみですが、最後のほうで登場する「僕は薬が大嫌い。精神分析医は飲めば治ると言うが決して飲まなかった。でも、（君のために）良い人間になろうと飲み始めた」という口説き文句が最高です。

　映画やドラマでは楽しみながら病気や症状の勉強ができます。洋画なら、どんな言葉が使われているか、注意深く聞き取るとよいでしょう。最近のDVDなどはいくつかの言語の字幕を表示できますし。(N)

第2章　対人援助の技術と心構え

1　はじめに　～なぜ医療通訳に「対人援助の技術と心構え」が必要か～

　医療通訳には高い語学力と通訳技術が必要であることは、だれにでも容易に理解できることであろう。しかし、「医療通訳には対人援助の技術と心構えが必須である」と言うと、首をかしげる人も多いかと思われる。それよりも、もっと語学力のアップをと望む医療通訳志望者も少なくない。では、医療通訳に対人援助の技術と心構えは無用のものであろうか。

　人は信頼関係が築かれたときにのみ、他の人に自分の本当の思いや問題を語る。相手を信頼していないときは、語らないか、語っても表面的なことしか語らないであろう。病気やけがで体だけでなく、心も傷ついていて何事にも感じやすくなっている患者はなおさらである。もちろん、医療通訳の現場で、患者の語るべき相手は医師をはじめ、看護師やソーシャルワーカーなど医療従事者である。しかし日本語が十分でなければ、それは「通訳者」を通して行われる。この場合、患者やその家族が、まず、はじめに接するのは通訳者である。ことに医療機関では会議通訳などと異なり、本来通訳すべき診療等の場面の前に、長い待ち時間があり、その間、患者と行動をともにする場合もある。

　そのような状況で診療場面以外にも患者に接する通訳者が、冷たさや尊大さ、あるいは信頼できない言動や雰囲気を持っていれば、このとき、すでに患者やその家族は自分の思いや困っていることを話そうという気がうせてしまう。まして、他人に話しにくい重大な問題についてはなおさらである。そしてそれが診療の場面まで持ち込まれ、診断や治療方針に影響を及ぼすこともある。

　よって医療通訳者にとって、優れた通訳技術とともに、対人援助の技術と心構えは車の両輪のように、欠くことのできない要件である。

　本章では、この対人援助の技術と心構えを、患者を「ひと」としてとらえた視点、「病人」としてとらえた場合、さらに「ひと」に影響を及ぼす患者と通訳者のいる「病院」という場も含め、理解し、対応する技術と心構えについて述べたい。

2　人はどのように接して欲しいか

　患者は、当然、患者である前に「人」である。そこで、ここでは一般的に「人」

はどのように接してもらったとき、相手を信頼しようと思うのか、どのように接されると傷つき、信頼関係が構築できないかを考えてみたい。

　人間心理についての文献は多々あるが、ここでは、『ケースワークの原則』（注1）を参考にしたい。著者であるバイステックはソーシャルワークの教員であり、研究者であったが、同時にカトリックの司祭でもあった。彼はその立場から、多くの人の相談にのっていたが、人々と接するうちに、どう人が接してもらうと信頼関係が築けるか、どのように接されると信頼する気がうせるのかについての一定の原則を見出し、それを7項目にまとめた。この原則は「バイステックの7つの原則」とも呼ばれ、ソーシャルワークを学ぶものに広く知られているが、医療通訳にも共通するところがあるのではないかと考え、この原則をもとに「人」への関わりの留意点を医療通訳の場を想定しながら述べる。

原則1「他の人と一緒にせず、私個人として接してほしい」（個別化）

　患者と接するとき「〇〇国の人だから」、「年寄りだから」と決め付けてしまわない。もちろん、国による文化の違いや国民性、年代による一般的な傾向は考慮すべきであるが、人はそれぞれ固有の特徴を持つ、唯一のかけがえのない存在である。一般的な傾向を踏まえつつ、それぞれの人をかけがえのない個人として個別的にとらえる態度が信頼感を形成する。

原則2「感情も大切にしてほしい」（意図的な感情表出）

　病気やけがに見舞われたとき、人は辛い気持ちを味わい、泣いたり怒ったりしたくなる。しかし、一般に（ことに日本の文化では）そうした否定的な感情を出すことは好ましくないと考えられ、「泣いちゃだめ、もっと前向きに生きなきゃ」、「怒るのはよくないわ」などと言いたくなる。それは、またそのような状況の人に向き合うことに耐えられないという支援者自身の思いが、無意識のうちにも、そうした感情の表出を止めようとしているとも言える。しかし、人は望むときに十分な感情の表出をすることによって、心がいやされ、次のステップに歩み出せる。それを無理に封じ込めることで、心の回復が遅れることもある。感情の表出をむやみに妨げてはならない。もちろん、これは肯定的な感情のときも同じで、「退院できるのよ！」と弾んだ声で語る患者に、「退院してからがもっとたいへんよ。そんなに喜んでいてはだめよ」などと水をさすことはない。ただし、あまりにも極端な表出は、精神的疾患等による場合もあるので、医師やソーシャルワーカーに相談し、適切な対応につなぐ必要がある。

原則3「(支援者も)適切な感情を示してほしい」(統制された情緒的関与)

　通訳者、ことに医療通訳者は、感情に流されぬ中立な態度が必須である。しかし、それは、無機質な機械のような対応をすることを意味しない。「内容に沿って忠実に通訳するならば、表情も自然と内容にあったものとなる」と、あるベテランの通訳者は語っている。

　また、通訳時以外のあいさつ、待ち時間中の会話などのときは、それにふさわしい感情表出がなされた方が患者の気持ちがやわらぐであろう。ただし、通訳者の感情表出は、コントロールされ、状況に見合った、患者にとって、そのほうがよいであろうと判断される場合のみである。通訳者が感情に任せて話すことは、たとえ患者に共感したためであっても、厳につつしまなければならない。

原則4「私がどのような人であっても、ありのまま受け入れてほしい」(受容)

　私たちは、人と接するとき、どうしても受け入れやすい人と、そうでない人が出てくる。それは、それぞれの価値観、文化などから来るもので、ある意味やむをえないことである。通訳者も含め、支援する人は一般的には同じような困難な状態(貧困、病気等)におちいった人がいても、それが、自分の責任でなく、あるいは精一杯努力しても、そのような結果におちいった人であれば、受け入れやすいが、自分の責任でそのような結果を招いた人は受け入れがたいという傾向がある。しかし、人はみな自分の事情がどうであろうと、自分を受け入れてほしいという欲求をもつ。その欲求が満たされないと、心を閉ざしてしまう。よくない行動を容認する必要はないが、どのような人も排除してはならない。そのためには、その人の事情を理解することが役に立つ。

原則5「一方的に非難しないでほしい」(非審判的態度)

　原則4に通じるものがあるが、人は一方的に非難されると、非常に傷つき、信頼関係も一度に壊れてしまう。自分にも悪いところがあったと感じていれば、罪悪感の追い打ちであるし、プライドも傷つく。まして自分の行動に非があると思っていなければ、一層怒りを感じる。通訳の際、受け入れがたい行動(遅刻してくるなど)があっても、すぐ非難を口にせず、まず患者の話を聴くことである。

原則6「自分で決めたい」(自己決定)

　昼食のメニュー、今日着る洋服といった日常的なことから、職業、結婚相手といった大きな選択に至るまで、人は自分で決めたいという強い欲求をもち、それを妨げる相手には強い不満や反発を感じる。患者は弱い立場であるという親切心からであっても、むやみに、患者に代わって決めてはならない。診療の場では、なおさ

らであり、患者が自分で決められるよう、時に医師に働きかけてわかりやすい説明を求め、患者が自己決定しやすいよう、側面から支援すべきである。

原則7「秘密は守ってほしい」（秘密保持）

秘密を守ってくれる人に、人は大きな信頼感をいだく。通訳者の場合は、その業務の性質から秘密保持が強く求められる。その意味で医療通訳者は他の医療従事者とならぶプロフェッショナルであるべきである。

3 「患者」の心理

次に、医療通訳の固有の対象としての「患者」の心理について述べる。

▶3-1 「病人（患者）」の役割

社会学者のタルコット・パーソンズは、病気によって、人は社会的役割を効果的に遂行する能力が損なわれた状態となり、「病人」という新しい役割を与えられると言う（注2）。それは、①病気によって、人は他者から同情と支援と援助をもって扱われることが、全面的ではないが正当化され、しかし病気自体は「良いこと」と評価されない、②健康であれば要求される仕事や家庭内の義務を免除され、社会人であれば要求される、他者に対して思慮分別をもって行動することなどは免除される、③病気は遂行能力の損なわれた状態であるから、病人が自己の状態の責任を取らなくてよい、④病人は「健康を回復すること」という、はっきりした目的を持っている。病人はこのため十分な医療技術の援助を求め、治療に携わる人々に協力することを要求されるというものである。

以上の説を要約すると、「病人」になったとき、人は社会の役割を（実際の社会的役割だけでなく、社会人らしい言動までも）「免除」され、一方、治療に携わる人々に「協力」することを求められる。

人は、要求された役割によって、自己像を作る。このような「病人」としての役割期待を負った人は、自分にどのようなイメージを持つであろうか。一つは「依存する存在」である。実際、人は病気になった人に対し、ほとんどの場合、「あなたは病気だから何もしなくてよい。仕事のことも心配しなくてよい。病気を治すことだけ考えて、先生（医療従事者）に任せなさい」といった意味のことを言う。また、患者に、日常生活であれば眉をひそめるような言動があったとしても、「病気なんだから仕方がない」と容認する。このように、「役割」を与えられたとき、人が次第におちいるのは「依存」という状態である。

「自分は社会的役割も免除される弱い存在、他の人、ことに自分の病気を治し

てくれる医療者に従っているしかない」と感じ、無力なものとして、人、ことに医師をはじめとする医療従事者に依存するようになる。

また、「依存」とともに患者が感じるのは、深い疎外感である。社会的な役割を「免除」されるということは、社会の中に自分の居場所がないということでもある。人間はもともと社会的存在であり、どんな小さなことであっても、社会の中で役割を持っていなければ、自分の存在も否定されたような孤独を感じる。患者は一度病気になると、それだけで社会からはじき出されてしまうのである。

さらに、疾病によっては「スティグマ（刻印）」となり、患者を一層苦しめる。特別に差別されるスティグマとなる病気は、時代によっても変化する。古来からハンセン病や精神疾患の患者が差別され、社会から疎外された例は多い。結核が差別の対象であった時代も長く続いた。またハンセン病は誤った知識とそれに基づく法律のもと、約100年、「ライ予防法」が廃止される1996年まで、言い難い差別を受けてきた。精神疾患に対する偏見や差別は、今も根強く残っている。HIVも同様である。「バリアフリー法」など、障害者への法律の整備は進められたものの、「心のバリアフリー」はまだまだと言える。こうしたスティグマによる差別や偏見も、患者を一層疎外感に追いやるものとなっている。

このように、患者にとって病気は、単なる医学的な「疾患（disease）」だけでなく、社会的文化的な背景とも深く関わっていることを理解しなければならない。ことに異なる文化の中での患者には、一層の配慮が必要である。

▶3-2　患者の「痛み」

患者は、当然なんらかの「痛み（苦しみ）」を持っている。その痛みは身体的なものだけでなく、次のようにさまざまな種類の痛みがある。
① 身体的な痛み、疾患から来る痛み
② 精神的（心理的）な痛み、不安、恐れ、人間関係の問題などに関する痛み
③ 社会的な痛み、経済的な心配、家族の心配、学業、仕事その他の社会的な役割に対する痛み
④ スピリチュアルな痛み、実存的な痛み、生きる意味の喪失、自分の人生に対する後悔、死への恐怖などの痛み、宗教的なニーズなど

これらの痛みは関連し合っている。病気の痛みがその他の痛みを引き起こし、さらにその他の痛みが身体的痛みを強めることも多々ある。「病は気から」とことわざにあるように、それが強まると心身症的な症状を起こすこともある。

病院は第一に患者の身体的な痛みをいやす役割を持つ。通訳者は診療の場において正確な通訳をもってその痛みの軽減に寄与する役割を持つが、同時にその他の痛みにも無関心であってはならない。そして、もちろん、それらの痛みを自分が引き

受けてしまうのではなく、患者に寄り添いつつ、患者の同意のもと臨床心理士やソーシャルワーカーなど、それぞれの「痛み」の専門家につなぐ。

スピリチュアルな痛みについて、日本の医療福祉現場は、まだまだ関心が薄い。ことに多くの日本人は宗教に関心が薄いため、患者の宗教的ニーズには応えられていない。病院に祈りの場やチャプレンなど宗教家を配置している病院は、日本では非常に少ないが、外国籍の患者には、こうした宗教的な支えを必要としている人は少なくない。通訳者はこうした痛みにも敏感であり、「文化の通訳」（第4項「病院という場所」参照）として、そのニーズを医療者に伝えなければならない。

▶3-3 患者におこりがちな心理状態

こうした「役割」を与えられた患者は身体的に病むだけでなく、心理的にも普段と異なる反応を示す。

(1) 危機にある人間の心理

ドナ・C・アギュララは、人は危機にひんすると、以下のような状況におちいりやすいと述べている（注3）。

① 事実のゆがんだ認識（悪い方に考えやすい）
② 対処能力の低下（通常ならできていたこともできなくなる）
③ それに加えて適切なサポートがないと、危機状況は一層ひどくなり、回復できない。

外国人患者にとって、病気という危機に加え、ことばがわからないということで、さらに危機感が増し、「何が起こり、何が話されているかわからない」ということから、さらにパニックを引き起こし、事実を正しく認識できず、えてして悪い想像へとエスカレートし、ますます悪い状況になる。

そのようなとき、医療通訳者によって母語による情報がもたらされ、自分も母語で伝えたい情報を伝えることによって、事実が正しく把握できれば、どれほど危機状況から救われるであろうか。また医療通訳者の、言語だけでない、あたたかな表情やちょっとした心遣いで精神的に救われ、落ち着きを取り戻すことも多い。また患者の不安のもとが社会的な問題であれば、ソーシャルワーカーなどの適切な相談先につなぐということなども、危機を回避するうえで有効である。

このような適切な情報提供や具体的なサポートによって、患者は最悪の事態におちいることを避けられる。医療通訳者は、このような患者の病気という危機に際したときの心理や支援の方法を理解し、適切な対応を行うことが求められる。その際の武器はなんと言っても「優れた通訳能力」であり、それを生かす「対人援助の心構え」である。

(2) 防衛機制
　危険や自分にとって不利な状況になったとき、動物はなんらかの形でそれらから身を守る方法を身につけている。自分の体を大きく見せる、逆に目立たないように姿を変えるなどである。人間も同じように自分にとって危険な不利な状況になったとき、それを防ぐ機能を持っており、それを「防衛機制」と呼ぶ。防衛機制は数多くあるが、ここでは患者に比較的多くみられるものをあげる。
　① 否認
　病気やけがといった自分にとって受け入れがたい事実を否定したり軽く考えようとしたりする。医師の診断を「聞かなかった」ことにしたり、検査の予約日を忘れたり、「たいしたことではないから行かなくてよい」と思い込んだりする。
　② 攻撃
　本来、攻撃すべきでない相手を攻撃する。いわゆる「八つ当たり」である。病気になったことによる行き場のない怒りを、身近な当たりやすい人に向ける。通訳者に対しても、いきなり理不尽な怒りをぶつけることもある。
　③ 退行
　子どもがえり。病気やけがという事実に立ち向かっていくには強いエネルギーがいる。それより、他人に任せて頼っていた方がよい。こうした思いを、後述する「病院」や医療従事者のかもし出す権威的、保護的な雰囲気が助長する。病気のこと以外の、本来自分がすべきことも、「私できない。あなたが代わりにやってよ」と依存したり、わがままや甘えを示す。
　患者にこうした言動が見られたとき、ただ「変な人」、「わがままな患者」と決め付けず、病気やけがなどでくじけそうになる自分の心を必死に守ろうとする思いの現れかもしれないと、言動の背後にあるものを思いやることも必要である。ただし、元来そのような性格の人もいるので、一概には、すべてが防衛機制とは言い切れないかもしれない。

(3) 受け入れのプロセス
　精神科医のキューブラー・ロスは、死に向かう患者の心のプロセスを以下のように述べた（注4）。
　① 否認（そんなことはありえない。何かの間違いだ。）
　② 怒り（なぜ　私が……?）
　③ 取引（私がもっと良い人間になれば、助かるかもしれない）
　④ 抑うつ（何をしても無駄だとわかり、落ち込む）
　⑤ 受容（自分の状態をありのままに受け入れる）
　これは、病状が、たとえ死に向かうほど重篤でなくても、病気やけがの患者に起

こりうる心の歩みである。だれでもすぐに病気を受け入れられるわけではない。通訳者は、このような心の歩みのプロセスを理解し、その段階、その段階で寄り添っていくことが望ましい。また、その歩みは人それぞれによって違うので、むやみに立ち直りをせかしてはならない。

(4) コミュニケーションの種類

次にコミュニケーションの種類についても述べたい。コミュニケーションは、言語によるものと非言語によるもの（声の調子、態度、服装、化粧など）に分類される。相手に伝わる割合について、メーラビアンは、VERBAL（言語）7％と、非言語は、VOCAL（声の調子など）38％、FACIAL（表情、態度、服装、化粧など）55％の計93％であるという（注5）。この割合について諸説はあるが、総じて非言語のほうがはるかに高い比率である。「言語」を専門とする通訳者にとって、心外な数字であろうが、それだけ非言語コミュニケーションの比率が高いことをわきまえ、非言語にも細心の注意を払う必要がある。それが「言語」によるコミュニケーションを活かすことにもなる。

▶3-4　もっとも大切な留意点

病人の心理と対応について述べたが、この際に注意しなければならない点がある。確かに病人は今まで述べてきたように、さまざまの不安をかかえ、傷つきやすい。しかし、決して「弱者」や「かわいそうな人」ではない。たとえ、病や障害の状態であっても、人はそれぞれに強さや可能性を持っている。事実、重篤な病気であっても、前向きに、他者への思いやりをもって生きている患者も少なくない。病人と接する際に、困難な状況に配慮するとともに、その強さ、可能性にも目を向け、それを支え、生かすような心構えが大切である。一般に日本の社会では、病院は病気や障害の人を弱者扱いし、過保護になり、その結果、社会生活から排除したり、意欲を失わせる傾向がある。この点に十分注意し、いたわりの心とともに、患者一人ひとりの持つ、強さや可能性を支え、その人権を尊重する気持ちを忘れてはならない。病気になったことで、以前より人間的に成長する人も少なくない。人はどんなときでも成長できる存在なのである。

また、病気になっても、その社会的役割を評価することで、人は思いがけない力を発揮し、その力で他者に感銘を与える「役割」を果たす。脳梗塞やがんと戦いながら社会的役割を果たそうとする高名なプロ野球の元監督や音楽家などがメディアを通して、多くの人、ことに同じ病気の人々に勇気を与えている。そのような高名な人でなくとも、われわれの身近にも病気にもかかわらず、家庭や社会でその役割を果たし、自分も幸せであって、周囲の人を幸せにしている例は少なくない。たと

え、重度の障害で、ベッドに寝たきりの患者であっても、社会的な役割を果たすことができるということを、患者と関わる者は忘れてはならない。

4　病院という場所

　以上、人として、また患者としての人に対する心構えについて述べた。ここで注目したいのは、人は真空の中にいるのでなく、ある「環境」の中にいて、その「環境」からも影響受ける。そのため、ここでは医療通訳者と患者の「環境」である病院という場所と、そこで働く医療従事者について述べたいと思う。

　病院は、言うまでもなく病気やけがをなおすところである。この当たり前の病院の役割が患者の心に大きな影響を及ぼす。すなわち、自分ではどうしようもない苦しみを救ってくれる人である医療従事者、ことに医師とその人々がいる場所に大きな畏敬と頼る気持ちをいだく。古来、病気やけがを治すのは宗教家の役割―神から特別の力を与えられた人の役割であった。現在、医師を神と思う人はいないであろうが、「自分たちを救ってくれる力ある人」という思いは、今なお強い。医療訴訟が増えた現代ではあるが、それは医師を神格化しなくなった現われであるとともに、その神のような力をもつ人への期待の裏返しとも言える。

　したがって、患者は医師に対して大きな期待をいだき、その前では無力な存在となり、医師に依存するしかないと考える。さらに病院のもつ雰囲気、日常生活では見ることのない医療機器、ユニフォームに身を包んだ忙しそうなスタッフなどがそれを助長する。現在、医療界にも患者の権利や、インフォームド・コンセントの理念が普及しつつあり、医師と患者の関係も変わりつつあるが、「治療する人」、「される人」という関係が変わらない限り、患者の医師や病院に対する思いは、それほど変わらないであろう。

　また、外国人患者の医師や病院に対する思いは、文化やその国の医療事情により、異なっており、それが医師や病院スタッフの誤解のもとになることもあるので、治療内容でなく「文化」の通訳をする必要も生じる（注6）。

　医療通訳者は、そのような患者の思いを理解し、自分も病院の雰囲気に飲まれないよう、患者を支えなければならない。そのためには、病院についての知識を持つこと、慣れること、さらに医師をはじめ医療従事者と良い関係を持つことである。とりわけ、ソーシャルワーカーは、医療通訳者など外部のリソースと院内との調整をはかる役割があるので、密に連絡をとるとよい。

5　まとめ　～再び通訳における対人援助の心構え～

以上述べてきたように、医療通訳者にとって対人援助の心構えと、優れた通訳能力は車の両輪のように欠かすことができない。医療通訳者は「ことばを置き換える人」ではない。正確、公平な通訳は患者や医師をはじめ、医療従事者との信頼関係の上に立って、より一層効果をあげる。一方、人は自分を気にかけ、大切にしてくれると感じたときに相手を信頼し、心を開き、思いを語る。医療通訳者は、こうした相手に寄り添う心を持ってこそ、通訳技術も生かされ、より内容ある質の高い通訳ができるのである。

[　注　]

注1：F.P.バイステック[1957]（尾崎新訳[1996]）『ケースワークの原則』誠信書房

注2：タルコット・パーソンズ（武田良三監訳[2011]）『社会構造とパーソナリティ』新泉社

注3：ドナ・C・アギュララ（小松源助・荒川義子訳[2004]）『危機介入の理論と実際』川島書店

注4：キューブラー・ロス（鈴木晶訳[2001]）『死ぬ瞬間』中央公論新社

注5：（社）日本医療社会事業協会編［2001］『保健医療ソーシャルワーク原論 改訂版』相川書房

注6：国際医療通訳者協会（IMIA）[2006]「倫理規程」

[参考文献]

渡辺俊之[2005]『ケアを受ける人の心を理解するために』中央法規

アーサー・クラインマン（江口重幸・五木田紳・上野豪志訳[1996]）『病の語り 慢性の病をめぐる臨床人類学』誠信書房

深谷美枝・柴田実[2008]『福祉・介護・医療におけるスピリチュアルケア～その考え方と方法』中央法規

❖ コラム ── 引用文献と参考文献

　本書では、引用文献や参考文献がいくつか登場します。それぞれは、注を付けて紹介していますので、関心のある方は、是非、お読みいただきたいと思います。

　こうした文章の出所の文献を記載しているのには、主に3つ意味があります。一つは、著作権を侵害しないためです。文中で展開した説や主張が自分で考えたものでなければ、そのオリジナルを明らかにしないと「盗作」になってしまうからです。

　二つ目は、説や主張の確かさを補強するためです。「自分が勝手に主張しているのではなく、既に世に出ている文献にも、きちんと書かれているものだ」と言いたいことから、多少面倒でも、一所懸命、文献を引っ張ってくるわけです。「その文献は正しいと言えるのか」とおっしゃる向きもあるやもしれませんが、世に出ている、つまり、出版、発行されて不特定多数の人の目に触れ、批判の対象になっているという事実が大切なのです。

　それに関連して三つ目ですが、より優れた説や主張を考え出すためには、先人たちの調査や研究の上に何か新しいものをつくるか、あるいは未踏の部分を見つける必要があります。その状況を明らかにするために、文献の記載が不可欠なのです。

　では、数ある書物の中から、どうやってそんな文献を見つけるのでしょうか。それはまず、テーマに関連する文献を1冊（大学の先生のものがよいかも）選びます。次に、そこに記載された引用文献や参考文献に当たり、さらに、その当たった文献の中に出てくる引用文献や参考文献を読んでいく、といった「芋づる式」がよろしいようです。でも、いつになったら終わるのか見極めが難しいのと、お金と時間がかさむのが欠点ではあります。（N）

第3章　身体の組織とその機能

　この章では、医療通訳に必要な身体器官に関する名称、機能、位置を記載する。これらの役目（機能）を覚えるとともに、日本語と対象言語で言えるようにしておこう。なお、この章で使われている身体組織の図は、主にMICかながわタイ語医療勉強会の「日本語―英語―タイ語医療用語集」（2007年）から引用したものである。

1　身体の部分のなまえ

▶1-1　毛髪（もうはつ）・髪の毛（かみのけ）

英	hair	コ	머리카락；모발	中	头发
ス	cabello；pelo	ポ	cabelo	イ	rambut

▶1-2　目（め）

英	eye	コ	눈	中	眼睛
ス	ojo	ポ	olho	イ	mata

▶1-3　鼻（はな）

英	nose	コ	코	中	鼻子
ス	nariz	ポ	nariz	イ	hidung

▶1-4　首（くび）

英	neck	コ	목	中	颈部；脖子
ス	cuello	ポ	pescoço	イ	leher

▶1-5　眉毛（まゆげ）

英	eyebrow	コ	눈썹	中	眉毛
ス	ceja	ポ	sobrancelha；sobrolho	イ	alis mata

▶1-6　こめかみ

英	temple	コ	관자놀이	中	太阳穴
ス	sien；región temporal	ポ	região temporal；têmpora	イ	pelipis；kening

▶1-7　耳（みみ）

英	ear	コ	귀	中	耳朵
ス	oreja；oído	ポ	orelha［耳介］；ouvido	イ	telinga

▶1-8　頬（ほお、ほほ）

英	cheek	コ	볼；뺨	中	脸颊；脸
ス	mejilla	ポ	bochecha	イ	pipi

▶1-9　口（くち）

英	mouth	コ	입	中	口；嘴
ス	boca	ポ	boca	イ	mulut

▶1-10　頭（あたま）

英	head	コ	머리	中	头
ス	cabeza	ポ	cabeça	イ	kepala

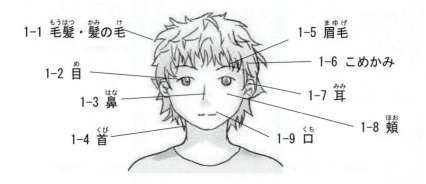

▶1-11 胸（むね）

英	chest	コ	가슴	中	胸部
ス	pecho	ポ	peito	イ	dada

▶1-12 乳房（にゅうぼう）

英	breast	コ	유방	中	乳房
ス	mama；seno	ポ	seio；mama	イ	payudara；buah dada

▶1-13 肩（かた）

英	shoulder	コ	어깨	中	肩；肩膀
ス	hombro	ポ	ombro	イ	bahu；pundak

▶1-14 腕（うで）

英	arm	コ	팔	中	前臂；胳膊
ス	brazo	ポ	braço	イ	lengan

▶1-15 上腕（じょうわん）

英	upper arm	コ	팔；상완	中	上臂；胳臂
ス	antebrazo	ポ	braço；antebraço	イ	lengan atas

▶1-16 肘（ひじ）

英	elbow	コ	팔꿈치	中	胳臂肘
ス	codo	ポ	cotovelo	イ	siku

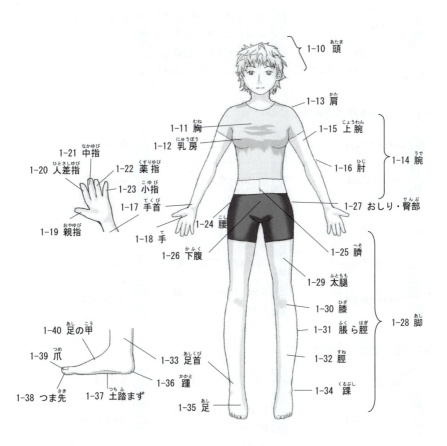

39

▶1-17　手首（てくび）

英	wrist	コ	손목	中	手腕
ス	muñeca	ポ	pulso	イ	pergelangan tangan

▶1-18　手（て）

英	hand	コ	손	中	手
ス	mano	ポ	mão	イ	tangan

▶1-19　親指（おやゆび）

英	thumb	コ	엄지손가락；엄지［足の場合は「엄지 발가락」］	中	拇指［足の場合は「拇趾」］
ス	dedo pulgar［足の場合は「dedo gordo」］	ポ	polegar［足の場合は「hálux；dedo maior」］	イ	ibu jari

▶1-20　人差指（ひとさしゆび）

英	index finger	コ	둘째손가락；인지	中	食指
ス	dedo índice	ポ	dedo indicador	イ	telunjuk

▶1-21　中指（なかゆび）

英	middle finger	コ	가운데손가락；중지	中	中指
ス	dedo medio	ポ	dedo médio；dedo maior	イ	jari tengah

▶1-22　薬指（くすりゆび）

英	ring finger	コ	약손가락；약지	中	无名指
ス	dedo anular	ポ	dedo anular；dedo anelar	イ	jari manis

▶1-23　小指（こゆび）

英	little finger	コ	새끼손가락；소지	中	小指
ス	dedo meñique	ポ	dedo mendinho	イ	kelingking

▶1-24　腰（こし）

英	hip；lower back；waist	コ	허리	中	腰部；腰
ス	cintura；cadera	ポ	quadris；lombar；costas；cintura［ウエスト部分］	イ	pinggang

▶1-25　臍（へそ）

英	navel；bellybutton	コ	배꼽	中	肚脐
ス	ombligo	ポ	umbigo	イ	pusat；pusar

▶1-26　下腹（かふく）

英	lower abdomen；lower stomach	コ	아랫배；하복	中	下腹；小腹；小肚子
ス	bajo vientre	ポ	inferior do ventre；baixo da barriga	イ	perut

▶1-27　おしり・臀部（でんぶ）

英	buttock(s)	コ	엉덩이；둔부	中	屁股；臀部
ス	nalga；glúteo	ポ	nádega；bunda	イ	pantat；bokong

▶1-28　脚（あし）

英	leg	コ	다리	中	腿
ス	pierna	ポ	perna	イ	kaki

▶1-29　太腿（ふともも）

英	thigh	コ	대퇴부；허벅지	中	大腿
ス	muslo	ポ	coxa	イ	paha

▶1-30　膝（ひざ）

英	knee	コ	무릎	中	膝盖
ス	rodilla	ポ	joelho	イ	lutut；dengkul

▶1-31　脹ら脛（ふくらはぎ）

英	calf	コ	종아리；장딴지	中	腿肚(子)
ス	pantorrilla	ポ	panturrilha；barriga da perna	イ	betis

▶1-32　脛（すね）

英	shin	コ	정강이	中	小腿
ス	canilla；espinilla	ポ	canela	イ	tulang kering

▶1-33　足首（あしくび）

英	ankle	コ	발목	中	脚腕；脚脖子
ス	tobillo	ポ	artelho；tornozelo	イ	pergelangan kaki

1-34　踝（くるぶし）

英	ankle	コ	복사뼈	中	脚踝；踝骨
ス	tobillo；maléolo	ポ	tornozelo；maléolo	イ	mata kaki；pergelangan kaki

1-35　足（あし）

英	foot	コ	발	中	脚
ス	pie	ポ	pé	イ	kaki

1-36　踵（かかと）

英	heel	コ	발꿈치	中	脚（后）跟
ス	talón	ポ	calcanhar	イ	tumit

1-37　土踏まず（つちふまず）

英	arch of the foot	コ	발바닥	中	足弓；脚心
ス	puente；arco de la planta del pie	ポ	arco do pé；arco plantar	イ	plantar lengkungan

1-38　つま先（つまさき）

英	tiptoe	コ	발끝	中	趾尖；脚尖
ス	punta del pie	ポ	ponta do pé	イ	ujung jari kaki；ujung kaki

1-39　爪（つめ）

英	nail	コ	발톱［手は「손톱」］	中	趾甲［手は「指甲」］
ス	uña	ポ	unha	イ	kuku

▶1-40　足の甲（あしのこう）

英	instep ; top of the foot	コ	발등	中	脚背
ス	empeine	ポ	peito do pé	イ	punggung kaki

▶1-41　血管（けっかん）［図なし］

英	blood vessel	コ	혈관	中	血管
ス	vaso sanguíneo	ポ	vaso sanguíneo	イ	pembuluh darah

▶1-42　毛細血管（もうさいけっかん）［図なし／血管のうち、末端部分の非常に細い血管］

英	capillary	コ	모세혈관	中	毛細血管
ス	vaso capilar	ポ	capilar ; vaso capilar	イ	pembuluh darah rambut ; pembuluh darah kapiler

▶1-43　末梢血管（まっしょうけっかん）［図なし／手足、腕などの血管］

英	peripheral blood vessel	コ	말초혈관	中	末梢血管
ス	vaso periférico	ポ	vaso sanguíneo perférico	イ	pembuluh darah perifer

▶1-44　動脈（どうみゃく）［図なし／心臓から送り出される血液が流れる血管］

英	artery	コ	동맥	中	动脉
ス	arteria	ポ	artéria	イ	pembuluh darah nadi

▶1-45 静脈（じょうみゃく）[図なし／心臓に向かう血液が流れる血管]

英	vein	コ	정맥	中	静脉
ス	vena	ポ	veia	イ	pembuluh darah balik

2　内臓のなまえと機能

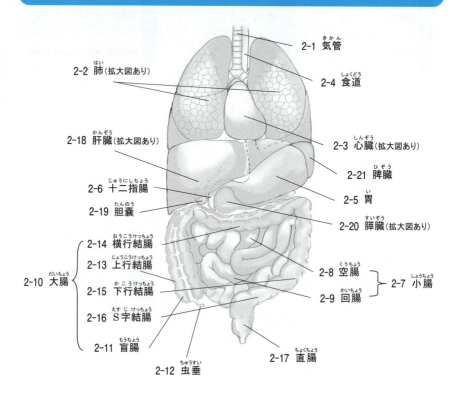

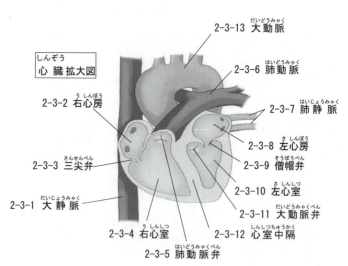

▶2-1 気管（きかん）

英	trachea	コ	기관	中	气管
ス	tráquea	ポ	traquéia	イ	batang tenggorokan；trakea

・機能：空気（息）が通る管

▶2-2 肺（はい）

英	lung	コ	폐	中	肺
ス	pulmón	ポ	pulmão	イ	paru-paru

・機能：呼吸（酸素を吸って二酸化炭素をはく）

▶2-2-1 上葉（じょうよう）

英	upper lobe	コ	상엽	中	（肺）上叶
ス	lóbulo superior	ポ	lobo superior	イ	lobus atas

・機能：呼吸（肺の上の部分）

▶2-2-2 中葉（ちゅうよう）

英	middle lobe	コ	중엽	中	（肺）中叶
ス	lóbulo medio	ポ	lobo médio	イ	lobus tengah

・機能：呼吸（右肺の真ん中の部分）

▶2-2-3 下葉（かよう）

英	lower lobe	コ	하엽	中	（肺）下叶
ス	lóbulo inferior	ポ	lobo inferior	イ	lobus bawah

・機能：呼吸（肺の下の部分）

▶2-3　心臓（しんぞう）

英	heart	コ	심장	中	心脏
ス	corazón	ポ	coração	イ	jantung

・機能：血液を送り出すポンプ

▶2-3-1　大静脈（だいじょうみゃく）

英	vena cava	コ	대정맥	中	（上下）腔静脉
ス	vena cava	ポ	veia cava	イ	pembuluh balik besar；vena cava

・機能：幹線的な静脈

▶2-3-2　右心房（うしんぼう）

英	right atrium	コ	우심방	中	右心房
ス	aurícula derecha	ポ	átrio direito	イ	serambi kanan

・機能：全身からの血液を一時受けて右心室に送る部屋

▶2-3-3　三尖弁（さんせんべん）

英	tricuspid valve	コ	삼첨판	中	三尖瓣
ス	válvula tricúspide	ポ	valva tricúspide	イ	katup berdaun tiga；trikuspidalis

・機能：右心室の血液が右心房に逆流しないための弁

▶2-3-4　右心室（うしんしつ）

英	right ventricle	コ	우심실	中	右心室
ス	ventrículo derecho	ポ	ventrículo direito	イ	bilik kanan

・機能：肺へ血液を送り出すポンプ

▶2-3-5　肺動脈弁（はいどうみゃくべん）

英	pulmonary valve	コ	폐동맥판	中	肺动脉瓣
ス	válvula pulmonar	ポ	válvula semilunar pulmonar；válvula pulmonar	イ	katup nadi paru

・機能：右心室から送り出された血液が逆流しないための弁

▶2-3-6　肺動脈（はいどうみゃく）

英	pulmonary artery	コ	폐동맥	中	肺动脉
ス	arteria pulmonar	ポ	artéria pulmonar	イ	pembuluh nadi paru-paru

・機能：心臓から肺に向かう酸素が少ない血液が流れる血管

▶2-3-7　肺静脈（はいじょうみゃく）

英	pulmonary vein	コ	폐정맥	中	肺静脉
ス	vena pulmonar	ポ	veia pulmonar	イ	pembuluh balik paru-paru

・機能：肺から心臓に戻る酸素が多い血液が流れる血管

▶2-3-8　左心房（さしんぼう）

英	left atrium	コ	좌심방	中	左心房
ス	aurícula izquierda	ポ	átrio esquerdo	イ	serambi kiri

・機能：肺からの血液を一時受けて左心室に送る部屋

▶2-3-9　僧帽弁（そうぼうべん）

英	mitral valve	コ	이첨판；승모판	中	二尖瓣
ス	válvula mitral	ポ	valva bicúspide；valva mitral	イ	katup mitral

・機能：左心室の血液が左心房に逆流しないための弁

▶2-3-10　左心室（さしんしつ）

英	left ventricle	コ	좌심실	中	左心室
ス	ventrículo izquierdo	ポ	ventrículo esquerdo	イ	bilik kiri

・機能：全身へ血液を送り出すポンプ

▶2-3-11　大動脈弁（だいどうみゃくべん）

英	aortic valve	コ	대동맥판	中	主动脉瓣
ス	válvula aórtica	ポ	válvula semilunar da aorta；valva aórtica	イ	katup aorta

・機能：左心室から送り出された血液が逆流しないための弁

▶2-3-12　心室中隔（しんしつちゅうかく）

英	ventricular septum	コ	심실중격	中	室间隔
ス	tabique ventricular；tabique interventricular	ポ	septo interventricular	イ	sekat interventrikular

・機能：左右2つの心室を完全に仕切る、大部分が心筋で構成されている丈夫な壁

▶2-3-13　大動脈（だいどうみゃく）

英	aorta	コ	대동맥	中	主动脉
ス	aorta	ポ	aorta	イ	aorta

・機能：幹線的な動脈

▶2-4　食道（しょくどう）

英	esophagus	コ	식도	中	食道
ス	esôfago	ポ	esôfago	イ	esofagus；kerongkongan

・機能：食物の搬送

▶2-5　胃（い）

英	stomach	コ	위	中	胃
ス	estómago	ポ	estômago	イ	lambung

・機能：食物の消化

▶2-6　十二指腸（じゅうにしちょう）

英	duodenum	コ	십이지장	中	十二指肠
ス	duodeno	ポ	duodeno	イ	usus duabelas jari

・機能：食物の消化

▶2-7　小腸（しょうちょう）

英	small intestine	コ	소장	中	小肠
ス	intestino delgado	ポ	intestino delgado	イ	usus halus

・機能：食物の消化

▶2-8　空腸（くうちょう）

英	jejunum	コ	공장	中	空肠
ス	yeyuno	ポ	jejuno	イ	usus kosong；jejunun

・機能：小腸の一部、食物の消化

▶2-9　回腸（かいちょう）

英	ileum	コ	회장	中	回肠
ス	íleon	ポ	íleo	イ	usus penyerapan；ileum

・機能：小腸の一部、食物の消化

▶ 2-10　大腸（だいちょう）

英	large intestine；colon [厳密には結腸]	コ	대장	中	大肠；结肠
ス	intestino grueso	ポ	intestino grosso	イ	usus besar

・機能：水分の吸収、便の生成

▶ 2-11　盲腸（もうちょう）

英	cecum	コ	맹장	中	盲肠
ス	intestino ciego	ポ	ceco	イ	usus buntu；sekum

・機能：小腸から大腸への食物の送り出し調節

▶ 2-12　虫垂（ちゅうすい）

英	appendix	コ	충수	中	阑尾
ス	apéndice	ポ	apêndice vermiforme；apêndice	イ	umbai cacing

・機能：特になし

▶ 2-13　上行結腸（じょうこうけっちょう）

英	ascending colon	コ	상행결장	中	升结肠
ス	colon ascendente	ポ	cólon ascendente	イ	usus besar naik

・機能：大腸の一部、水分の吸収、便の生成

▶ 2-14　横行結腸（おうこうけっちょう）

英	transverse colon	コ	횡행결장	中	横结肠
ス	colon transverso	ポ	cólon transverso	イ	usus besar melintang

・機能：大腸の一部、水分の吸収、便の生成

▶2-15 下行結腸（かこうけっちょう）

英	descending colon	コ	하행결장	中	降结肠
ス	colon descendente	ポ	cólon descendente	イ	usus besar turun

・機能：大腸（だいちょう）の一部（いちぶ）、水分（すいぶん）の吸収（きゅうしゅう）、便（べん）の生成（せいせい）

▶2-16 S字結腸（えすじけっちょう）

英	sigmoid colon	コ	S상결장	中	乙状结肠
ス	colon sigmoides	ポ	cólon sigmóide	イ	usus besar berbentuk s；kolon sigmoid

・機能：排便（はいべん）

▶2-17 直腸（ちょくちょう）

英	rectum	コ	직장	中	直肠
ス	recto	ポ	reto	イ	rektum

・機能：排便（はいべん）

▶2-18 肝臓（かんぞう）

英	liver	コ	간장	中	肝脏
ス	hígado	ポ	fígado	イ	hati

・機能：栄養素（えいようそ）の分解（ぶんかい）、有毒物質（ゆうどくぶっしつ）の解毒（げどく）、胆汁（たんじゅう）の生成（せいせい）

▶2-19 胆嚢（たんのう）

英	gallbladder	コ	쓸개；담낭	中	胆囊
ス	vesícula biliar	ポ	vesícula biliar	イ	kandung empedu

・機能：胆汁（たんじゅう）（脂肪（しぼう）の消化液（しょうかえき））の一時貯蔵（いちじちょぞう）

▶2-20　膵臓（すいぞう）

英	pancreas	コ	췌장 ; 이자	中	胰腺
ス	páncreas	ポ	pâncreas	イ	pankreas

・機能：消化液の分泌、血中の糖の量を調節するホルモンの分泌

▶2-21　脾臓（ひぞう）

英	spleen	コ	비장	中	脾脏
ス	bazo	ポ	baço	イ	limpa kecil

・機能：免疫関係、血液の生成、貯蔵、分解など

▶2-22　気管支（きかんし）

英	bronchus	コ	기관지	中	支气管
ス	bronquios	ポ	brônquio	イ	bronkus ; cabang tenggorokan

・機能：気管から肺の中に至る管

▶2-23　細気管支（さいきかんし）

英	bronchiole	コ	세기관지	中	肺内支气管
ス	bronquiolos	ポ	bronquíolo ; bronquíolo terminal[終末細気管支] ; bronquíolo respiratório[呼吸細気管支]	イ	cabang bronkus ; bronkiolus

・機能：気管支の先の枝分かれした部分

▶2-24　肺胞（はいほう）

英	alveolus	コ	폐포	中	肺泡
ス	alvéolos pulmonares	ポ	alvéolo	イ	gelembung paru ; alveoli

・機能：血液と空気の交換

▶2-25 横隔膜（おうかくまく）

英	diaphragm	コ	횡경막	中	橫膈（肌）
ス	diafragma	ポ	diafragma	イ	diafragma

・機能：呼吸に関係するもの

▶2-26 胆管（たんかん）

英	bile duct	コ	담관	中	胆管
ス	conducto biliar	ポ	duto biliar；ducto biliar	イ	saluran empedu

・機能：胆汁が胆嚢に出入りする管

▶2-27 総胆管（そうたんかん）

英	common bile duct	コ	총담관	中	胆总管
ス	conducto biliar común	ポ	ducto colédoco；duto colédoco	イ	saluran empedu utama

・機能：胆嚢及び肝臓から分泌された胆汁が通る管

▶2-28 腎臓（じんぞう）

英	kidney	コ	신장	中	肾脏
ス	riñón	ポ	rim	イ	ginjal

・機能：血液の老廃物の除去、尿の生成

▶2-29 尿管（にょうかん）

英	ureter	コ	요관	中	输尿管
ス	uréter	ポ	ureter	イ	saluran kemih

・機能：腎臓から膀胱への尿の通り道

▶2-30　膀胱（ぼうこう）

英	bladder	コ	방광	中	膀胱
ス	vejiga	ポ	bexiga	イ	kandung kemih

・機能：尿の一時貯蔵場所

▶2-31　尿道（にょうどう）

英	urethra	コ	요도	中	尿道
ス	uretra	ポ	uretra	イ	saluran kencing

・機能：尿の排出路

▶2-32　腎盂（じんう）

英	renal pelvis	コ	신우	中	肾盂
ス	pelvis renal	ポ	pelve renal	イ	pelvis ginjal

・機能：腎臓の一部で尿を集める場所

▶2-33　腎動脈（じんどうみゃく）

英	renal artery	コ	신동맥	中	肾动脉
ス	arteria renal	ポ	artéria renal	イ	arteri renal

・機能：腎臓へ至る老廃物が多い血液が通る血管

▶2-34　腎静脈（じんじょうみゃく）

英	renal vein	コ	신정맥	中	肾静脉
ス	vena renal	ポ	veia renal；veia do rim	イ	vena renal

・機能：腎臓で老廃物を取り除いた血液が通る血管

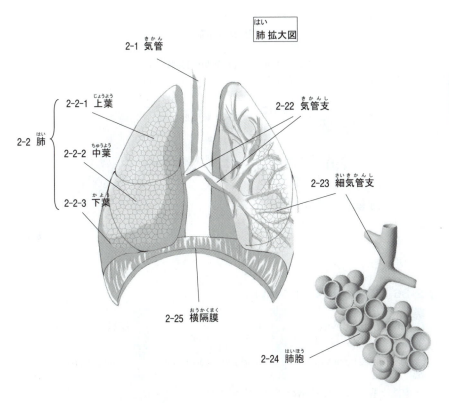

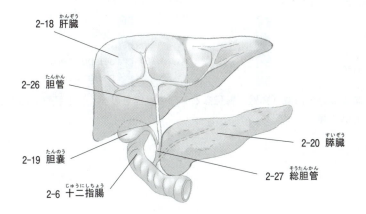

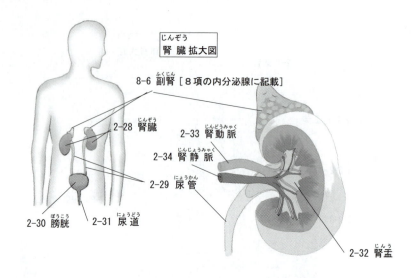

▶2-35　腹腔（ふくくう）[図なし]

英	abdominal cavity	コ	복강	中	腹腔
ス	cavidad abdominal	ポ	cavidade abdominal	イ	rongga perut

・機能：腹部の内蔵を納めている空間

▶2-36　腹膜（ふくまく）[図なし]

英	peritoneum	コ	복막	中	腹膜
ス	peritoneo	ポ	peritônio	イ	selaput perut；peritonium

・機能：腹の部分の内蔵（膵臓、腎臓など一部の臓器をのぞく）と膜壁をおおっている膜

3　生殖器のなまえと機能

▶3-1　副睾丸（ふくこうがん）・精巣上体（せいそうじょうたい）

英	epididymis	コ	부고환 ; 정소상체	中	附睾
ス	epidídimo	ポ	epidídimo	イ	epididimis

・機能：精子の成熟場所と輸送路

▶3-2　睾丸（こうがん）・精巣（せいそう）

英	testicle ; testis	コ	고환	中	睾丸
ス	testículo	ポ	testículo	イ	buah zakar ; buah pelir

・機能：精子の生成

▶3-3　陰嚢（いんのう）

英	scrotum	コ	음낭	中	阴囊
ス	escroto ; bolsa escrotal	ポ	escroto	イ	kantong buah zakar ; kantong buah pelir

・機能：睾丸を納める袋

▶3-4　精管（せいかん）

英	vas deferens	コ	정관 ; 수정관	中	输精管
ス	conducto eyaculador	ポ	ducto deferente ; duto deferente	イ	saluran mani

・機能：精子が送り出される管

▶3-5 前立腺（ぜんりつせん）

英	prostate	コ	전립선	中	前列腺
ス	próstata	ポ	próstata	イ	prostat

・機能：精液の生成

▶3-6 陰茎（いんけい）・ペニス（ぺにす）

英	penis	コ	음경	中	阴茎
ス	pene	ポ	pênis	イ	penis；zakar

・機能：生殖

▶3-7 卵巣（らんそう）

英	ovary	コ	난소	中	卵巢
ス	ovario	ポ	ovário	イ	indung telur；ovarium

・機能：卵子の生成

▶3-8 卵管采（らんかんさい）

英	fimbria of fallopian tube	コ	난관채	中	漏斗部；输卵管伞
ス	fimbria de la trompa de Falopio；porción fímbrica de la trompa de Falopio	ポ	fímbria；fímbria de tuba uterina	イ	fimbria saluran indung telur

・機能：排出された卵子を捕らえ卵管に送り込む

▶3-9 卵管（らんかん）

英	fallopian tube	コ	난관	中	输卵管
ス	trompa de Falopio	ポ	tubas uterina；trompa de falópio	イ	saluran indung telur

・機能：卵子の通路

▶3-10 子宮（しきゅう）

英	uterus	コ	자궁	中	子宮
ス	útero	ポ	útero	イ	rahim；kandungan

・機能：受精卵から胎児への生育場所

▶3-11 子宮頸部（しきゅうけいぶ）

英	cervix of uterus	コ	자궁경부	中	（子）宮頸
ス	cuello del útero；cuello uterino	ポ	cervix；colo uterino	イ	mulut rahim

・機能：子宮体と膣を連結する部分

▶3-12 膣（ちつ）

英	vagina	コ	질	中	阴道
ス	vagina	ポ	vagina	イ	vagina；liang senggama

・機能：生殖

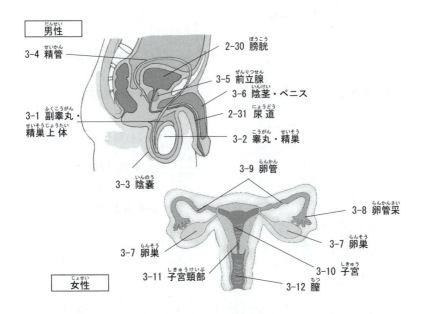

4 骨格のなまえと機能

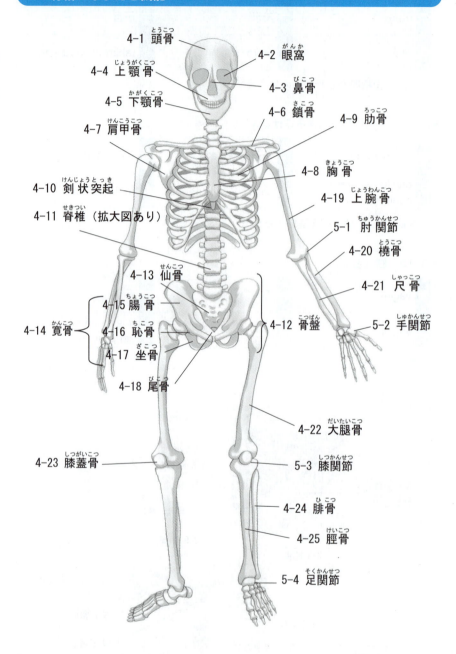

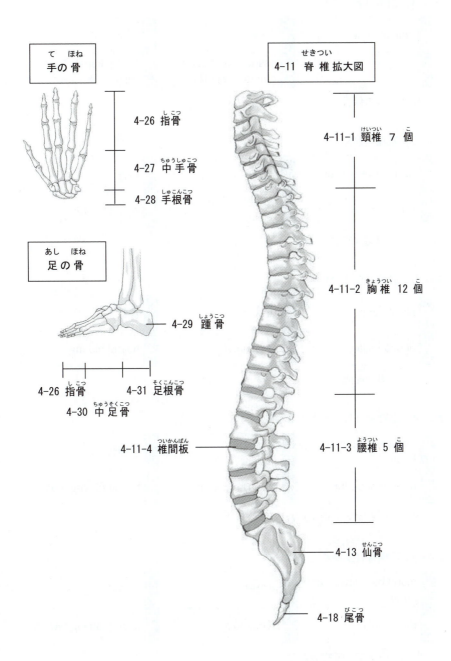

▶4-1 頭骨（とうこつ）

英	cranial bone	コ	두골	中	頭骨
ス	cráneo	ポ	ossos da cabeça；crânio［頭蓋骨］	イ	tulang kepala；tengkorak

・機能：脳の保護

▶4-2 眼窩（がんか）

英	orbit；eye socket	コ	안와	中	眼窩
ス	órbita；cavidad ocular	ポ	órbita；cavidade ocular	イ	rongga mata

・機能：眼球の支え、保護

▶4-3 鼻骨（びこつ）

英	nasal bone	コ	비골	中	鼻骨
ス	hueso nasal	ポ	osso nasal	イ	tulang hidung

・機能：鼻の形成

▶4-4 上顎骨（じょうがくこつ）

英	maxilla；upper jaw bone	コ	상악골	中	上顎骨
ス	maxilar superior	ポ	（osso）maxilar	イ	tulang rahang atas

・機能：歯を支えて物をかむ

▶4-5 下顎骨（かがくこつ）

英	mandible；lower jaw bone	コ	하악골	中	下顎骨
ス	mandíbula	ポ	mandíbula	イ	tulang rahang bawah

・機能：歯を支えて物をかむ

▶4-6　鎖骨（さこつ）

英	clavicle；collarbone	コ	쇄골	中	锁骨
ス	clavícula	ポ	clavícula	イ	tulang selangka

・機能：肩の保持

▶4-7　肩甲骨（けんこうこつ）

英	scapula；shoulder blade	コ	견갑골	中	肩胛骨
ス	omóplato；escápula	ポ	escápula	イ	tulang belikat

・機能：肩の保持、内臓の保護

▶4-8　胸骨（きょうこつ）

英	sternum；breastbone	コ	흉골	中	胸骨
ス	esternón	ポ	esterno	イ	tulang dada

・機能：肋骨の支え、内蔵の保護

▶4-9　肋骨（ろっこつ）

英	costa；rib	コ	늑골	中	肋骨
ス	costilla	ポ	costela	イ	tulang rusuk；tulang iga

・機能：肺などの保護

▶4-10　剣状突起（けんじょうとっき）

英	xiphoid process	コ	칼돌기；검상돌기	中	剣突
ス	xifoides	ポ	processo xifóide；(osso) xifóide	イ	tulang pedang-pedangan

・機能：内蔵の保護（胸骨下端の三角形の部分）

▶4-11 脊椎（せきつい）

英	spine	コ	척추	中	脊椎骨
ス	columna vertebral	ポ	coluna vertebral	イ	tulang belakang

・機能：体形の保持、内臓の保護

▶4-11-1 頸椎（けいつい）

英	cervical spine ; cervical vertebra	コ	경추	中	颈椎
ス	vértebra cervical	ポ	vértebra cervical	イ	tulang leher

・機能：頭部の支え、首の形成・保持、脊髄の通路

▶4-11-2 胸椎（きょうつい）

英	thoracic spine ; thoracic vertebra	コ	흉추	中	胸椎
ス	vértebra toráxica	ポ	vértebra torácica	イ	tulang punggung

・機能：体形の保持、胸の部分の内臓の保護、脊髄の通路

▶4-11-3 腰椎（ようつい）

英	lumbar spine ; lumbar vertebra	コ	요추	中	腰椎
ス	vértebra lumbar	ポ	vértebra lombar	イ	tulang pinggang

・機能：体形の保持、腰の部分の内臓の保護、脊髄の通路

▶4-11-4 椎間板（ついかんばん）

英	intervertebral disk	コ	추간판	中	椎間盘
ス	disco intervertebral	ポ	disco intervertebral	イ	bantalan tulang belakang

・機能：身体の曲げ伸ばし

▶4-12 骨盤（こつばん）

英	pelvis	コ	골반	中	骨盆
ス	pelvis	ポ	pelve	イ	tulang panggul；pelvie

・機能：内臓の支え、保護

▶4-13 仙骨（せんこつ）

英	sacrum	コ	천골	中	骶骨
ス	sacro	ポ	sacro	イ	tulang kelangkang；tulang sakrum

・機能：内臓の支え、保護

▶4-14 寛骨（かんこつ）

英	coxal bone；hipbone	コ	엉덩이뼈；관골	中	髋骨；胯骨
ス	huesos de la pelvis；cintura pélvica	ポ	osso do quadril	イ	tulang pinggul

・機能：腸骨、坐骨および恥骨の総称、内臓の支え、保護

▶4-15 腸骨（ちょうこつ）

英	ilium	コ	장골	中	髂骨
ス	ilion	ポ	ílio	イ	tulang usus

・機能：内臓の支え、保護

▶4-16 恥骨（ちこつ）

英	pubis	コ	치골	中	耻骨
ス	pubis	ポ	púbis	イ	tulang kemaluan

・機能：内臓の支え、保護

▶4-17　坐骨（ざこつ）

英	ischium	コ	좌골	中	坐骨
ス	isquion	ポ	ísquio	イ	tulang duduk

・機能：内臓の支え、保護

▶4-18　尾骨（びこつ）

英	coccyx；tailbone	コ	꼬리뼈；미골	中	尾骨
ス	coxis	ポ	cóccix	イ	tulang tungging

・機能：退化した尾

▶4-19　上腕骨（じょうわんこつ）

英	humerus	コ	상완골	中	肱骨
ス	húmero	ポ	úmero	イ	tulang lengan atas

・機能：腕の保持

▶4-20　橈骨（とうこつ）

英	radius	コ	노뼈；요골	中	桡骨
ス	radio	ポ	rádio	イ	tulang pengupil

・機能：腕の保持

▶4-21　尺骨（しゃっこつ）

英	ulna	コ	척골	中	尺骨
ス	cúbito	ポ	ulna	イ	tulang hasta

・機能：腕の保持

▶4-22　大腿骨（だいたいこつ）

英	femur	コ	대퇴골	中	股骨
ス	fémur	ポ	fêmur	イ	tulang paha；femur

・機能：足の形成、保持

▶4-23　膝蓋骨（しつがいこつ）

英	patella；kneecap	コ	슬개골	中	髌骨
ス	rótula	ポ	patela；rótula	イ	tempurung lutut；patela

・機能：膝の曲げ伸ばし

▶4-24　腓骨（ひこつ）

英	fibula	コ	비골	中	腓骨
ス	peroné	ポ	fíbula	イ	tulang betis

・機能：足の形成、保持

▶4-25　脛骨（けいこつ）

英	tibia	コ	경골	中	胫骨
ス	tibia	ポ	tíbia	イ	tulang kering

・機能：足の形成、保持

▶4-26　指骨（しこつ）

英	phalange	コ	지골	中	指骨（足の場合は「趾骨」）
ス	falange	ポ	falange	イ	ruas jari

・機能：手の形成、保持

第3章

▶4-27　中手骨（ちゅうしゅこつ）

英	metacarpal bone	コ	중수골	中	掌骨
ス	metacarpo	ポ	osso metacárpico	イ	tulang metakarpal

・機能：手の形成、保持

▶4-28　手根骨（しゅこんこつ）

英	carpal bone	コ	수근골	中	腕骨
ス	carpo	ポ	osso do carpo	イ	tulang pergelangan tangan

・機能：手の形成、保持

▶4-29　踵骨（しょうこつ）

英	calcaneus	コ	종골	中	跟骨
ス	calcáneo	ポ	calcâneo；osso do calcanhar	イ	tulang tumit

・機能：かかとの骨、足の形成、保持

▶4-30　中足骨（ちゅうそくこつ）

英	metatarsal bone	コ	중족골	中	跖骨
ス	metatarso	ポ	osso metatársico	イ	tulang metatarsus；tulang metatarsal

・機能：足の形成、保持

▶4-31　足根骨（そくこんこつ）

英	tarsal bone	コ	족근골	中	跗骨
ス	tarso	ポ	osso társico	イ	tulang telapak kaki；tulang tarsal

・機能：足の形成、保持

5　関節に関わるなまえと機能

▶5-1　肘関節（ちゅうかんせつ）[骨格図に記載]

英	elbow joint	コ	주관절	中	肘关节
ス	articulación del codo	ポ	articulação do cotovelo	イ	sendi siku

・機能：肘の曲げ伸ばし

▶5-2　手関節（しゅかんせつ）[骨格図に記載]

英	wrist joint	コ	수관절	中	腕关节
ス	articulación de la mano；muñeca	ポ	articulação da mão	イ	sendi pergelangan tangan

・機能：手首の曲げ伸ばし

▶5-3　膝関節（しつかんせつ）[骨格図に記載]

英	knee joint	コ	슬관절	中	膝关节
ス	articulación de la rodilla	ポ	articulação do joelho	イ	sendi lutut

・機能：膝の曲げ伸ばし

▶5-4　足関節（そくかんせつ）[骨格図に記載]

英	foot joint	コ	족관절	中	踝关节
ス	articulación del tobillo	ポ	articulação do pé	イ	sendi pergelangan kaki；sendi engkel；sendi mata kaki

・機能：足首の曲げ伸ばし

▶5-5 前十字靭帯（ぜんじゅうじじんたい）

英	anterior cruciate ligament	コ	전방십자인대	中	前交叉韧带
ス	ligamento cruzado anterior	ポ	ligamento cruzado anterior	イ	jaringan ikat silang depan sendi lutut； ligametum salib anterior

・機能：骨と骨のつなぎ合わせ

▶5-6 後十字靭帯（こうじゅうじじんたい）

英	posterior cruciate ligament	コ	후방십자인대	中	后交叉韧带
ス	ligamento cruzado posterior	ポ	ligamento cruzado posterior	イ	jaringan ikat silang belakang sendi lutut； ligamentum salib posterior

・機能：骨と骨のつなぎ合わせ

▶5-7 外側側副靭帯（がいそくそくふくじんたい）

英	fibular collateral ligament	コ	외측측부인대	中	腓側副韧带
ス	ligamento lateral externo	ポ	ligamento colateral fibular；ligamento lateral	イ	jaringan ikat samping luar sendi lutut； lateral ligamentum kolateral

・機能：骨と骨のつなぎ合わせ

▶5-8 内側側副靭帯（ないそくそくふくじんたい）

英	tibial collateral ligament	コ	내측측부인대	中	胫側副韧带
ス	ligamento lateral interno	ポ	ligamento colateral tibial；ligament medial	イ	jaringan ikat samping dalam sendi lutut； medial ligamentum kolateral

・機能：骨と骨のつなぎ合わせ

▶5-9　内側半月板（ないそくはんげつばん）

英	medial meniscus	コ	내측반월판	中	内側半月板
ス	menisco medial	ポ	menisco medial	イ	medial meniskus

・機能：骨と骨の間のクッション

▶5-10　外側半月板（がいそくはんげつばん）

英	lateral meniscus	コ	외측반월판	中	外側半月板
ス	menisco lateral	ポ	menisco lateral	イ	lateral meniskus

・機能：骨と骨の間のクッション

▶5-11　関節包（かんせつほう）

英	joint capsule	コ	관절낭	中	关节囊
ス	cápsula articular	ポ	cápsula articular	イ	kapsul sendi

・機能：関節の形成、保護

▶5-12　滑膜（かつまく）

英	synovial membrane	コ	활막	中	滑膜
ス	membrana sinovial	ポ	membrana sinovial	イ	sinovium；membransinovial

・機能：関節の運動の円滑化

▶5-13　関節軟骨（かんせつなんこつ）

英	articular cartilage	コ	관절연골	中	关节软骨
ス	cartílago articular	ポ	cartilagem articular	イ	tulang rawan artikular

・機能：骨と骨との摩擦防止

▶5-14 関節腔（かんせつくう）

| 英 | joint cavity | コ | 관절강 | 中 | 关节腔 |
| ス | espacio articular | ポ | cavidade sinovial | イ | ruang sendi |

・機能：潤滑油の役割をする関節液が充満、円滑な関節運動の維持

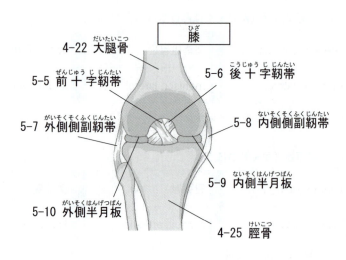

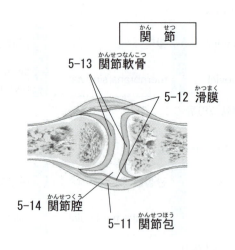

6　皮膚に関わるなまえと機能

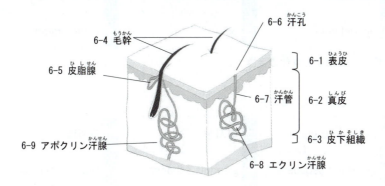

6-6 汗孔（かんこう）
6-4 毛幹（もうかん）
6-5 皮脂腺（ひしせん）
6-7 汗管（かんかん）
6-1 表皮（ひょうひ）
6-2 真皮（しんぴ）
6-3 皮下組織（ひかそしき）
6-9 アポクリン汗腺（かんせん）
6-8 エクリン汗腺（かんせん）

▶6-1　表皮（ひょうひ）

英	epidermis	コ	표피	中	表皮
ス	epidermis	ポ	epiderme	イ	kulit ari；epidermis

・機能：皮膚の表層部分、身体の保護

▶6-2　真皮（しんぴ）

英	dermis	コ	진피	中	真皮
ス	dermis	ポ	derme	イ	kulit；dermis

・機能：皮膚の形成、身体の保護

▶6-3　皮下組織（ひかそしき）

英	hypodermis；subcutaneous tissue	コ	피하조직	中	皮下组织
ス	tejido subcutáneo	ポ	hipoderme	イ	jaringan subkutan；jaringan bawah kulit

・機能：皮膚の形成、身体の保護

▶6-4 毛幹（もうかん）

英	hair shaft	コ	털줄기 ; 모간	中	（毛发的）毛干
ス	eje del pelo	ポ	pêlo	イ	batang rambut

・機能：頭部など身体の保護

▶6-5 皮脂腺（ひしせん）

英	sebaceous gland	コ	피지선	中	皮脂腺
ス	glándulas sebáceas	ポ	glândula sebácea	イ	kelenjar minyak kulit

・機能：脂の分泌による皮膚や毛の保護

▶6-6 汗孔（かんこう）

英	sweat pore	コ	땀구멍 ; 한공	中	汗孔；汗腺口
ス	poros sudoríparos	ポ	poro sudoríparo	イ	pori-pori

・機能：汗の分泌、熱の放出

▶6-7 汗管（かんかん）

英	sweat duct	コ	땀분비관 ; 한관	中	汗管
ス	conducto sudoríparo	ポ	glândula sudorípara	イ	saluran kelenjar keringat

・機能：汗の分泌、熱の放出

▶6-8 エクリン汗腺（えくりんかんせん）

英	eccrine sweat gland	コ	에크린땀샘 ; 소한선	中	小汗腺
ス	glándulas sudoríparas ecrinas	ポ	glândula sudorípara écrina	イ	kelenjar keringat ekrin

・機能：汗の分泌、熱の放出

▶6-9 アポクリン汗腺（あぽくりんかんせん）

英	apocrine sweat gland	コ	아포크린땀샘；대한선	中	顶泌汗腺
ス	glándulas sudoríparas apocrinas	ポ	glândula sudorípara apócrina	イ	kelenjar keringat apokrin

・機能：脇の下などからの汗の分泌

7 筋肉のなまえと機能

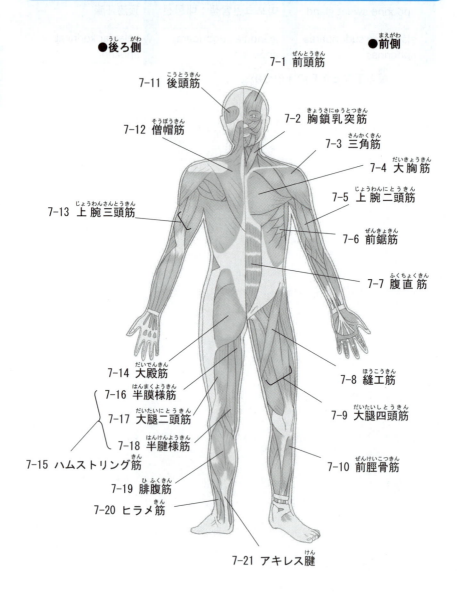

▶7-1 前頭筋（ぜんとうきん）

英	frontalis	コ	전두근	中	額肌
ス	músculo frontal	ポ	frontal	イ	otot dahi

・機能：顔面の運動

▶7-2 胸鎖乳突筋（きょうさにゅうとつきん）

英	sternocleidomastoid	コ	흉쇄유돌근	中	胸锁乳突肌
ス	músculo esternocleidomastoideo	ポ	esternocleidomastóideo	イ	otot sternokleidomastoid

・機能：頭部の運動

▶7-3 三角筋（さんかくきん）

英	deltoid	コ	삼각근	中	三角肌
ス	deltoides	ポ	deltóide	イ	otot deltoideus；otot bahu

・機能：肩の運動

▶7-4 大胸筋（だいきょうきん）

英	pectoralis major	コ	대흉근	中	胸大肌
ス	músculo pectoral mayor	ポ	peitoral maior	イ	otot pectoralis major

・機能：腕の運動、呼吸

▶7-5 上腕二頭筋（じょうわんにとうきん）

英	biceps brachii	コ	상완이두근	中	肱二头肌
ス	bíceps；bíceps braquial	ポ	bíceps braquial	イ	otot biceps

・機能：腕の運動

第3章

▶7-6 前鋸筋（ぜんきょきん）

英	serratus anterior	コ	전거근	中	前鋸肌
ス	serrato anterior	ポ	serrátil anterior	イ	otot serratus anterior

・機能：胸、肩の運動

▶7-7 腹直筋（ふくちょくきん）

英	rectus abdominis	コ	복직근	中	腹直肌
ス	músculo recto abdominal	ポ	reto abdominal	イ	otot rectus abdominis

・機能：身体の曲げ伸ばし

▶7-8 縫工筋（ほうこうきん）

英	sartorius	コ	봉공근	中	縫匠肌
ス	sartorio	ポ	sartório	イ	otot sartorius

・機能：股関節と膝関節の屈曲 など

▶7-9 大腿四頭筋（だいたいしとうきん）

英	quadriceps femoris	コ	대퇴사두근	中	股四头肌
ス	cuadríceps femoral	ポ	quadríceps	イ	otot quadriseps femoris

・機能：足の運動

▶7-10 前脛骨筋（ぜんけいこつきん）

英	tibialis anterior	コ	전경골근	中	胫骨前肌
ス	músculo tibial anterior	ポ	tibial anterior	イ	otot tibialis anterior

・機能：足の運動

▶7-11　後頭筋（こうとうきん）

英	occipitalis	コ	후두근	中	枕肌
ス	músculo occipital	ポ	occipital	イ	otot oksipitalis

・機能：耳などの運動

▶7-12　僧帽筋（そうぼうきん）

英	trapezius	コ	승모근	中	斜方肌
ス	trapecio	ポ	trapézio	イ	otot trapesius

・機能：肩や首などの運動

▶7-13　上腕三頭筋（じょうわんさんとうきん）

英	triceps brachii	コ	상완삼두근	中	肱三头肌
ス	triceps	ポ	tríceps braquial	イ	otot triseps braki

・機能：腕の運動

▶7-14　大殿筋（だいでんきん）

英	gluteus maximus	コ	대둔근	中	臀大肌
ス	glúteo mayor	ポ	glúteo máximo	イ	otot gluteus maksimus

・機能：足の運動

▶7-15　ハムストリング筋（はむすとりんぐきん）

英	hamstring muscles	コ	햄스트링근	中	腿后腱肌
ス	músculos isquiotibiales	ポ	músculos adutores	イ	otot hamstring

・機能：下肢後面を作る筋肉の総称、主に膝を曲げる働き

▶7-16 半膜様筋（はんまくようきん）

英	semimembranosus muscle	コ	반막양근	中	半膜肌
ス	músculo semimembranoso	ポ	semimembranáceo	イ	otot semimembranosus

・機能：足の運動

▶7-17 大腿二頭筋（だいたいにとうきん）

英	biceps femoris	コ	대퇴이두근	中	股二头肌
ス	bíceps femoral	ポ	bíceps femoral	イ	otot bisep femoris

・機能：足の運動

▶7-18 半腱様筋（はんけんようきん）

英	semitendinosus muscle	コ	반건양근	中	半腱肌
ス	músculo semitendinoso	ポ	semitendíneo	イ	otot semitendinosus

・機能：足の運動

▶7-19 腓腹筋（ひふくきん）

英	gastrocnemius	コ	비복근	中	腓肠肌
ス	gemelos；músculo gastrocnemios	ポ	gastrocêmio	イ	otot gastrocnemius

・機能：ふくらはぎの筋肉、かかとを上げる働き

▶7-20 ヒラメ筋（ひらめきん）

英	soleus	コ	가자미근；넙치근	中	比目鱼肌
ス	músculo sóleo	ポ	sóleo；batata da perna	イ	otot soleus

・機能：ふくらはぎの筋肉、足の運動

▶7-21　アキレス腱（あきれすけん）

英	Achilles tendon	コ	아킬레스건	中	跟腱
ス	tendón de Aquiles	ポ	tendão calcaneal；tendão de Aquiles	イ	tendon achilles；urat keting

・機能：腓腹筋、ヒラメ筋と踵骨との結合

8　内分泌腺のなまえと機能

▶8-1　視床下部（ししょうかぶ）

英	hypothalamus	コ	시상하부	中	下丘脑
ス	hipotálamo	ポ	hipotálamo	イ	hipotalamus

・機能：体温、睡眠、生殖など多様な機能に関わるところ

▶8-2　脳下垂体（のうかすいたい）

英	pituitary gland	コ	뇌하수체	中	脑下垂体
ス	glándula pituitaria	ポ	hipófise；glândula pituitária	イ	hipofisis；kelenjar pituitaris

・機能：各種ホルモンの分泌を指令するホルモンの分泌など

▶8-3　松果体（しょうかたい）

英	pineal body	コ	솔방울샘；송과체	中	松果体
ス	glándula pineal	ポ	glândula pineal	イ	kelenjar pineal；badan pineal

・機能：時間の感覚の調節に関するホルモンの分泌

▶8-4　甲状腺（こうじょうせん）

英	thyroid gland	コ	갑상선	中	甲状腺
ス	tiroides；glándula tiroidea	ポ	glândula tireóide；tiróide	イ	kelenjar tiroid；kelenjar gondok

・機能：新陳代謝の活動促進に関するホルモンの分泌

▶8-5　胸腺（きょうせん）

| 英 | thymus | コ | 흉선 | 中 | 胸腺 |
| ス | timo | ポ | timo | イ | kelenjar timus |

・機能：免疫の調整

▶8-6　副腎（ふくじん）

| 英 | adrenal gland | コ | 부신 | 中 | 肾上腺 |
| ス | glándula suprarrenal | ポ | glândula supra-renal | イ | kelenjar adrenal；kelenjar anak ginjal |

・機能：体の恒常性を保つために糖分、塩分、水分のバランスを調節し、心臓血管をはじめ体の色々な機能を正常に働かせる重要なホルモンを分泌

▶8-7　副腎皮質（ふくじんひしつ）

| 英 | adrenal cortex | コ | 부신피질 | 中 | 肾上腺皮质 |
| ス | corteza suprarrenal | ポ | córtex da glândula supra-renal | イ | korteks adrenal |

・機能：体内の塩分バランスや傷の修復など様々な役割のホルモンを分泌

▶8-8　副腎髄質（ふくじんずいしつ）

| 英 | adrenal medulla | コ | 부신수질 | 中 | 肾上腺髓质 |
| ス | médula suprarrenal | ポ | medula da glândula supra-renal | イ | medula adrenal |

・機能：体のストレス反応（興奮）や血圧コントロールなど様々な役割のホルモンを分泌

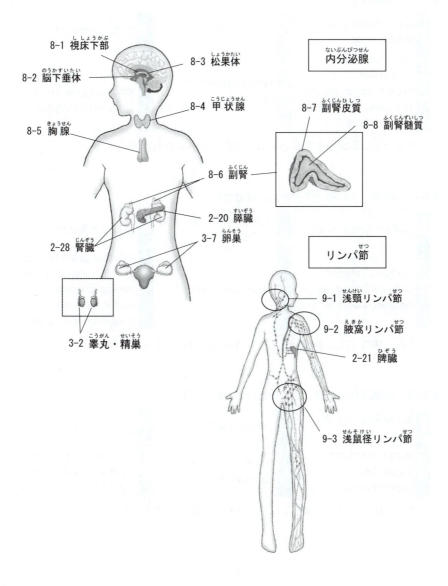

9 リンパ節のなまえと機能

▶9-1 浅頸リンパ節（せんけいりんぱせつ）

英	superficial cervical lymph node	コ	천경림프절	中	颈部浅表淋巴结
ス	nódulos linfáticos cervicales superficiales；ganglios linfáticos cervicales superficiales	ポ	linfonodo cervical superficial	イ	kelenjar getah bening leher dangkal；nodus limfa leher dangkal

・機能：主に頭頸部と耳鼻咽喉部の異物に反応する免疫活動

▶9-2 腋窩リンパ節（えきかりんぱせつ）

英	axillary lymph node	コ	겨드랑이림프절；액와림프절	中	腋窝浅表淋巴结
ス	nódulos linfáticos axilares；ganglios linfáticos axilares	ポ	linfonodo axilar	イ	kelenjar getah bening aksila；kelenjar getah bening di ketiak；nodus limfa aksila；nodus limfa di ketiak

・機能：体内（主に胸部と上肢）の異物に反応する免疫活動

▶9-3 浅鼠径リンパ節（せんそけいりんぱせつ）

英	superficial inguinal lymph node	コ	천서혜림프절	中	腹股沟淋巴结
ス	ganglios linfáticos inguinales superficiales	ポ	linfonodo inguinal superficial	イ	kelenjar getah bening inguinal；nodus limfa inguinal

・機能：体内（主に腹部と下肢）の異物に反応する免疫活動

10　脳のなまえと機能

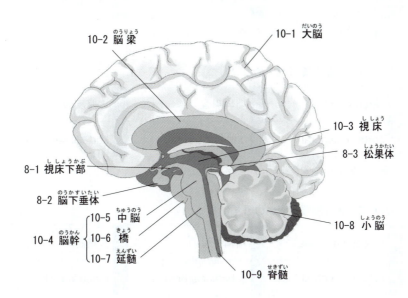

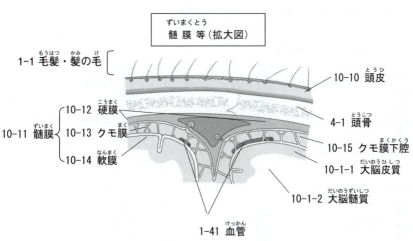

▶10-1　大脳（だいのう）

英	cerebrum	コ	대뇌	中	大脑
ス	cerebro	ポ	cérebro	イ	otak besar

・機能：思考、感覚、運動の中枢

▶10-1-1　大脳皮質（だいのうひしつ）

英	cerebral cortex	コ	대뇌피질	中	大脑皮层
ス	corteza cerebral	ポ	cortéx cerebral	イ	korteks serebral

・機能：思考、感覚、運動の中枢

▶10-1-2　大脳髄質（だいのうずいしつ）

英	cerebral medulla	コ	대뇌수질	中	大脑髓质
ス	médula cerebral	ポ	substância branca	イ	medulla otak

・機能：神経の束で大脳皮質の信号の伝達路

▶10-2　脳梁（のうりょう）

英	corpus callosum	コ	뇌들보；뇌량	中	胼胝体
ス	cuerpo calloso	ポ	corpo caloso	イ	korpus kalosum

・機能：左右の脳の連結

▶10-3　視床（ししょう）

英	thalamus	コ	시상	中	丘脑
ス	tálamo	ポ	tálamo	イ	kelenjar talamus

・機能：痛覚などの知覚の伝達、運動、感情などに関わる

▶10-4 脳幹（のうかん）

英	brain stem	コ	뇌줄기；뇌간	中	脑干
ス	tronco encefálico	ポ	tronco cerebral；tronco encefálico	イ	batang otak

・機能：中脳、橋、延髄を合わせた呼称で生命維持中枢

▶10-5 中脳（ちゅうのう）

英	mesencephalon	コ	중뇌	中	中脑
ス	cerebro medio；mesencéfalo	ポ	mesencéfalo	イ	otak tengah

・機能：視覚、聴覚、身体の姿勢保持などの中枢

▶10-6 橋（きょう）

英	pons	コ	뇌교	中	脑桥
ス	puente	ポ	ponte	イ	pons；pontes

・機能：小脳と大脳、脊髄などとの連絡路

▶10-7 延髄（えんずい）

英	medulla oblongata	コ	연수	中	延髄
ス	bulbo raquídeo；médula oblonga	ポ	medula oblonga；bulbo	イ	medulla oblongata

・機能：呼吸や心臓の働き、反射などの生命維持に関わる

▶10-8 小脳（しょうのう）

英	cerebellum	コ	소뇌	中	小脑
ス	cerebelo	ポ	cerebelo	イ	otak kecil

・機能：運動の調節

▶10-9 脊髄（せきずい）

英	spinal cord	コ	척수	中	脊髄
ス	médula espinal	ポ	medula espinhal	イ	saraf tulang belakang；sumsum tulang belakang

・機能：脳と各組織の間の信号・情報の通路

▶10-10 頭皮（とうひ）

英	scalp	コ	두피	中	头皮
ス	cuero cabelludo	ポ	pele da cabeça	イ	kulit kepala

・機能：脳などの保護

▶10-11 髄膜（ずいまく）

英	meninges	コ	수막	中	脳脊髄膜
ス	meninge	ポ	meninge	イ	mening

・機能：脳などの保護

▶10-12 硬膜（こうまく）

英	dura mater	コ	경막	中	硬膜
ス	duramadre	ポ	duramáter	イ	dura mater

・機能：脳などの保護

▶10-13 クモ膜（くもまく）

英	arachnoid (mater)	コ	거미막；지주막	中	蛛网膜
ス	aracnoides	ポ	membrana aracnóide	イ	araknoid

・機能：脳などの保護、脳脊髄液の呼吸、循環

▶10-14 軟膜（なんまく）

英	pia mater	コ	연막	中	軟膜
ス	piamadre	ポ	pia-máter	イ	pia mater

・機能：脳などの保護

▶10-15 クモ膜下腔（くもまくかくう）

英	subarachnoid space	コ	거미막하공간 ; 지주막하강	中	蛛网膜下腔
ス	espacio subaracnoideo	ポ	espaço subaracnóideo	イ	ruang subaraknoid

・機能：脳などの保護

11　耳のなまえと機能

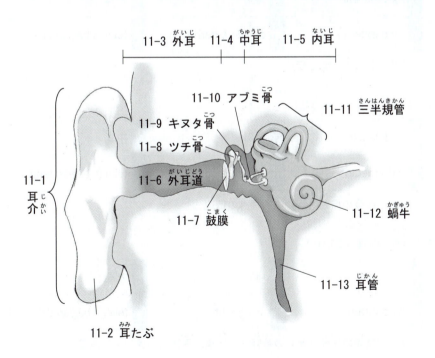

▶11-1 耳介（じかい）

英	auricle	コ	귓바퀴；이개	中	耳廓
ス	pabellón de la oreja	ポ	orelha	イ	daun telinga

・機能：音の収集

▶11-2 耳たぶ（みみたぶ）

英	earlobe	コ	귓불	中	耳垂儿
ス	lóbulo de la oreja	ポ	lóbulo	イ	cuping telinga

・機能：音の収集

▶11-3 外耳（がいじ）

英	external ear	コ	외이	中	外耳
ス	oído externo	ポ	ouvido externo	イ	telinga bagian luar

・機能：音の収集と伝達

▶11-4 中耳（ちゅうじ）

英	middle ear	コ	중이	中	中耳
ス	oído medio	ポ	ouvido médio	イ	telinga bagian tengah

・機能：鼓膜の振動（音）の内耳への伝達

▶11-5 内耳（ないじ）

英	inner ear	コ	내이	中	内耳
ス	oído interno	ポ	ouvido interno	イ	telinga bagian dalam

・機能：鼓膜の振動（音）の神経への伝達、平衡（バランス）感覚

▶11-6　外耳道（がいじどう）

英	external ear canal	コ	외이관	中	外耳道
ス	canal auditivo externo	ポ	conduto auditivo externo	イ	saluran telinga luar

・機能：音の伝達

▶11-7　鼓膜（こまく）

英	ear drum	コ	고막	中	鼓膜
ス	tímpano	ポ	tímpano；membrana timpânica	イ	membran timpani；gendang telinga

・機能：空気振動（音）の伝達

▶11-8　ツチ骨（つちこつ）

英	malleus	コ	망치뼈；추골	中	锤骨
ス	martillo	ポ	martelo	イ	tulang martil；maleus

・機能：鼓膜の振動（音）の内耳への伝達

▶11-9　キヌタ骨（きぬたこつ）

英	incus	コ	모루뼈；침골	中	砧骨
ス	yunque	ポ	bigorna	イ	tulang landasan；incus

・機能：鼓膜の振動（音）の内耳への伝達

▶11-10　アブミ骨（あぶみこつ）

英	stapes	コ	등자뼈；등골	中	镫骨
ス	estribo	ポ	estribo	イ	tulang sanggurdi；stapes

・機能：鼓膜の振動（音）の内耳への伝達

▶11-11　三半規管（さんはんきかん）

英	semicircular canal	コ	반고리관；삼반규관	中	半規管
ス	canal semicircular	ポ	canal semicircular	イ	kanal semisirkular

・機能：平衡(へいこう)（バランス）感覚(かんかく)

▶11-12　蝸牛（かぎゅう）

英	cochlea	コ	달팽이관	中	耳蝸；牛
ス	caracol	ポ	cóclea	イ	rumah siput；koklea

・機能：鼓膜(こまく)の振動(しんどう)（音(おと)）の神経(しんけい)への伝達(でんたつ)

▶11-13　耳管（じかん）

英	auditory tube；eustachian tube	コ	유스타키오관；이관	中	咽鼓管
ス	trompa de Eustaquio	ポ	tuba auditiva；trompa de eustáquio	イ	saluran eustakian

・機能：耳(みみ)の中(なか)の空気圧(くうきあつ)の調整(ちょうせい)、分泌物(ぶんぴつぶつ)の排出(はいしゅつ)　など

12　鼻・のどのなまえと機能

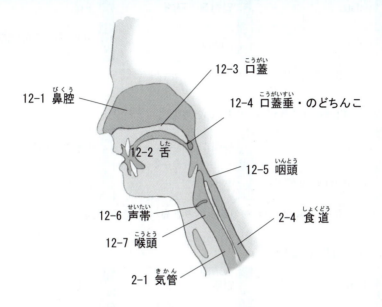

▶12-1　鼻腔（びくう）

英	nasal cavity	コ	비강	中	鼻腔
ス	cavidad nasal	ポ	cavidade nasal	イ	rongga hidung

・機能：呼吸の通路、吸気の加湿など

▶12-2　舌（した）

英	tongue	コ	혀	中	舌头
ス	lengua	ポ	língua	イ	lidah

・機能：食物の摂取、味覚

▶12-3　口蓋（こうがい）

英	palate	コ	입천장 ; 구개	中	上颚
ス	paladar	ポ	palato	イ	langit-langit rongga mulut

・機能：発声の調整

▶12-4　口蓋垂（こうがいすい）・のどちんこ

英	uvula	コ	목젖 ; 구개수	中	悬雍垂 ; 小舌头
ス	campanilla ; úvula	ポ	úvula	イ	uvula

・機能：発声の調整、食物の飲み込みと鼻への逆流防止

▶12-5　咽頭（いんとう）

英	pharynx	コ	인두	中	口咽部
ス	faringe	ポ	faringe	イ	tenggorokan

・機能：のどの一部、呼吸の通路、食物の飲み込み、発声

▶12-6　声帯（せいたい）

英	vocal cord	コ	성대	中	声带
ス	cuerda vocal	ポ	prega vocal ; corda vocal	イ	pita suara

・機能：発声

▶12-7　喉頭（こうとう）

英	larynx	コ	후두	中	喉头
ス	laringe	ポ	laringe	イ	pangkal tenggorokan

・機能：のどの一部、呼吸の通路、食物の気管への流入（誤嚥）防止、発声

13 目のなまえと機能

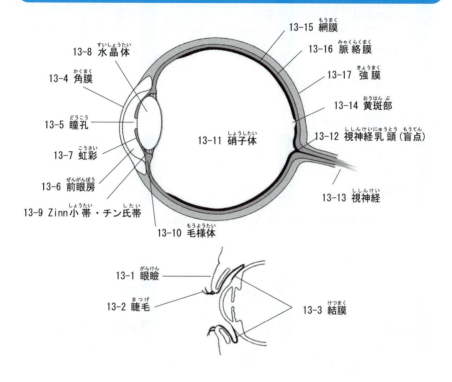

▶ 13-1 眼瞼（がんけん）

英	eyelid	コ	눈꺼풀；안검	中	眼睑；眼皮
ス	párpado	ポ	pálpebra	イ	kelopak mata；pelupuk mata

・機能：まぶた、眼の保護

▶ 13-2 睫毛（まつげ）

英	eyelash	コ	속눈썹	中	（眼）睫毛
ス	pestaña	ポ	cílio；pestana	イ	bulu mata

・機能：眼にほこりが入ることの防止

▶13-3 結膜（けつまく）

英	conjunctiva	コ	결막	中	结膜
ス	conjuntiva	ポ	conjuntiva	イ	konjungtiva

・機能：眼球の運動の円滑化

▶13-4 角膜（かくまく）

英	cornea	コ	각막	中	角膜
ス	córnea	ポ	córnea	イ	kornea mata

・機能：外からの光の屈折、水晶体への光の伝送

▶13-5 瞳孔（どうこう）

英	pupil	コ	눈동자 ; 동공	中	瞳孔
ス	pupila	ポ	pupila	イ	pupil ; biji mata

・機能：外から入る光の量の調節

▶13-6 前眼房（ぜんがんぼう）

英	anterior chamber	コ	전안방	中	前房
ス	cámara anterior del ojo	ポ	câmara anterior	イ	bilik mata anterior

・機能：角膜や水晶体への栄養分の供給

▶13-7 虹彩（こうさい）

英	iris	コ	홍체	中	虹膜
ス	iris	ポ	íris	イ	iris ; selaput pelangi

・機能：外から入る光の量の調節

▶13-8 水晶体（すいしょうたい）

英	lens	コ	수정체	中	晶状体
ス	cristalino	ポ	lente；cristalino	イ	lensa mata

・機能：焦点レンズ

▶13-9 Zinn小帯・チン氏帯（じんしょうたい・ちんしたい）

英	ciliary zonule；Zinn zonule	コ	모양소체；진대	中	悬韧带
ス	zónula de Zinn	ポ	zônula ciliar；ligamento suspensor da lente	イ	zonular siliari

・機能：水晶体の厚さ調節

▶13-10 毛様体（もうようたい）

英	ciliary body	コ	모양체	中	睫状体
ス	cuerpo ciliar	ポ	corpo ciliar	イ	otot siliari

・機能：水晶体の厚さ調節

▶13-11 硝子体（しょうしたい）

英	vitreous body	コ	유리체	中	玻璃体
ス	cuerpo vítreo	ポ	humor vítreo	イ	vitreus humor；badan bening mata

・機能：眼球の形の保持

▶13-12 視神経乳頭（盲点）（ししんけいにゅうとう（もうてん））

英	optic papilla；optic disc	コ	시신경유두；맹점	中	视乳头［盲点］
ス	papila óptica；punto ciego［盲点］	ポ	disco óptico；ponto cego［盲点］	イ	optik disk

・機能：網膜の視神経の集合場所

▶13-13　視神経（ししんけい）

英	optic nerve	コ	시신경	中	视神经
ス	nervio óptico	ポ	nervo óptico	イ	saraf penglihatan

・機能：脳への画像（視覚）の伝達

▶13-14　黄斑部（おうはんぶ）

英	macula	コ	황반부	中	黄斑
ス	mácula	ポ	fóvea central na mácula lútea	イ	makula

・機能：網膜の中心部分、画像（光）の感知

▶13-15　網膜（もうまく）

英	retina	コ	망막	中	视网膜
ス	retina	ポ	retina	イ	retina ; selaput jala

・機能：画像（光）の感知

▶13-16　脈絡膜（みゃくらくまく）

英	choroid	コ	맥락막	中	脉络膜
ス	coroides	ポ	coróide	イ	koroid ; selaput pembuluh darah mata

・機能：網膜への栄養分の供給、外からの余計な光の遮断

▶13-17　強膜（きょうまく）

英	sclera	コ	강막	中	巩膜
ス	esclerótica	ポ	esclerótica	イ	sklera ; selaput keras

・機能：眼球の保護

14　歯のなまえと機能

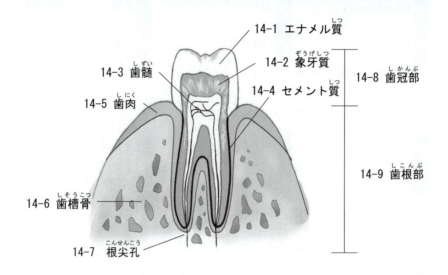

▶14-1　エナメル質（えなめるしつ）

英	enamel	コ	에나멜질	中	牙釉质
ス	esmalte	ポ	esmalte	イ	enamel；email

・機能：歯の一番硬い部分で、かみ砕く役割

▶14-2　象牙質（ぞうげしつ）

英	dentin	コ	상아질	中	牙本质
ス	dentina	ポ	dentina	イ	dentin

・機能：歯の全体を形成、知覚過敏に関係する組織

▶14-3 歯髄（しずい）

英	(dental) pulp	コ	치수	中	牙髓
ス	pulpa	ポ	polpa dentária	イ	pulpa

・機能：歯の栄養、修復、感知など（俗称で「歯の神経」）

▶14-4 セメント質（せめんとしつ）

英	cementum	コ	시멘트질	中	牙骨质
ス	cemento	ポ	cemento	イ	sementum

・機能：歯根をおおう組織、歯の支え

▶14-5 歯肉（しにく）

英	gingiva；gum	コ	잇몸	中	牙龈；牙肉
ス	encía	ポ	gengiva	イ	gingiva；gusi

・機能：歯の保持

▶14-6 歯槽骨（しそうこつ）

英	alveolar bone	コ	치조골	中	牙槽骨；牙床
ス	hueso dentario；hueso alveolar	ポ	osso alveolar	イ	tulang alveola

・機能：歯の支え

▶14-7 根尖孔（こんせんこう）

英	apical foramen of tooth	コ	근첨공	中	根尖孔
ス	foramen apical del diente	ポ	forame apical	イ	foramen apikal；lubang kecil pada apikal gigi

・機能：歯の神経や血管の出入口

▶14-8　歯冠部（しかんぶ）

英	(dental) crown	コ	치관부	中	牙冠
ス	corona dental	ポ	coroa	イ	mahkota gigi

・機能：食物などのかみくだき

▶14-9　歯根部（しこんぶ）

英	(dental) root	コ	치아뿌리；치근부	中	牙根
ス	raíz dentaria	ポ	raiz	イ	akar gigi

・機能：歯の支え

［プラスアルファの用語］

本章に掲げた用語以外で、医療通訳をする上で覚えておくとよい用語を記載します。演習問題として、自分で調べて単語帳をつくってみましょう。

a．後頭部（こうとうぶ）
b．みぞおち
c．脇腹（わきばら）
d．冠動脈（かんどうみゃく）
e．心房中隔（しんぼうちゅうかく）
f．糸球体（しきゅうたい）
g．間脳（かんのう）
h．粘膜（ねんまく）
i．前歯（まえば）、臼歯（きゅうし）、奥歯（おくば）、親知らず（おやしらず）

※　訳例は巻末389ページ参照

❖ コラム ── 身体組織を使った慣用句

　日本語では、身体の部位を使った様々な言い回しがあります。思いつくままに上げると、「鼻持ちならない」、「首が回らない」、「鳥肌が立つ」、「手も足も出ない」、「背筋が凍りつく」、「肝を冷やす」、「心臓に悪い」、などなど。

　でも、なぜかネガティブな表現が多いような気がします。自分が「へそ曲がり」な性格なので、こうした言葉しか引っ張り出せないのでしょうか。

　身体の各器官を使っての言い回しは、日本語だけでなく外国語でもいっぱいあるようです。いくつかの言語で洗い出してみると……。

（英語）足：「pull ～ 's leg」（～をからかう、だます）、首：「be up to one's neck in」（～で忙しい）、鼻：「lead ～ by the nose」（（人）を思い通りに使う、あごで使う）、親指：「under one's thumb」（（人）の尻に敷かれる）

　日本語とは異なるとらえ方をしていて興味深いところです。

（中国語）はらわた：「铁石心肠」（心は鉄のようにはらわたは石のように硬い＝人情味はない、冷たい）、耳：「交头接耳」（私語、ひそひそ話）、口：「口若悬河」（立て板に水、よくしゃべる、大げさに話す）

　中国語は、故事来歴に事欠かないので、そのほかにも多数あるそうです。

（ポルトガル語）口：「Pela boca morre o peixe.」（魚は口によって死ぬ＝口は災いの元）、目と歯：「Olho por olho, dente por dente.」（目には目を、歯には歯を）、耳と目：「As paredes têm olhos e ouvidos.」（壁に耳あり障子に目あり）

　日本語と同じような表現もありますが、文化的な違いも感じるところですね。

（スペイン語）肝臓：「tener hígado」(肝臓がある＝ガッツがある)、腎臓：「con riñones」（腎臓と一緒に＝勇気をもって、根性で）、肘：「Hacer más codo」（もっと肘をつくる＝もっと精を出す）

　日本と同様に、やはり肝臓、腎臓は重要な臓器だと認識されているのでしょうね。（I＆H＆M＆Y＆N）

第4章　覚えたい病気の知識

　この章では、医療通訳を行う上で必要な知識として、よくかかる病気やよく耳にする病気、母子健康手帳に登場する病気、問診票に記載のある病気をごく簡単に紹介する。医療通訳者が知っておくべき医学的な用語については、実践の場の体制（派遣システムの通訳者か医療機関雇用の通訳者かなど）によって異なってくる。しかし、どのプログラムで活動する場合でも一般に、ある程度知られている病名については知識を正確にしておく必要がある。

　ここに掲載していない病気に関しては、その言葉が登場したときに、その場で医師などの専門職に聞くことで対応が可能であろう。医療通訳を実践する中で常に語彙（ボキャブラリー）を増やしていく努力が必要であるが、医療通訳を開始する段階では、少なくとも一般人としての患者（医療従事者ではないという意味）が持っている病気に関する知識は押えておきたい。

1　呼吸器の病気

▶1-1　風邪（かぜ）

英	cold	コ	감기	中	感冒
ス	resfriado；resfrío	ポ	gripe；resfriado	イ	influenza；flu；pilek；masuk angin

- どんな病気か：ウイルスが飛沫感染して鼻やのどなどに炎症を起こす症状の総称。
- 主な症状：主に鼻やのどが炎症を起こし、熱やせき、鼻水、鼻づまり、頭痛などを伴う。

▶1-2　気管支炎（きかんしえん）

英	bronchitis	コ	기관지염	中	支気管炎
ス	bronquitis	ポ	bronquite	イ	bronkitis

- どんな病気か：急性気管支炎は、気管支の粘膜に炎症を起こすもの。風邪などウイルスの感染により気管支に炎症を起こす場合がほとんど。また、長期にわたってせきやたんの症状が続く慢性気管支炎の場合は、さまざまな原因

が考えられる。
- 主な症状：熱やせき、発熱、全身のだるさなどが一般的である。

▶1-3　インフルエンザ（いんふるえんざ）

英	influenza	コ	독감 ; 인플루엔자	中	流感
ス	influenza	ポ	influenza	イ	influenza

- どんな病気か：インフルエンザウイルスに感染して、主に上気道に炎症を起こすもの。強い感染力を持つ。
- 主な症状：39度以上の高熱、頭痛、関節や筋肉の痛みなど全身の症状や、のどの痛みや鼻水、せきやたんなどの風邪と似た症状が現れる。まれに気管支炎や肺炎などを併発し、重症化する場合がある。

▶1-4　肺炎（はいえん）

英	pneumonia	コ	폐렴	中	肺炎
ス	neumonía	ポ	pneumonia	イ	radang paru-paru ; pneumonia

- どんな病気か：細菌などの病原体の感染が原因で、肺の中に炎症が起こるもの。通常は肺胞の中に炎症が起きるが、肺胞と肺胞の間に炎症が起きる間質性肺炎もまれに生じる。
- 主な症状：典型的な肺炎は、せきとたん、発熱が見られる。原因となる病原体の種類や病変の大きさによって症状が異なる場合がある。

▶1-5　結核（けっかく）

英	tuberculosis	コ	결핵	中	(肺)结核
ス	tuberculosis	ポ	tuberculose	イ	TBC ; tuberklosis

- どんな病気か：結核菌が、せきやくしゃみなどによって人から人へ空気感染することによって、主に肺などに炎症を起こすもの。結核菌を吸いこんでも、健康な人の場合、多くは人体の抵抗力によって発病しない。
- 主な症状：肺に病巣を作る肺結核では、初期は風邪に似たせき、たん、微熱、寝汗、だるさなどの症状が出て、病状が進むと、たんに血が混ざったり、

血を吐いたり、呼吸困難におちいることもある。肺炎に比べてゆっくり進行するため、重くなるまで気がつかないことがある。治療にも半年以上と長期間の服薬が必要になる。

▶1-6　気管支喘息（きかんしぜんそく）

英	bronchial asthma	コ	기관지 천식	中	支气管哮喘
ス	asma bronquial	ポ	asma brônquica	イ	asma

- どんな病気か：アレルギー反応によって気管支が炎症を起こし、腫れやたんにより気道が狭くなって、呼吸が苦しくなる慢性の病気。
- 主な症状：呼吸をするとき（特に息を吐くとき）にヒューヒューといった喘鳴と呼ばれる音がして、息の吐きにくさを感じる。病状が悪化すると呼吸困難となる。

▶1-7　慢性閉塞性肺疾患（まんせいへいそくせいはいしっかん）

英	chronic obstructive pulmonary disease	コ	만성폐색성 폐질환	中	慢性阻塞性肺病
ス	enfermedad pulmonar obstructiva crónica；EPOC	ポ	doença pulmonar obstrutiva crônica；DPOC	イ	penyakit paru-paru obstruktif kronis

- どんな病気か：COPDとも呼ばれ、気管支の炎症や肺胞の破壊によって呼吸機能が低下するもの。粉じんやタバコの煙などが原因となる場合も多い。
- 主な症状：せき、たん、息切れ。進行すると呼吸困難におちいることがある。

▶1-8　気胸（ききょう）

英	pneumothorax	コ	기흉	中	气胸
ス	neumotórax	ポ	pneumotórax	イ	pneumotoraks

- どんな病気か：肺に何らかの力が加わった際に、肺の表面の弱い部分に穴があき、肺の外側をおおっている臓側胸膜と肋骨の内側にある壁側胸膜の間に空気が抜け出てしまうもの。
- 主な症状：突然発症することが多く、肺の痛みや呼吸困難を起こす。顔色が紫色になる酸素欠乏状態になる場合は緊急な処置が必要である。また、頻

脈や動悸、なんとなく胸のあたりに痛みを感じるなどといった程度の症状の場合もある。

▶1-9 肺がん（はいがん）

英	lung cancer	コ	폐암	中	肺癌
ス	cáncer de pulmón; cáncer pulmonar	ポ	câncer de pulmão	イ	kanker paru-paru

- どんな病気か：肺の中にできる悪性腫瘍。他の臓器へ転移しやすく、男性のがんによる死亡原因として最も多い。
- 主な症状：長引くせきや、たんに血が混じるなどの症状で発見されることも多い。進行して転移が生じれば、症状が多岐にわたる。

2　循環器の病気

▶2-1 高血圧症（こうけつあつしょう）

英	hypertension	コ	고혈압증	中	高血圧病
ス	hipertensión arterial	ポ	hipertensão arterial	イ	tekanan darah tinggi

- どんな病気か：血圧が高い状態が続くことにより動脈硬化が進行し、さまざまな病気の原因となるものである。収縮期血圧（上の血圧）140mmHg以上、拡張期血圧（下の血圧）90mmHg以上が高血圧の一つの目安。ホルモンの異常など、他の病気が原因となって起きる二次性高血圧と、他に原因がない本態性高血圧があり、後者が大半を占める。
- 主な症状：自覚症状を感じにくいが、高血圧を放置すると脳出血や脳梗塞、心筋梗塞や心不全といった重篤な病気を引き起こす原因にもなる。

▶2-2 狭心症（きょうしんしょう）

英	angina pectoris	コ	협심증	中	冠心病；心绞痛［症状としての表現］
ス	angina de pecho	ポ	angina；angina pectoris	イ	angina pektoris；kejang jantung

- どんな病気か：心臓のまわりの動脈が、動脈硬化で狭くなるなどの理由で、心臓の筋肉に流れる血液の量が減り、心臓の働きに影響が生じるもの。

- 主な症状：胸の痛みや胸を押しつけられるような感覚が起こる。寒い時に、階段や上り坂を歩いたり、重い荷物を持って歩くなどの負担のかかることをした場合に症状が出やすい。立ち止まって休むと数分で症状が消える。

▶ 2-3 心筋梗塞（しんきんこうそく）

英	myocardial infarction	コ	심근경색	中	心肌梗塞
ス	infarto de miocardio	ポ	infarto do miocárdio	イ	infarktus miokard；infark miokard；serangan jantung

- どんな病気か：心臓のまわりの動脈が完全に詰まって、心臓の筋肉に血液がいかなくなった状態をいう。そのため筋肉が壊死してしまい、心臓の働きに異常が生じて命にかかわる危険な状態となる。
- 主な症状：胸の痛み、冷や汗、顔面蒼白、血圧低下など。

▶ 2-4 心不全（しんふぜん）

英	heart failure	コ	심부전	中	心力衰竭；心衰
ス	insuficiencia cardíaca	ポ	insuficiência cardíaca	イ	gagal jantung

- どんな病気か：心臓のポンプ機能がうまくいかなくなった状態の総称。高血圧性心疾患、心筋梗塞などの虚血性心疾患、心筋症、弁膜症、心筋炎などが原因にあげられるが、病気の程度が軽い場合には心不全にはならない。
- 主な症状：肺にうっ血が生じるために起こる息苦しさ、動悸、むくみ、チアノーゼ、疲れやすさなどがある。心不全の程度が軽い場合には、安静時には症状を感じず、労作時や就寝中のみに呼吸困難感が出現する場合もある。

▶ 2-5 不整脈（ふせいみゃく）

英	arrhythmia	コ	부정맥	中	心律不齐；心律失常
ス	arritmia	ポ	arritmia	イ	aritmia

- どんな病気か：脈拍が不規則になったり、スピードの明らかな異常が生じることをいう。
- 主な症状：動悸や胸の不快感、重症の不整脈ではめまい、冷汗、意識を失

うなどの症状が起きる場合もある。

3 消化器の病気

消化管の病気

▶ 3-1 食道がん（しょくどうがん）

英	esophageal cancer	コ	식도암	中	食道癌
ス	cáncer del esófago ; cáncer esofágico	ポ	câncer de esôfago	イ	kanker esofagus ; kanker kerongkongan

- どんな病気か：食道にできるがん。
- 主な症状：初期は自覚症状があまりみられず、進行すると食べ物を飲み込みづらくなったり、つかえたりするようになるほか、胸の奥がしみるような感じや痛むなどの症状が出ることもある。

▶ 3-2 胃炎（いえん）

英	gastritis	コ	위염	中	胃炎
ス	gastritis	ポ	gastrite	イ	radang lambung

- どんな病気か：胃の粘膜に炎症を起こす病気の総称。ストレスや暴飲暴食、感染などにより、胃の粘膜が炎症を起こす急性胃炎もあれば、ヘリコバクター・ピロリ菌によって胃の粘膜が徐々に炎症で萎縮する萎縮性胃炎のように慢性のものもある。
- 主な症状：急性胃炎では、はげしい胃の痛みや吐き気など。慢性胃炎では、胃の不快感、みぞおちの痛み、お腹が膨れるような感覚や胃もたれ、食欲がなくなるなどが繰り返される場合が多いが、症状を感じないこともある。

▶ 3-3 胃潰瘍（いかいよう）

英	gastric ulcer	コ	위궤양	中	胃潰疡
ス	úlcera gástrica	ポ	úlcera do estômago	イ	tukak lambung ; borok lambung ; ulkus peptikum lambung

- どんな病気か：強い炎症が起きて胃粘膜の一部がはがれ落ちてしまった状態。進行すると粘膜にできた穴が深くなり大出血を起こす可能性がある。さらに深くなって胃の外側に達したものを穿孔（穴があくこと）という。食事やストレス、薬剤の副作用などさまざまな原因があるが、ヘリコバクター・ピロリ菌が影響している場合も多い。
- 主な症状：食後や空腹時にみぞおちのあたりに重く持続する痛みがあることが多いが、食事と関係なく痛んだり、寝ているときに痛みが出る人もいる。げっぷ、胃もたれ、むかつき、吐き気などを生じ、進行して出血が多いと便が血で黒くなったり、血液の混じったものをおう吐することもある。

▶3-4 胃がん（いがん）

英	stomach cancer	コ	위암	中	胃癌
ス	cáncer del estómago；cáncer gástrico	ポ	câncer de estômago	イ	kanker lambung

- どんな病気か：胃の粘膜の細胞から生じたがん。ヘリコバクター・ピロリ菌の感染が関係している場合が少なくない。
- 主な症状：初期は自覚症状がほとんどなく、かなり進行しても無症状の場合もある。胃の痛み、不快感、胸やけ、吐き気、食欲不振などの症状もあるが、症状だけでは胃炎や胃潰瘍とも区別がつきにくく検査が必要である。

▶3-5 十二指腸潰瘍（じゅうにしちょうかいよう）

英	duodenal ulcer	コ	십이지장 궤양	中	十二指肠溃疡
ス	úlcera duodenal	ポ	úlcera duodenal；úlcera péptica［消化器系潰瘍］	イ	tukak usus dua belas jari

- どんな病気か：強い炎症が起きて十二指腸の粘膜の一部がはがれ落ちてしまった状態。胃潰瘍と同様にヘリコバクター・ピロリ菌の影響で生じるものが多い。
- 主な症状：みぞおちからお腹の上部右側あたりに痛みを感じ、空腹時に痛みが起こり、食事をすると一時的に症状が治まる場合が多い。また、十二指腸が背中側にあるため、背中に痛みが出ることも多い。

▶3-6　イレウス・腸閉塞（ちょうへいそく）

英	ileus［厳密には機能的腸閉塞のみ］；bowel obstruction	コ	장폐색	中	肠梗阻
ス	íleo (paralítico)；obstrucción intestinal	ポ	íleo paralítico；íleo adinâmico［原因によって使い分けられる］；obstrução intestinal	イ	ileus；obstruksi usus halus

- どんな病気か：さまざまな理由で腸の働きが機能しなくなり、腸管内容物を肛門方向に運べなくなった状態。腸の中にできた腫瘍や、腸の癒着などで腸の一部が狭くなり通過できなくなる機械的腸閉塞と腸の神経の麻痺などで腸の働きが止まってしまう機能的腸閉塞とがある。
- 主な症状：おならや便が出ない。原因によって異なるが、腹痛、腹部膨満感、おう吐、吐き気などの症状が起こる。

▶3-7　虫垂炎（ちゅうすいえん）

英	appendicitis	コ	충수염	中	阑尾炎［俗に「盲肠炎」とも言う］
ス	apendicitis	ポ	apendicite	イ	radang usus buntu；apendisitis

- どんな病気か：一般的な言い方で「盲腸」と呼ばれることがある。人類では退化している小さな腸管である虫垂に炎症が起きて腫れたもの。虫垂は盲腸に付いている。
- 主な症状：発熱と右下腹部の痛みが主要な症状だが、初期には症状がわかりにくく、みぞおちやへそのあたりで痛みが始まり、吐き気やおう吐、食欲低下などが見られることがある。

▶3-8　腹膜炎（ふくまくえん）

英	peritonitis	コ	복막염	中	腹膜炎
ス	peritonitis	ポ	peritonite	イ	radang selaput perut；peritonitis

- どんな病気か：腹膜腔に何らかの原因で病原菌が感染し、炎症を起こすもの。本来、無菌的な状態であるはずの腹膜腔に感染が生じることで急速に症

状が悪化する急性腹膜炎となることが多いが、結核菌など増殖がゆっくりな細菌による腹膜炎では慢性に経過する場合がある。悪性腫瘍の播種（飛び散るように広がること）による腹膜の炎症はがん性腹膜炎と呼ぶ。
- 主な症状：原因となる病気によって症状は異なるが、一般的な急性腹膜炎では激しい腹痛とともに腹水が増加し、次第に腹部が膨満する。腸の働きの低下により腸閉塞様の症状が出現する。敗血症を伴えばショック状態となる可能性がある。結核などの特殊な菌による腹膜炎では、症状がゆっくりと進行するために発見が遅れることもある。

▶3-9　大腸炎（だいちょうえん）

英	colitis	コ	대장염	中	肠炎
ス	colitis	ポ	colite	イ	radang usus besar；kolitis

- どんな病気か：大腸が炎症を起こす病気の総称で、さまざまな病気が含まれる。ウイルスや細菌の感染によって生じる急性大腸炎（日本語では急性腸炎も同じ意味）が多いが、自己免疫疾患である潰瘍性大腸炎やストレス性の過敏性腸症候群などの慢性大腸炎も広い意味での大腸炎に含まれる。
- 主な症状：総じて、下痢や腹痛を起こすことが多い。サルモネラなどの特殊な菌によるものや、進行した潰瘍性大腸炎、腸に行く血管が詰まって起きる虚血性大腸炎などでは便に血が混じることもある。

▶3-10　食中毒（しょくちゅうどく）

英	food poisoning	コ	식중독	中	食物中毒
ス	intoxicación alimentaria	ポ	intoxicação alimentar	イ	keracunan makanan

- どんな病気か：細菌やその毒素、化学物質などの有害なものが混ざった食べ物を食べることによって引き起こされるもの。
- 主な症状：吐き気やお腹の痛み、下痢、時に発熱を伴うものもある。小児の場合、変化が急なので、注意が必要。

▶3-11　コレラ（これら）

英	cholera	コ	콜레라	中	霍乱
ス	cólera	ポ	cólera	イ	kolera

- どんな病気か：コレラ菌が口から入ることで起きる流行性の感染症で、体内に入ってから数時間から2、3日で発症する。
- 主な症状：激しい下痢が特徴。発熱やお腹の痛みはあまりない。軽い場合は、数日で治るが、重症の場合は米のとぎ汁のような下痢が1日20～30回にも及び、身体の中の水分が失われ脱水症状におちいることがある。

▶3-12　腸チフス（ちょうちふす）

英	typhoid	コ	장티푸스	中	肠伤寒
ス	fiebre tifoidea	ポ	febre tifóide	イ	tipoid；tifus；tipus

- どんな病気か：腸チフス菌が混ざった食べ物を、口から食べることによって、感染して起こるもの。
- 主な症状：感染してから発病するまでの潜伏期間が1～2週間あり、発熱で発症し、次第に熱が高くなり、40度前後の高熱が続くようになる。初めは食欲不振や、だるさ、腹痛などの症状が伴うこともあるが、はっきりしないこともある。熱が高くなっても脈拍があまり速くならない傾向がある。

▶3-13　大腸ポリープ（だいちょうぽりーぷ）

英	colon polyp	コ	대장폴립；대장용종	中	肠息肉
ス	pólipo del colon	ポ	pólipo de intestino grosso	イ	polip usus besar

- どんな病気か：大腸にできる良性の腫瘍。
- 主な症状：通常、大腸にポリープができることによる自覚症状はない。

▶3-14　大腸がん（だいちょうがん）

英	colon cancer	コ	대장암	中	（大）肠癌
ス	cáncer del colon	ポ	câncer de intestino grosso ; câncer colorretal	イ	kanker usus besar

- どんな病気か：大腸（結腸、直腸）にできるがん。日本では、食生活が欧米化していることなどもあり増加している。
- 主な症状：初期には自覚症状がわかりづらいが、部位によっては進行すると便が細くなったり、残っているような感覚が出たりする。また、便に血が混じったり、下痢と便秘を繰り返すなどの便通異常が現れる場合もある。

▶3-15　直腸がん（ちょくちょうがん）

英	rectal cancer	コ	직장암	中	直肠癌
ス	cáncer del recto	ポ	câncer de reto	イ	kanker rektum ;

- どんな病気か：大腸がんの一種で、大腸のうち直腸にできるがん。大腸の中でもがんの発生しやすい部分であり、欧米風の食事により増えている。
- 主な症状：直腸がんは肛門に近いところにできるため、便の変形や便への血の混入、下痢、便秘などで気づく場合もある。しかし、痔などの肛門の病気による出血と区別がつきにくい。

▶3-16　痔（じ）

英	hemorrhoids	コ	치질	中	痔（疮）
ス	hemorroides	ポ	hemorróida	イ	nemoroid ; bawasir ; ambeien

- どんな病気か：痔には、裂肛（切れ痔）、痔核（いぼ痔）、痔瘻の3つのタイプがある。裂肛は、かたい便を無理に排便したときなどに肛門が切れて傷ができたもの、痔核は、肛門周辺の血液の循環が悪くなり、うっ血して血管がふくらんだこぶ状になったもの、痔瘻は、肛門周囲の皮下に便の中の細菌に感染して化膿した組織ができてしまい、外部と通じる穴を形成したものをいう。
- 主な症状：肛門の痛み（ひどい場合は激痛）、出血など。

肝胆膵の病気

▶3-17　肝炎（かんえん）

英	hepatitis	コ	간염	中	肝炎
ス	hepatitis	ポ	hepatite	イ	radang hati ; hepatitis

- どんな病気か：肝臓に炎症を起こす病気の総称。原因としては肝炎ウイルス（A型〜G型など）などのウイルス感染が主であるが、アルコールの過剰摂取などのほか、自己免疫疾患など特殊な原因のものもある。
- 主な症状：食欲不振、全身がだるくなる、肌や白目などがより黄色がかる、尿の色が異様に濃くなる、便が白っぽくなるなど。

▶3-18　肝硬変（かんこうへん）

英	liver cirrhosis	コ	간경색	中	肝硬変
ス	cirrosis (hepática)	ポ	cirrose hepática	イ	sirosis hati

- どんな病気か：肝臓の慢性的な炎症が原因で肝臓の細胞が壊れた後に、すき間を埋めるように線維が増えて肝臓が硬くなるもの。慢性肝炎やアルコールが原因となることが多い。肝がんの発生するリスクにもなる。
- 主な症状：初期にはほとんど自覚症状はない。進行すると疲労感、免疫力の低下、栄養不良などが生じ、さらに進行すると黄だん、腹水、意識の混濁などが起きる。

▶3-19　肝がん（かんがん）

英	liver cancer	コ	간암	中	肝癌
ス	cáncer del hígado ; cáncer hepático	ポ	câncer de fígado	イ	kanker hati

- どんな病気か：肝臓に発生するがん。肝臓そのものの細胞から発生する原発性肝がんと、ほかの臓器で発生したがんが血液とともに運ばれて肝臓で増える転移性肝がんとがある。
- 主な症状：初期には自覚症状はない。進行してくると、全身のだるさやお腹がふくらむような感覚や食欲がなくなる、黄だん、腹水、意識の混濁などの

肝硬変と同様の症状が現れることが多いが、がんのできる部位によっては症状が出る時期は異なる。骨などへ転移をする場合や痛みを生じる場合もある。

▶3-20 脂肪肝（しぼうかん）

英	fatty liver	コ	지방간	中	脂肪肝
ス	hígado graso	ポ	fígado gorduroso；esteatose hepática	イ	perlemakan hati

- どんな病気か：肝臓に脂肪分が過剰についてしまった状態。食事や飲酒などによる糖質、脂質の摂り過ぎが原因となるが、高脂血症や糖尿病でも生じる。
- 主な症状：自覚症状はほとんどない。通常、生命予後（命の危険）にほとんど影響することのない良性の疾患だが、特殊なもので肝硬変につながるタイプのものもある。

▶3-21 胆石症（たんせきしょう）

英	cholelithiasis；gallstone	コ	담석증	中	胆结石
ス	cálculo biliar；colelitiasis	ポ	colelitíase；cálculo biliar	イ	batu empedu；kolelitiasis

- どんな病気か：胆のうや胆管に石（胆石）ができるもの。胆石が胆のうの出口にはまりこんでしまい、胆汁が胆のうから出られない状況になると、胆のうが収縮した際に激しい痛みを生じる。
- 主な症状：胆石が胆のう内にあるだけでは通常無症状である。しかし、胆石が胆のう頸部の狭いところや胆管にはまり、胆のうが収縮すると、右の肋骨の下あたりに激しい痛みを起こす。

▶3-22 胆嚢炎（たんのうえん）

英	cholecystitis	コ	담낭염	中	胆囊炎
ス	colecistitis	ポ	colecistite	イ	radang kandung empedu；kolesistitis

- どんな病気か：胆石が胆のうに詰まるなどの原因で胆汁の流れが悪くなり、細菌が増殖して胆のうに炎症を起こすもの。

- 主な症状：右側の肋骨の下からみぞおちにかけて痛みが続き、重苦しいような痛みから激しい痛みまで、痛みは長時間続き、時にはおう吐も見られる。

▶3-23 胆嚢ポリープ（たんのうぽりーぷ）

英	gallbladder polyp	コ	담낭폴립；담낭용종	中	胆囊息肉
ス	pólipo de la vesícula biliar	ポ	pólipo de vesícula biliar	イ	polip kandung empedu

- どんな病気か：胆のうにポリープといわれる小さな盛り上がりができるもの。
- 主な症状：症状はまったくない。良性のもので、治療の必要はないが、がんとの見分けが難しいこともあるため、経過を観察する必要がある。

▶3-24 膵臓がん（すいぞうがん）

英	pancreatic cancer	コ	췌장암	中	胰腺癌
ス	cáncer de páncreas；cáncer pancreático	ポ	câncer de pâncreas	イ	kanker pankreas

- どんな病気か：膵臓にできる悪性腫瘍。膵臓のがんは、消化液が通る膵管の細胞からできる膵管がんが大半を占めており、膵がんと言うと、通常この膵管がんを意味する。
- 主な症状：自覚症状が出にくく、腹痛、黄だん、体重減少などの症状が出るときには進行がんとなっていることが多い。

4 泌尿器の病気

▶4-1 慢性腎炎（まんせいじんえん）

英	chronic nephritis	コ	만성신장염	中	慢性肾炎
ス	nefritis crónica	ポ	nefrite crônica	イ	radang ginjal kronis

- どんな病気か：何らかの原因で糸球体などに慢性の炎症が起こるもの。
- 主な症状：たんぱく尿、尿潜血などで発見されるが、当初は自覚症状がない場合が多い。進行して腎機能の低下や低たんぱく血症の合併などがあると、易疲労感、むくみなどの症状が出現する場合がある。

▶ 4-2 腎不全（じんふぜん）

英	kidney failure	コ	신부전	中	腎功能衰竭；腎衰
ス	insuficiencia renal	ポ	insuficiência renal	イ	gagal ginjal

- どんな病気か：何らかの原因により腎臓機能に障害が発生している状態。慢性腎不全と急性腎不全がある。慢性腎不全は、慢性腎炎や糖尿病性腎炎からなる場合が多く、進行すれば、人工透析が必要となる。急性腎不全は、急な原因により腎臓機能が低下している状態をいい、原因の改善により腎臓機能は元に戻る場合がある。
- 主な症状：腎臓の障害のレベルにより症状は異なるが、易疲労感、むくみが出現し、進行すれば心不全による呼吸困難、尿毒症（腎臓が機能せず、老廃物を体外に排出できなくなるもの）による吐き気、カリウム上昇による不整脈、免疫低下による感染しやすさなど、多様な症状が出現する可能性がある。

▶ 4-3 前立腺炎（ぜんりつせんえん）

英	prostatitis	コ	전립선염	中	前列腺炎
ス	prostatitis	ポ	prostatite	イ	radang prostat

- どんな病気か：前立腺に炎症を起こすもの。尿道炎が進行することによって発症する場合が多い。
- 主な症状：痛みや不快感、発熱など。前立腺の腫れが大きくなると尿が出なくなることもある。

▶ 4-4 前立腺がん（ぜんりつせんがん）

英	prostate cancer	コ	전립선암	中	前列腺癌
ス	cáncer de la próstata；cáncer prostático	ポ	câncer de próstata	イ	kanker prostat

- どんな病気か：前立腺にできるがん。高齢の男性に多い。骨盤や脊椎などに転移しやすい。
- 主な症状：頻尿（排尿の回数の多いこと）や排尿困難になる場合がある。

▶4-5　前立腺肥大症（ぜんりつせんひだいしょう）

英	prostatic hyperplasia	コ	전립선 비대증	中	前列腺肥大
ス	hipertrofia de la próstata；hipertrofia prostática	ポ	hipertrofia da próstata	イ	pembesaran prostat

- どんな病気か：加齢などによって、前立腺が病的に大きくなったもの。良性の病変である。
- 主な症状：排尿障害、頻尿など。膀胱炎を併発することもある。

▶4-6　膀胱炎（ぼうこうえん）

英	cystitis	コ	방광염	中	膀胱炎
ス	cistitis	ポ	cistite	イ	sistitis；radang kandung kemih

- どんな病気か：細菌感染等により膀胱が炎症を起こすもの。女性に多い。
- 主な症状：頻尿、排尿痛、尿混濁（尿が濁っていること）など。

▶4-7　膀胱がん（ぼうこうがん）

英	bladder cancer	コ	방광암	中	膀胱癌
ス	cáncer de la vejiga	ポ	câncer de bexiga	イ	kanker kandung kemih

- どんな病気か：膀胱に発生するがん。発がん性の薬品による職業病として注目されたものもある。
- 主な症状：突然の血尿や、くり返す膀胱炎の症状で気がつくこともある。

▶4-8　膀胱結石（ぼうこうけっせき）

英	bladder calculus；bladder stone	コ	방광결석	中	膀胱結石
ス	piedra de la vejiga；cálculo vesical	ポ	cálculo vesical；pedra na bexiga	イ	batu kaudung kemih

- どんな病気か：膀胱に石のような硬い結晶ができるもの。尿が膀胱内に停滞し、そこに細菌が感染して尿が濁って石が発生するものや、尿管結石が膀胱内で大きくなるものなどがある。

- 主な症状：石ができたためによる刺激と膀胱炎の症状がある。頻繁に尿意をもよおしたり、排尿する際の痛み、残尿感、血尿などが生じる。結石によって膀胱の細い部分がつまってしまうと、排尿することができなくなる場合もある。自覚症状が乏しい場合もある。

5　子どもの病気

感染症

▶5-1　はしか・麻疹（ましん）

英	measles	コ	홍역；마진	中	麻疹
ス	sarampión	ポ	sarampo	イ	campak；cacar

- どんな病気か：麻疹ウイルスに感染して起こるもの。空気感染するため感染力が強い。
- 主な症状：数日続く高い熱（1回下がって、もう一度上がることも）と特徴的な赤い発疹が全身に広がる（口の中にも細かな白い発疹が出る）ことが特徴的だが、せき、鼻水、目やになどの症状も伴うことが多い。

▶5-2　風疹（ふうしん）・三日ばしか（みっかばしか）

英	rubella；German measles	コ	풍진	中	风疹
ス	rubéola	ポ	rubéola	イ	campak jerman；rubela

- どんな病気か：風疹ウイルスの飛沫感染で発症するもの。妊娠早期に妊婦が感染すると、子どもに難聴、心臓病、白内障などの障害が生じる可能性が高くなる（先天性風疹症候群）。
- 主な症状：軽い風邪症状から始まる。淡い色の赤い発疹、発熱、首の後ろのリンパ節の腫れ、目の充血などあるが、麻疹に比べて症状が軽いことが多い。

▶5-3　おたふく風邪（おたふくかぜ）・流行性耳下腺炎（りゅうこうせいじかせんえん）

英	mumps	コ	볼거리 ; 유행성 이하선염	中	流行性腮腺炎 ; 痄腮
ス	paperas	ポ	caxumba	イ	beguk ; gondok ; parotitis

- どんな病気か：ムンプスウイルスの感染で起きる発熱性の病気。耳下腺（耳の下、唾液腺のひとつ）などが炎症を起こして腫れることが特徴的。
- 主な症状：耳下腺以外にも顎下腺、睾丸などが腫れることもある。また髄膜炎や膵炎などの重篤な合併症が生じることもごくまれにある。

▶5-4　水疱瘡（みずぼうそう）・水痘（すいとう）

英	chickenpox	コ	수두	中	水痘
ス	varicela	ポ	catapora	イ	cacar air

- どんな病気か：水痘帯状疱疹ウイルスが原因となる感染症。
- 主な症状：発熱と全身倦怠感、食欲の低下、頭痛などの感冒様症状があり、全身に水疱を伴う発疹が現われる。やがて解熱し、発疹が黒色のかさぶたになって治癒する。

▶5-5　手足口病（てあしくちびょう）

英	hand-foot-and-mouth disease	コ	수족구병 ; 손발입병	中	手足口病
ス	enfermedad mano-pie-boca ; fiebre aftosa humana	ポ	doença mão-pé-boca	イ	penyakit tangan kaki dan mulut

- どんな病気か：ウイルスに感染して起こり、風邪のような症状が出る。感染経路は飛沫感染（空気感染）か経口感染である。
- 主な症状：手のひらや足の裏、口の中に水ほう様の発疹ができる。治癒は1週間程度。

▶5-6 突発性発疹（とっぱつせいほっしん）

英	exanthema subitum; sudden rash	コ	돌발성 발진	中	嬰儿玫瑰疹
ス	exantema súbito	ポ	exantema súbito; roséola	イ	exanthema subitum; roseola infantum

- どんな病気か：生後1歳くらいまでにかかる病気。ヘルペスウイルス科のあるタイプのものに感染して起こるもの。感染力は強くない。
- 主な症状：急な高熱を発し、その後、熱が下がったときに、全身に赤い小さい発疹が出る。赤ちゃんの機嫌はあまり悪くならず、食欲もある場合が多い。

▶5-7 日本脳炎（にほんのうえん）

英	Japanese encephalitis	コ	일본뇌염	中	日本脳炎；乙脳
ス	encefalitis japonesa	ポ	encefalite Japonesa	イ	ensefalitis Jepang radang otak Jepang

- どんな病気か：豚などの動物で増えた日本脳炎ウイルスを、その動物を刺したコガタアカイエカなどの蚊を通じて人に感染するもの。ほとんどの人は感染しても発病しない。
- 主な症状：数日間の高熱、おう吐、頭痛、光への過敏症、意識障害、けいれんなどがある。死亡したり後遺症が残ることがある。

▶5-8 細菌性髄膜炎（さいきんせいずいまくえん）

英	bacterial meningitis	コ	세균성 수막염	中	細菌性脳脊髄膜炎
ス	meningitis bacteriana	ポ	meningite bacteriana	イ	meningitis bakterial

- どんな病気か：脳や脊髄を包んでいる髄膜に細菌が感染したもの。原因菌はインフルエンザ菌b型（Hib、ヒブ）や肺炎球菌などが多い。重症化して死亡や後遺症につながる可能性が少なくないため、注意が必要である。Hibと肺炎球菌はワクチンがあり、予防接種で予防が期待できる。
- 主な症状：発熱、頭痛、おう吐で始まり、重症化すれば意識障害、けいれんなどを起こすことがある。

▶5-9 猩紅熱（しょうこうねつ）

英	scarlet fever	コ	성홍열	中	猩红热
ス	escarlatina	ポ	escarlatina	イ	skarlatina demam berdarah

- どんな病気か：A群溶連菌という細菌に感染して、のどの炎症や全身の発疹が生じるもの。主に小児がかかる。以前は法定伝染病に指定されていたが、抗生物質が開発されて、現在は解除されている。潜伏期間は1〜7日。
- 主な症状：突然の発熱やのどの痛みで始まり、その後、点のような赤みがかった発疹が現れる。発疹の出た場所は約1週間後から皮がむける。

▶5-10 ジフテリア（じふてりあ）

英	diphtheria	コ	디프테리아	中	白喉
ス	difteria	ポ	difteria	イ	difteri

- どんな病気か：ジフテリア菌が飛沫感染で、のどなどに感染して発症するもの。予防接種が有効である。
- 主な症状：高熱、のどの痛み、せき、おう吐。感染したのどの粘膜が分厚くなり、気管の中の粘膜にまで広がると窒息死することがある。菌から産生される毒素によって心筋の障害や神経の麻痺が生じることもある。

▶5-11 百日咳（ひゃくにちぜき）

英	whooping cough	コ	백일해	中	百日咳
ス	tos ferina；tos convulsiva	ポ	coqueluche；tosse convulsa	イ	batuk rejan；pertusis；

- どんな病気か：百日咳菌という細菌が飛沫感染によって、気管支などの気道の粘膜に感染して起こるもの。
- 主な症状：鼻水やくしゃみ、せきなど風邪に似た症状から始まる。その後、発作的に激しくせき込んだ後に、ヒューと音を立てて息を吸い込む特徴的なせきが長く続くようになる。通常、発熱はあまりない。

▶5-12 ポリオ（ぽりお）

英	polio；poliomyelitis	コ	척수성 소아마비	中	小儿麻痺；脊髄灰质炎
ス	poliomielitis；polio	ポ	poliomielite；pólio	イ	poliomyelitis；polio

- どんな病気か：ポリオウイルスによる感染症。感染した人の排泄した便からウイルスが経口感染する。ポリオウイルスに感染しても、明らかな症状は現れずに知らない間に免疫ができる場合もある。小児期に感染し運動麻痺を起こすことが多いため、小児麻痺とも呼ばれる。
- 主な症状：発熱、頭痛、おう吐。不顕性感染も多いが、ウイルスが血液を通じて主として脊髄の神経細胞に感染し、手や足に麻痺を起こす場合がある。この場合、しばしば麻痺が後遺症として残る。重症例では呼吸困難で死亡することもある。

▶5-13 ロタウイルス感染症（ろたういるすかんせんしょう）

英	rotavirus infection	コ	로타바이러스장염	中	轮状病毒感染
ス	infección por rotavirus	ポ	infecção por rotavírus	イ	infeksi rotavirus

- どんな病気か：ロタウイルスの感染による急性下痢症。感染者の排泄した便から何らかの経路で経口感染するもの。
- 主な症状：おう吐、下痢、発熱、脱水症状。

その他

▶5-14 川崎病（かわさきびょう）

英	Kawasaki disease	コ	가와사키병	中	川崎病；粘膜皮肤淋巴腺综合征
ス	enfermedad de Kawasaki	ポ	doença de Kawasaki	イ	penyakit kawasaki

- どんな病気か：全身の中小の動脈に炎症を起こす病気で、ウイルスや細菌の感染に対する免疫反応がきっかけとなっていると考えられている。アジア人に多い。
- 主な症状：高熱が続き、手足がはれ、赤くなる、口唇が赤くなり、舌が苺の表面のようになるなどの症状が現れることが多い。心臓の血管に炎症を

起こし、こぶができて心筋梗塞の原因になる可能性がある。

▶5-15 熱性痙攣（ねっせいけいれん）

英	febrile convulsion；febrile seizure	コ	열성 경련	中	高烧痉挛；惊厥；抽疯
ス	convulsión febril	ポ	convulsão febril	イ	kejang disebabkan deman tinggi

- どんな病気か：インフルエンザなどで高熱を出したときに、脳が反応して身体にけいれんや麻痺、硬直などが起こるもの。
- 主な症状：けいれん、麻痺のほか、眼球が上に行ってしまう（白目をむく）ことがある。多くが一時的な症状である。てんかんや脳炎などが疑われる場合は、精密検査が必要になる。

▶5-16 先天性代謝異常（せんてんせいたいしゃいじょう）

英	inborn error of metabolism	コ	선천성대사이상	中	先天性代谢异常
ス	trastorno metabólico congénito	ポ	erro inato de metabolismo	イ	kelainan metabolik bawaan

- どんな病気か：食事などで取り入れた栄養をエネルギーなど身体に必要なものに変化させる酵素などの物質が先天的に不足・欠損している病気などの総称。赤ちゃんのときに検査をして早期発見することが効果的である病気が多い。
- 主な症状：病気の種類により様々である。

▶5-17 ダウン症（だうんしょう）

英	Down syndrome	コ	다운증；다운증후군	中	唐氏综合症；21三体综合征
ス	síndrome de Down	ポ	síndrome de Down	イ	sindrom Down

- どんな病気か：遺伝子の異常による先天性疾患の中で代表的なもの。通常は2本である21番染色体を3本もって産まれたことが原因である。
- 主な症状：モンゴロイド風の目の細い顔貌。知的な発達の障害のほか、他の先天性異常の合併もしばしばある。

6　出産・女性の病気

妊娠に関する疾患

▶6-1　子宮外妊娠（しきゅうがいにんしん）

英	ectopic pregnancy	コ	자궁외임신	中	宮外孕
ス	embarazo ectópico	ポ	gravidez ectópica	イ	kehamilan ektopik

- どんな病気か：受精卵が子宮以外の場所（卵管、卵巣など）に着床して発生する妊娠のこと。
- 主な症状：妊娠初期に流産や卵管破裂を起こし、激しい下腹部痛や性器出血があることも多い。

▶6-2　流産（りゅうざん）

英	miscarriage；spontaneous abortion	コ	유산	中	流产
ス	aborto natural；aborto espontáneo	ポ	aborto natural；aborto espontâneo	イ	keguguran；abortus

- どんな病気か：妊娠したものの、妊娠22週未満の早い時期に胎児が死ぬこと。
- 主な症状：子宮からの出血や下腹部痛などが見られるが、自覚症状がない場合もある。

▶6-3　切迫流産（せっぱくりゅうざん）

英	threatened miscarriage	コ	절박유산	中	先兆流产
ス	amenaza de aborto	ポ	aborto iminente；ameaça de aborto	イ	abortus iminen；aborsi terancam

- どんな病気か：流産の一歩手前で、まだ妊娠継続の可能性が残っている状態。
- 主な症状：子宮からの出血や下腹部痛などが見られるが、自覚症状がない場合もある。

▶6-4 前置胎盤(ぜんちたいばん)

英	placenta previa	コ	전치태반	中	前置胎盤
ス	placenta previa	ポ	placenta prévia	イ	plasenta previa

- どんな病気か:妊娠により形成される胎盤が、通常は子宮の上部にあるものが、子宮口をふさいだり、子宮口の一部にかかったりする形で発達する状態。
- 主な症状:出血。超音波検査で早期発見が可能。

▶6-5 妊娠高血圧症候群(にんしんこうけつあつしょうこうぐん)

英	pregnancy-induced hypertension	コ	임신 고혈압 증후군	中	妊娠性高血圧综合症;妊娠中毒症
ス	síndrome de hipertensión inducida por el embarazo;preeclampsia	ポ	síndrome de hipertensão da gravidez;síndrome de pressão alta de gravidez	イ	hipertensi dalam kehamilan

- どんな病気か:妊娠が原因となって、腎臓や循環器その他に異常が生ずることがあり、そのうちの高血圧に関するものをいう。
- 主な症状:高血圧。尿たんぱくやむくみが出ることもある。

▶6-6 月経異常(げっけいいじょう)

英	menstrual disorder	コ	월경이상;생리불순	中	月经不调
ス	desorden menstrual;menstruación irregular o anormal	ポ	anormalidade de menstrução	イ	kelainan menstruasi

- どんな病気か:月経の周期が一定しない場合や、月経に際して腹痛や頭痛を起こす場合などの症状の総称。

▶6-7 更年期障害（こうねんきしょうがい）

英	menopausal syndrome	コ	갱년기 장애	中	更年期综合征
ス	trastornos de climaterio；trastornos de menopausia	ポ	síndrome climatérico；síndrome menopausal；climatério	イ	menopause

- どんな病気か：更年期（女性の生理が終了する時期）に出てくる身体上のいろいろな症状をいう。
- 主な症状：めまい、のぼせ、発汗異常など多方面にわたり、症状が出る。

▶6-8 不妊症（ふにんしょう）

英	infertility	コ	불임증	中	不孕（不育）症
ス	esterilidad；infertilidad	ポ	infertilidade；esteritidade	イ	kemandulan；infertilitas

- どんな病気か：治療をしなければ妊娠が困難な状態を不妊症という。一般的には避妊せずに定期的に性交をしているのに、2年以上妊娠しない場合と定義することが多い。年齢層や条件によって判断は異なる。

▶6-9 性器クラミジア感染症（せいきくらみじあかんせんしょう）

英	chlamydia	コ	성기클라미디아 감염증	中	外生殖器衣原体感染
ス	clamidia	ポ	clamídia	イ	infeksi chlamydia

- どんな病気か：クラミジアという名称の微生物が性器などに感染して、ペニス、前立腺、膣、卵管などに炎症を起こすもの。女性の場合、まれに腹膜炎になることもある。
- 主な症状：男性の場合は、排尿時の尿道痛や少量の膿が見られることがある。女性の場合は、おりものが増える。自覚症状を感じない場合もある。

腫瘍等

▶6-10　子宮筋腫（しきゅうきんしゅ）

英	uterine fibroids；uterine myoma	コ	자궁근종	中	子宮肌瘤
ス	mioma uterino	ポ	mioma uterino	イ	mioma uteri；mioma；myom；tumor otot rahim；tumor fibroid

- どんな病気か：平滑筋から生じた良性の腫瘍を言う。子宮にできる腫瘍の中で最も多い。
- 主な症状：月経異常、腰痛、頻尿などの症状が起こることがあるが、部位によって異なる。

▶6-11　子宮内膜症（しきゅうないまくしょう）

英	endometriosis	コ	자궁내막증	中	子宮内膜异位
ス	endometriosis	ポ	endometriose	イ	endometriosis

- どんな病気か：子宮内膜組織が本来の部位（子宮の内部）以外にできてしまい、発育増殖するもの。卵巣をはじめ、子宮周辺の組織で多く見られる。
- 主な症状：激しい月経痛が共通しているが、できた部位で症状は異なる。その他、不正出血、性交時の痛みなどが現れることがある。

▶6-12　子宮頸がん（しきゅうけいがん）

英	cervical cancer	コ	자궁경부암	中	子宮頸癌
ス	cáncer del cuello uterino	ポ	câncer de colo uterino	イ	kanker mulut rahim

- どんな病気か：子宮頸部にできるがんで、発がん性のあるヒトパピローマウイルス（HPV）の感染が密接に関わる。HPVは性交によって感染し、多くの場合は自然に治癒するが、持続的な感染となった場合、がん発生のリスクになる。
- 主な症状：進行すれば不正出血などあるが、初期は自覚症状がない。検診での早期発見が重要である。

▶6-13 子宮体がん（しきゅうたいがん）

英	endometrial cancer；uterine body cancer	コ	자궁체부암	中	子宮体癌
ス	cáncer del cuerpo uterino；cáncer uterino	ポ	câncer endometrial	イ	kanker endometrium

- どんな病気か：子宮がんのうち、子宮体部の内膜に発生するがん。
- 主な症状：初期は自覚症状がない。不正出血、おりものの増加、排尿異常感など。

▶6-14 卵巣のう腫（らんそうのうしゅ）

英	ovarian cyst	コ	난소낭종	中	卵巣囊肿
ス	quiste de ovario；quiste ovárico	ポ	cisto de ovário	イ	kistaindungtelur；kista ovarium

- どんな病気か：卵巣にできる良性腫瘍。
- 主な症状：初期は自覚症状がない。下腹部の張りや下腹部痛などで見つかる場合が多い。大きくなると根元がねじれて激しい痛みを生じて緊急手術が必要になる場合がある。

▶6-15 卵巣がん（らんそうがん）

英	ovarian cancer	コ	난소암	中	卵巣癌
ス	cáncer de ovario	ポ	câncer de ovário	イ	kanker indung telur；kanker ovarium

- どんな病気か：卵巣に生じるがん。様々なタイプのものが含まれている。
- 主な症状：初期は自覚症状がほとんどない。おなかが張っている感覚や下腹部痛、残尿感などで見つかることもある。進行すると、しこりや腹水、不正出血が出現することもある。

▶6-16 乳がん（にゅうがん）

英	breast cancer	コ	유방암	中	乳腺癌
ス	cáncer de mama；cáncer de seno	ポ	câncer de mama	イ	kanker payudara

- どんな病気か：乳腺に発生するがん。他の臓器への転移が比較的に早い。
- 主な症状：乳房内に痛みのないしこりをつくり、進行すると変形やくぼみなど、外見の変化を起こす。

7　整形外科

▶7-1　脱臼（だっきゅう）

英	dislocation	コ	탈구	中	脱臼
ス	dislocación	ポ	luxação；deslocamento	イ	dislokasi sendi

- どんな病気か：腕や足に過度な力が加わり、関節において骨同士の面が正しい位置関係ではなくなっているもの。完全脱臼と不完全脱臼（亜脱臼）がある。脱臼によって骨折や軟部組織の損傷を伴う場合もある。
- 主な症状：脱臼した関節に力が抜けて痛みで動かせなくなったり、関節周辺が腫れたりする。

▶7-2　骨折（こっせつ）

英	fracture	コ	골절	中	骨折
ス	fractura	ポ	fratura	イ	patah tulang

- どんな病気か：骨に過度な力が加わって折れるもの。骨にひびが入る状態から完全に折れてしまうものまである。皮膚から飛び出してしまうものは開放骨折と言い、骨が外気に触れるので細菌に感染するおそれがある。骨が砕けてしまうものは粉砕骨折という。

▶7-3　腱鞘炎（けんしょうえん）

英	tenosynovitis	コ	건초염；건막염	中	腱鞘炎
ス	tendinitis	ポ	tendinite	イ	tenosynovitis；radang selubung tendon

- どんな病気か：腱鞘とは、腱が骨から浮かないように腱をおおって骨に密着させるもので、そこに炎症が起こるもの。原因は指や手首など特定の関節を使いすぎることで起こることが多い。

- 主な症状：患部に痛みと腫れが起こる。

▶7-4　じん帯損傷（じんたいそんしょう）

英	ligament injury	コ	인대손상	中	韧带损伤
ス	lesión del ligamento	ポ	lesão ligamentar；lesão de ligamento	イ	cedera ligamen

- どんな病気か：じん帯に過度な力が加わることなどによって伸びたり切れたりするもの。膝から下を不自然な方向に曲げて力を加えた際に起きる膝関節の十字じん帯断裂がよく聞かれる。
- 主な症状：損傷箇所の痛み、違和感。

▶7-5　アキレス腱断裂（あきれすけんだんれつ）

英	rupture of Achilles tendon	コ	아킬레스건 파열	中	跟腱断裂
ス	ruptura del tendón de Aquiles	ポ	ruptura do tendão de Aquiles	イ	Achilles tendon pecah

- どんな病気か：スポーツなどによってアキレス腱に無理な力が加わったり、ものがぶつかったりしてアキレス腱が切れるもの。
- 主な症状：断裂した瞬間、アキレス腱に何かが当たったような、なぐられたような感じを受けて、痛みで歩行不能となる例が多い。足の裏を地面につければ歩くことはできるが、爪先立ちはできなくなる。

▶7-6　椎間板ヘルニア（ついかんばんへるにあ）

英	disc hernia	コ	디스크；추간판탈출증	中	椎间盘脱出；椎间盘膨出
ス	hernia de disco；hernia discal	ポ	hérnia de disco	イ	hernia disk；syaraf kejepit

- どんな病気か：椎間板とは、脊椎を構成している骨と骨の間にあってクッションのような役割を果たしているもので、その椎間板が、変形して飛び出しているため、神経などを圧迫する。
- 主な症状：痛みや知覚障害、まひなど。

▶7-7　半月板損傷（はんげつばんそんしょう）

英	meniscus injury	コ	반월판손상	中	半月板损伤
ス	lesión del menisco	ポ	lesão do menisco；lesão meniscal	イ	cedera meniskus；cedera bantalan lutut

- どんな病気か：内側半月板、外側半月板に何かがぶつかったりして、損傷、断裂した状態をいう。
- 主な症状：激しい痛みや腫れ、歩行障害、膝折れなど。

▶7-8　関節リュウマチ（かんせつりゅうまち）

英	rheumatoid arthritis	コ	류마티스 관절염	中	类风湿性关节炎
ス	reumatismo；artritis reumatoidea	ポ	reumatismo；reumatismo articular	イ	radang sendi；artritis rheumatoid

- どんな病気か：自己の免疫が主に手足の関節の中で炎症を起こし、これにより関節痛や関節の変形が起こるもの。膠原病（自己免疫疾患）の一つ。血管や心臓、肺、皮膚、筋肉といった全身臓器にも障害が及ぶことがある。
- 主な症状：関節のこわばり、痛み、腫れ、変形。微熱や食欲不振なども見られる場合がある。

▶7-9　骨粗鬆症（こつそしょうしょう）

英	osteoporosis	コ	골다공증	中	骨质疏松症
ス	osteoporosis	ポ	osteoporose	イ	osteoporosis；pengeroposan tulang

- どんな病気か：骨量の減少、骨の構造の劣化の2つの特徴がある全身性の骨の病気。この2つの原因で骨が弱くなり、骨折の危険性が増加する。
- 主な症状：骨折に基づく腰痛、背部痛など。

8　内分泌・代謝系疾患

▶8-1　甲状腺機能亢進症（こうじょうせんきのうこうしんしょう）

英	hyperthyroidism	コ	갑상선기능항진증	中	甲状腺功能亢进；甲亢
ス	hipertiroidismo	ポ	hipertireoidismo	イ	hipertiroidisme；hipertiroid

- どんな病気か：甲状腺内組織の活動が異常に活発になることにより、甲状腺ホルモンの分泌量が過剰になるもの。甲状腺ホルモンは体の活動性を活発にする役割がある。甲状腺炎や腫瘍など様々な原因で起きる可能性があるが、甲状腺の自己免疫疾患であるバセドウ病が原因としては最も多い。
- 主な症状：全身の代謝が活発になるため動悸、発汗、手の振るえ、眼球突出などの症状が現れ、食欲が亢進（高まること）して、たくさん食べるのに体重が減少し、精神的にも不安定になることが多い。

▶8-2　甲状腺機能低下症（こうじょうせんきのうていかしょう）

英	hypothyroidism	コ	갑상선기능저하증	中	甲状腺功能低下
ス	hipotiroidismo	ポ	hipotireoidismo	イ	hipotiroidisme；hipotiroid

- どんな病気か：甲状腺ホルモンの分泌量が不十分となるもの。自己免疫障害で甲状腺が攻撃され、慢性炎症を起こして機能が低下する橋本病が原因である場合が最も多い。手術により甲状腺を摘出したり、放射線療法により甲状腺機能を失わせた場合にも起こる。
- 主な症状：全身がエネルギーを利用できなくなるため、無力感、発汗減少、むくみ、便秘、体重増加などが見られる。先天性、または小児期に始まった甲状腺機能低下症の場合は生育に必要な甲状腺ホルモンが欠如するので、発育障害や知的障害にいたる場合がある。

▶8-3 橋本病（はしもとびょう）

英	Hashimoto's thyroiditis	コ	하시모토 갑상선염	中	桥本病；慢性甲状腺炎
ス	tiroiditis de Hashimoto；enfermedad de Hashimoto	ポ	doença de Hashimoto；tireoidite de Hashimoto	イ	tiroiditis Hashimoto

- どんな病気か：慢性甲状腺炎。バセドウ病とともに代表的な甲状腺疾患。女性に多く、バセドウ病と同様に病因としては自己免疫反応が考えられている。
- 主な症状：慢性の炎症のために甲状腺がややかたく腫れる。しばしば甲状腺機能低下がある。機能低下が一時的なもので目立たないこともある。機能低下による症状としては、倦怠感、寒がり、むくみ、筋力低下、便秘、体重増加、貧血、声のかすれ、皮膚乾燥、脱毛などがある。

▶8-4 糖尿病（とうにょうびょう）

英	diabetes	コ	당뇨병	中	糖尿病
ス	diabetes (mellitus)	ポ	diabetes	イ	kencing manis；diabetes

- どんな病気か：血糖値（血液の中の糖分）をコントロールしているインスリンというホルモンが不足したり、働きが不十分になることで血糖値が病的に高くなっているもの。
- 主な症状：軽度の場合は自覚症状に乏しく、気がつかない場合が多いが、一定程度血糖が高くなると、のどの渇き、尿量の増加がみられ、進行すると意識混濁、昏睡に至る。糖尿病が長期にわたると、体中の微小血管が徐々に破壊されていき、目、腎臓、神経系を含む体中の様々な臓器に重大な障害を及ぼす可能性がある。心筋梗塞や脳梗塞などの危険も増加させ、感染症が起こりやすくするなど、多様な病気につながる。

▶8-5 高脂血症（こうしけっしょう）

英	hyperlipidemia	コ	고지혈증	中	高血脂症
ス	hiperlipidemia	ポ	hiperlipemia；hiperlipidemia	イ	hiperlipidemia

- どんな病気か：血液中のコレステロールや中性脂肪が多くなりすぎた状態で、食事や運動不足、遺伝的な要素が原因となる。
- 主な症状：自覚症状はあまりなく、動脈の流れが悪くなることで重い病気を引き起こす原因となることが多い。

▶8-6 痛風（つうふう）

英	gout	コ	통풍	中	痛风
ス	gota	ポ	gota	イ	encok；asam urat；gout

- どんな病気か：血液中の尿酸濃度が高くなり、関節に蓄積して炎症を起こすもの。プリン体を含む食品を過剰に摂取した場合が多いが、尿酸の排泄の低下や治療に使っている薬剤の影響、体質など様々な原因がある。
- 主な症状：関節に激烈な痛みが起こり、発赤（局部が赤くなること）や発熱を伴う。初発症状は足の親指の付け根であることが多く、足関節、膝関節から発症することもある。また、耳たぶなどに痛風結節と呼ばれる皮下結節（皮膚の下のしこり）を作ることがある。

9　血液に関する病気

▶9-1　貧血（ひんけつ）

英	anemia	コ	빈혈	中	贫血
ス	anemia	ポ	anemia	イ	anemia；kurang darah

- どんな病気か：血液中の赤血球や赤血球に含まれるヘモグロビンの量が少なくなる状態。生理や胃潰瘍、けがなどによって多量の血液が失われた場合、鉄などの栄養素の不足や血液の病気で血液を造る力が低下した場合などに起きる。
- 主な症状：めまい、動悸、息切れ、頭痛などのほか、疲れやすくなったり、顔色が悪くなったりする。

▶9-2 悪性リンパ腫（あくせいりんぱしゅ）

英	malignant lymphoma	コ	악성림프종	中	悪性淋巴瘤
ス	linfoma maligno	ポ	linfoma maligno	イ	limfoma ganas

- どんな病気か：感染などからからだを守るリンパ組織に発生する悪性腫瘍。リンパ節、脾臓、扁桃などの細胞が悪性化して、無制限に増殖する。白血病とならぶ代表的な血液のがんである。
- 主な症状：周囲に傷口や化膿もないのに、リンパ節が異常に腫れてくる。進行すると、発熱、体重減少、寝汗などが現れることもある。からだの奥の、外からは触れることのできないリンパ節が腫れる場合は気がつきにくい。

▶9-3 白血病（はっけつびょう）

英	leukemia	コ	백혈병	中	白血病
ス	leucemia	ポ	leucemia	イ	leukemia；kanker darah

- どんな病気か：骨髄中で血液細胞を造っている造血細胞が悪性腫瘍化し、無秩序に増殖するもの。いわゆる血液のがんである。がん化した血液細胞は血液細胞が本来担っている機能を果たさず、正常な血液細胞が減少するため、酸素の運搬、感染の防御、止血といった働きに障害が生じ、放置すれば生命に危険な状態となる。
- 主な症状：初期の症状は、どの細胞が、がん化するかによって様々である。

▶9-4 敗血症（はいけつしょう）

英	sepsis	コ	패혈증	中	敗血症
ス	septicemia	ポ	septicemia；sepse	イ	sepsis

- どんな病気か：病原微生物の勢いが強かったり、免疫力の低下のために微生物またはその毒素が血中に流れ全身に波及するもの。
- 主な症状：強い寒気とともに激しい高熱を繰り返すことが多い。いくつかの重要臓器が不全状態におちいる多臓器不全になりやすく、感染症が敗血症に移行すると難治性となり死亡率が高くなる。

10　皮膚の病気

感染症

▶10-1　帯状疱疹（たいじょうほうしん）

英	shingles；herpes zoster	コ	대상포진	中	帯状疱疹
ス	herpes zóster	ポ	herpes-zoster	イ	herpes zoster；singles; cacar ular; cacar api

- **どんな病気か**：身体の中の神経に潜んでいた水痘ウイルスが、身体の抵抗力が低下した際に活性化し、その神経の走行に沿って帯状に赤い発疹を生じたもの。水痘に感染したことのある人が過労や加齢で免疫が下がったときなどに生じることが多い。
- **主な症状**：神経の走行に沿って体の片側にチクチクするような痛みが起こり、2、3日すると、痛かった部分に帯状に赤い発疹が生じる。次第に発疹の中央に針頭大の小水疱が生まれ、その後、水泡がつぶれて黒褐色のかさぶた状になる。通常は、2、3週間経つと、かさぶたも痛みも治まるが、たまに帯状疱疹後神経痛といって、皮膚症状がなくなった後でも痛みが残る場合もある。

▶10-2　単純ヘルペス（たんじゅんへるぺす）

英	herpes simplex	コ	헤르페스 바이러스 감염증	中	单纯疱疹
ス	herpes simple	ポ	herpes simples	イ	herpes simpleks；

- **どんな病気か**：単純ヘルペスは、口唇ヘルペスと陰部ヘルペスおよびそれ以外に分けられる。粘膜や皮膚が直接接触することでウイルスに感染するもの。いったんウイルスが入りこむと、症状が治まった後も、口の周りや陰部の神経細胞にウイルスが残るため、かぜをひくなど免疫力が低下した時に再発を繰り返す。
- **主な症状**：口唇や陰部などの感染した粘膜部に痛みを伴う小さな水疱が複数出現し、数日でかさぶた状になって治る。一般に初めての感染の際は症状が重く、口唇ヘルペスの場合、口唇、歯肉、口腔粘膜に痛い水ぶくれ、びらんがみられ、痛みのため食事をとるのも困難な場合がある。陰部ヘルペスの初

感染でも強い痛みを伴う水ぶくれ、びらんがみられ、排尿困難、歩行困難になることがある。

▶10-3　伝染性膿痂疹（でんせんせいのうかしん）・とびひ

英	impetigo	コ	농가진	中	传染性脓疱疹；黄水疮
ス	impétigo	ポ	impetigo	イ	impetigo

- **どんな病気か**：黄色ブドウ球菌ないし溶連菌によって起こる皮膚の感染症。多くは子どもに生じる。ジュクジュクした部分を触ることで菌が他の部位に「飛び火」していく。アトピー性皮膚炎などでは、弱くなった皮膚表面に菌がつきやすいため、とびひをよく生じる。
- **主な症状**：最初は水ぶくれがしばしば見られるが、すぐに破れて膿のついたびらんになる。その後かさぶた状になり、徐々に全身に広がっていく。

▶10-4　足白癬（あしはくせん）・水虫（みずむし）

英	athlete's foot	コ	무좀	中	足癣；脚气
ス	micosis del pie；pie de atleta	ポ	pé-de-atleta；tinea pedis；tricofitose	イ	kurap；kutu air

- **どんな病気か**：白癬菌という真菌（かびの一種）が足の指の間などの皮膚に寄生して起こるもの。一般用語では水虫と呼ぶ。
- **主な症状**：皮膚が白く厚くなったり、はがれたりしてかゆみを伴う。水疱状になることもある。一般に外用薬でよくなるが根治は難しく、抗真菌剤の内服治療を要することもある。

▶10-5　カンジダ病（かんじだびょう）

英	candidiasis；fungal infection	コ	칸디다증	中	念珠菌感染
ス	candidiasis	ポ	candidíase	イ	kandidiasis

- **どんな病気か**：カンジダという真菌によって生じる感染症。通常は女性の腟に起きるケースが多く、その場合、カンジダ腟炎または腟カンジダ症という。免疫が下がっている高齢者や糖尿病患者の口の中や食道、肥満のある人の股間や脇の下、乳房の下などの皮膚に生じることもある。

- 主な症状：皮膚のかゆみを伴うただれが生じ、通常の湿疹の薬では治らない。膣炎の場合は、白いドロリとした、あるいはかたまり状の、チーズやヨーグルト、豆腐くず等に似た状態のおりものが出る。

▶ 10-6　疥癬（かいせん）

英	scabies	コ	옴；개선	中	疥癬
ス	sarna；escabiosis	ポ	escabiose；sarna	イ	skabies；kudis

- どんな病気か：ヒゼンダニが皮膚の中に寄生することによる皮膚感染症。
- 主な症状：感染後、約1～2か月の潜伏期間をおいて発症し、きわめて強いかゆみを伴い、皮膚に丘疹、結節、疥癬トンネルがみられる。高齢で体が弱っているなどで免疫機能が低下している人が感染すると、感染した部位がかさぶたのように皮膚が厚くなってしまい、診断のつきにくい角化型疥癬となることがある。この場合、老人施設や病院で大勢が感染する原因となるため注意が必要である。

アレルギー、免疫性疾患ほか

▶ 10-7　アトピー性皮膚炎（あとぴーせいひふえん）

英	atopic dermatitis	コ	아토피성 피부염	中	过敏性特发皮炎
ス	dermatitis atópica	ポ	dermatite atópica	イ	dermatosis atopi；dermatitis atopik

- どんな病気か：アレルギー反応と関連のあるもののうち、皮膚の炎症を伴うものをいう。体質的なものと環境的なものがからんでいると考えられているが、まだ詳細はわかっていない。悪化の原因として、ストレスなどの精神的要因もあげられる。
- 主な症状：乳幼児期に始まることが多く、よくなったり、悪くなったりをくり返しながら「かゆみ」のある湿疹を中心とする皮膚炎が長期間続く。乳幼児期に始まったものが成人期まで続くこともあるが、中には成人になってから始まる人もいる。喘息、アレルギー性鼻炎、アレルギー性結膜炎など他のアレルギー疾患が同時に見られることが多く、「とびひ」などの感染症、白内障、網膜剥離なども見られる場合がある。

▶10-8　乾癬（かんせん）

英	psoriasis	コ	마른버짐；건선	中	銀屑病；牛皮癬
ス	psoriasis	ポ	psoríase	イ	psoriasis；plak

- どんな病気か：慢性的な皮膚の病気で、表皮細胞の異常な増殖と免疫の異常が加わることで炎症が起こり発症するもの。
- 主な症状：皮膚が赤くなって盛り上がり、次第にその表面が銀白色の細かいかさぶたでおおわれ、やがてそれがフケのようにボロボロとはがれ落ちる。頭皮、膝、肘など外部からの刺激が強い部分にできやすいが、眼球と口唇以外ならば全身どこにでも発疹が出る。発疹は強いが、かゆみがある場合とない場合がある。関節が痛んだり腫れたりする症状が合併するタイプもある。

▶10-9　じんま疹（じんましん）

英	hives；urticaria	コ	두드러기	中	蕁麻疹
ス	urticaria	ポ	urticária	イ	urtikaria；hives；gatal-gatal；kaligata；biduran

- どんな病気か：食べ物や薬物などによるアレルギーなど、何らかの刺激によって皮膚が赤く盛り上がる。時間の経過とともに軽くなり消えていくが、刺激によって再度悪化する可能性がある。長時間改善しない場合もある。
- 主な症状：比較的境目のはっきりした皮膚の盛り上がりを生じる。体のどこか一部であることもあるが、左右差をあまり生じずに全身に分布することが多い。大きさや形はさまざまで、粟粒大程度の小さなものが全身に広がることもあるが、互いにくっつきあって大きくなり地図状に広い領域が盛り上がった状態となると特徴的なものとなる。

▶10-10　円形脱毛症（えんけいだつもうしょう）

英	alopecia areata	コ	원형 탈모증	中	斑禿
ス	alopecia areata	ポ	alopecia areata	イ	kebotakan dini；kerontokan rambut

- どんな病気か：アレルギーや精神的ストレスによって、円形に頭髪が抜けてしまう病気をいう。

- 主な症状：頭に円形の毛が生えていない部位がひとつだけできるものから、数箇所の円形の脱毛が生じるもの、頭髪のほとんどを失うもの、眉毛など他の部位の毛が抜けるものまで、さまざまなタイプがある。

▶ 10-11　皮膚がん（ひふがん）

英	skin cancer	コ	피부암	中	皮肤癌
ス	cáncer de la piel	ポ	câncer de pele	イ	kanker kulit

- どんな病気か：皮膚を構成する表皮細胞や、汗腺、脂腺、毛包などから発生するがんをいう。中年期以後に発生することが多い。
- 主な症状：皮膚の表面で目に見えるため比較的発見しやすいが、初期にはほくろや湿疹と区別がつきにくいものもある。

▶ 10-12　火傷（やけど）

英	burn	コ	화상	中	烧伤［火によるやけど］；烫伤［熱湯によるやけど］
ス	quemadura	ポ	queimadura	イ	luka bakar

- どんな病気か：熱によって生じた組織の障害をいう。皮膚は表皮、真皮、皮下組織の3層に分けられるが、表皮のレベルのやけどをⅠ度熱傷、真皮のレベルのやけどをⅡ度熱傷、皮下組織に及ぶやけどをⅢ度熱傷という。
- 症状：Ⅰ度熱傷では、皮膚に赤みが生じ、Ⅱ度熱傷では水ぶくれ、Ⅲ度熱傷では壊死がみられる。痛みはⅠ度、Ⅱ度で強く、Ⅲ度ではむしろ痛みを感じなくなる。

11 頭の病気

▶11-1 脳卒中（のうそっちゅう）

英	stroke	コ	뇌졸중	中	（脳）中风
ス	apoplejía	ポ	derrame cerebral；acidente vascular cerebral	イ	stroke

- どんな病気か：脳梗塞、脳出血、くも膜下出血といった、脳内で急激に発症する病気の総称。
- 主な症状：発症した部位によって症状は異なるが、突然の意識障害や半身の麻痺などで発症する場合がある。病変が一定程度大きければ何らかの後遺症を残すことが多い。

▶11-2 脳梗塞（のうこうそく）

英	cerebral infarction	コ	뇌경색	中	脑梗阻；脑栓塞
ス	infarto cerebral	ポ	infarto cerebral；acidente vascular cerebral isquêmico（AVC-Isquêmico）	イ	infarktus otak；infark serebral

- どんな病気か：脳の血管が細くなったり、ふさがったりすることによって（「脳血栓」という）、あるいは血のかたまりが心臓や頸動脈から運ばれて血管をふさいでしまったりして（「脳塞栓」という）、血流が止められ、脳の組織が壊死してしまうもの。脳出血とともに脳卒中の二大疾患の一つである。
- 主な症状：病変の場所によって症状は異なるが、意識障害、運動麻痺、失語症などが見られることがある。早くに血栓を溶かす薬を使用し血流が再開することにより、劇的に改善が見られる場合がある。

▶11-3 脳出血（のうしゅっけつ）

英	cerebral hemorrhage	コ	뇌출혈	中	脳溢血
ス	hemorragia cerebral	ポ	hemorragia cerebral；acidente vascular cerebral hemorrágico（AVC-Hemorrágico）；derrame cerebral hemorrágico	イ	perdarahan otak

- どんな病気か：脳内の血管が何らかの原因で破れ、脳のなかに出血したもの。
- 主な症状：意識障害、運動麻痺、感覚障害など。脳内に溜まった血腫が大きくなると頭蓋内の圧力が高くなって、重い場合は脳の幹部が圧迫されて死に至る。

▶11-4 くも膜下出血（くもまくかしゅっけつ）

英	subarachnoid hemorrhage	コ	거미막하 출혈；뇌 지주막하출혈	中	蛛网膜下腔出血
ス	hemorragia subaracnoidea	ポ	hemorragia subaracnóidea	イ	perdarahan subaraknoid

- どんな病気か：脳のクモ膜と軟膜の間の空間「クモ膜下腔」に出血が生じたもの。高齢者よりむしろ壮年期の人に多いとされる。また一度起こると再発しやすいという特徴がある。
- 主な症状：なぐられたような激しい頭痛で突然発症する。出血が多いとおう吐、けいれん、意識障害などが起こる。早期の手術が必要だが、進行すると呼吸障害や意識障害が出て昏睡状態から死に至る可能性がある。

▶11-5 脳腫瘍（のうしゅよう）

英	brain tumor	コ	뇌종양	中	脳瘤
ス	tumor cerebral	ポ	tumor cerebral	イ	tumor otak

- どんな病気か：頭蓋内の組織に発生する腫瘍。脳細胞だけでなく、硬膜、クモ膜、頭蓋内の血管や末梢神経、その他の頭蓋内に存在するあらゆる組織にできるものを言う。
- 主な症状：頭痛、部分的な麻痺などで発見されることもあるが、発症部位や

腫瘍の種類により症状は様々であり、無症状で大きくなっていることもある。

11-6 高次脳機能障害（こうじのうきのうしょうがい）

英	higher brain dysfunction	コ	고차성 뇌기능장애	中	高层次大脑功能障碍
ス	trastorno de las funciones cerebrales superiores	ポ	disfunção cerebral superior	イ	disfungsi serebrum superior

- どんな病気か：交通事故などによる頭部外傷や脳血管障害などの脳の疾病、感染症や薬物、アルコールによる中毒など、さまざまな原因によって脳が損傷を受け、言語、思考、記憶、行為などの認知機能に生じる障害。
- 主な症状：障害の程度や症状は、経過時間などの状況によって差がある。注意障害、記憶障害、遂行機能障害、社会的行動障害などが起こる。

11-7 片頭痛（へんずつう）

英	migraine	コ	편두통	中	偏头痛
ス	migraña	ポ	enxaqueca	イ	migrain

- どんな病気か：主として頭の前方の片側に激しく痛む発作が何時間か継続し、それが一定期間、繰り返し起こることが特徴的な頭痛。原因は諸説があるが、脳の中の血管が膨脹して周りの神経を刺激することによって起こるという説が有力。前兆を感じることが多く、この際に薬を飲むと効果的な場合が多い。

11-8 パーキンソン病（ぱーきんそんびょう）

英	Parkinson's disease	コ	파킨슨병	中	帕金森氏病
ス	enfermedad de Parkinson	ポ	mal de Parkinson	イ	penyakit Parkinson

- どんな病気か：中脳の中の神経細胞が減ることにより、神経伝達物質であるドーパミンが減少するために起こるもの。
- 主な症状：ドーパミンは運動を円滑に行うように脳からの指令を筋肉に伝える物質であり、この命令がうまく伝わらなくなることで、運動の障害が生じる。

▶11-9　アルツハイマー病（あるつはいまーびょう）

英	Alzheimer's disease	コ	알츠하이머병	中	阿兹海默型痴呆症
ス	enfermedad de Alzheimer	ポ	mal de Alzheimer	イ	penyakit Alzheimer

・どんな病気か：脳の神経細胞が通常の老化よりも急速に減ってしまうことによって起こるもの。発病のメカニズムはまだ不明な点が多い。
・主な症状：脳の正常な働きを徐々に失っていき、認知症の症状が出てくる。

▶11-10　てんかん

英	epilepsy	コ	간질병	中	癲癇
ス	epilepsia	ポ	epilepsia	イ	sakit ayan；epilepsi

・どんな病気か：てんかん発作を繰り返す脳の病気の総称。
・主な症状：意識を失ったり、身体を大きくけいれんさせたり、急に動きが止まってしまうなどの発作を起こす。

12　精神やこころの病気

▶12-1　アルコール依存症（あるこーるいぞんしょう）・アルコール使用障害（あるこーるしようしょうがい）

英	alcohol dependence syndrome	コ	알코올 의존증	中	慢性酒精中毒；酒精成癮
ス	alcoholismo；dependencia alcohólica	ポ	alcolismo；dependência de álcool	イ	kecanduan alkohol；alkoholisme

・どんな病気か：アルコールに対する強い欲望が生じ、健康や社会生活に有害な状況が生じていることが明らかであるにもかかわらず、コントロールすることができなくなっている状態。病的な状況であることを自覚し断酒する以外に有効な治療の方法はない。
・主な症状：飲酒の適さない状況下でも飲酒の欲求を止められず、過量の飲酒や連続の飲酒をしてしまい、身体的に肝硬変などの重篤な肝臓病に進展することが多い。断酒の維持には動機を持ち続けることが重要であるほか、開

始3日ほどで幻覚などの離脱症状が出現することもあり、治療には専門的なアドバイスが必要。治療がされなければ、健忘や運動障害など脳機能の障害にも発展していく。

> 精神障害

▶12-2 強迫神経症（きょうはくしんけいしょう）・強迫性障害（きょうはくせいしょうがい）

英	obsessive-compulsive disorder	コ	강박신경증；강박성장애	中	強迫性（精神）障碍；強迫症
ス	neurosis obsesiva-compulsiva；trastorno obsesivo-compulsivo	ポ	distúrbio obsessivo-compulsivo；transtorno obsessivo-compulsivo	イ	gangguan mental obsesi dan kompulsi

- どんな病気か：強迫観念と強迫行為が特徴的である。強迫観念とは、無意味で不適切とわかっていても、無視したりコントロールしたりすることが困難な考えや衝動、イメージ。強迫行為は、強迫観念によって高まった不安を打ち消すためにくり返す行為。
- 主な症状：たとえば、手の汚れが気になり、その汚れに対する不安から手洗いをくり返す。また、鍵をかけ忘れたのではないか、火を消し忘れたのではないかといった疑念から、確認行為をくり返すなど。これらの行為が日常生活に支障をきたすほどになっている状態。

▶12-3 不眠症（ふみんしょう）

英	insomnia	コ	불면증	中	失眠症
ス	insomnio	ポ	insônia	イ	insomnia

- どんな病気か：寝付きが悪い、途中で何度も目が覚める、朝早く目が覚めて寝付けない、眠りが浅くて寝た気がしない、といった睡眠の変化が長期に続き、日中の体調や生活に支障をきたすもの。不眠が続くと、不眠に対する恐怖からさらに睡眠が妨げられ、悪循環におちいりやすい。原因は、ストレス、心やからだの病気、薬物など様々である。

▶12-4 PTSD・心的外傷後ストレス障害（しんてきがいしょうごすとれすしょうがい）

英	posttraumatic stress syndrome	コ	외상후 스트레스장애；PTSD	中	创伤后应激障碍；心灵创伤
ス	trastorno de estrés postraumático	ポ	transtorno do estresse pós-traumático	イ	gangguan stress pascatrauma

- どんな病気か：生死に関わるような事態（災害、事件、事故、虐待など）を体験することで、強い恐怖を感じ、それが心の傷（トラウマ）となり、何度も思い出して当時と同じような恐怖を感じ続ける状態で、生活面に重大な影響を及ぼすもの。体験後、1～2か月で回復することが多いが、慢性化する例もある。

▶12-5 鬱病（うつびょう）

英	depression	コ	우울증	中	抑郁症；忧郁症
ス	depresión	ポ	depressão	イ	depresi

- どんな病気か：気分が落ち込んでいる状態が、日常生活に支障のあるレベルに達し、それが持続するもの。うつ病には様々なタイプと様々な原因が考えられ、多様な状態像を示す。
- 主な症状：ゆううつ、気が沈む、意欲の低下、イライラ、悲しい、不安などの気分の変化のほか、食欲（体重）の変化、不眠、倦怠感など、様々な身体症状が現れることもある。

▶12-6 躁鬱病（そううつびょう）・双極性障害（そうきょくせいしょうがい）

英	manic-depressive disorder	コ	조울병	中	躁郁症；两极情绪异常
ス	enfermedad maniaco-depresiva	ポ	psicose maníaco-depressiva；transtorno bipolar	イ	gangguan bipolar；mania-depresi

- どんな病気か：うつ状態と、その対極となるそう状態を繰り返す慢性疾患。うつ病の状態と、気分が高揚し普段よりも明らかに活動が増えるそう状態をくり返すが、そのパターンは様々である。治療により症状のコントロールが可能であるが、放置すると社会生活の破綻を招くことがある。また、激しいそう状態では興奮状態となり、入院を要することもある。

▶12-7　統合失調症（とうごうしっちょうしょう）

英	schizophrenia	コ	조현병	中	精神分裂症
ス	esquizofrenia	ポ	esquizofrenia	イ	skizofrenia

- **どんな病気か**：幻覚や妄想を特徴とし、100人に1人弱がかかる頻度の高い慢性疾患。薬物療法や精神・集団療法などにより回復を見込めるが、早期に治療を開始することが望ましい。
- **主な症状**：幻聴や幻覚などが急性期に見られることが多く、被害的・迫害的内容が多い。意欲や感情、認知機能の変化が特に慢性期に見られ、日常生活や仕事、対人関係などに支障をきたす。また、異常な知覚体験により幻覚妄想が本当のこととして体験されるため、自身が病気であることを理解することが困難となる。

▶12-8　摂食障害（せっしょくしょうがい）

英	eating disorder	コ	거식증；섭식장애	中	摂食障碍［厭食、貪食、異食の総称］
ス	trastornos en la alimentación	ポ	transtorno alimentar	イ	gangguan makan

- **どんな病気か**：体重への過度のこだわり、体重や体型が自己評価に過剰な影響を及ぼす、といった心理的要因に基づく重篤な食行動異常。10〜20歳代の女性の発症率が高い。
- **主な症状**：徹底して食事をとらない、過食後の下剤乱用や自己おう吐などの食行動の異常がある。その結果、低栄養をはじめとする身体合併症を起こし、致命的な状態になることがある。また、抑うつ、不安、社会的引きこもり、自傷行為、衝動行為、アルコールや薬物への依存といった精神症状を伴うことも少なくない。

▶12-9　自閉症（じへいしょう）

英	autism	コ	자폐증	中	自閉症
ス	autismo	ポ	autismo	イ	autisme

- **どんな病気か**：社会性の障害や他者とのコミュニケーション能力の障害や困難、こだわりの強さなどの症状がある先天性の脳機能障害（発達障害）

の一つ。

13 耳、鼻、口、のどの病気

▶13-1 難聴（なんちょう）

英	hearing loss	コ	난청	中	听力下降；耳背；重听
ス	hipoacusia；pérdida auditiva	ポ	hipoacusia	イ	tuli；tunarungu；gangguan pendengaran

- どんな病気か：聴力が著しく低下した状態をいう。中耳炎などの感染症によるものや加齢によるもの、薬剤の副作用によるものまで原因はさまざまである。
- 主な症状：音が聞こえにくくなる。

▶13-2 アレルギー性鼻炎（あれるぎーせいびえん）

英	allergic rhinitis	コ	알레르기성 비염	中	过敏性鼻炎
ス	rinitis alérgica	ポ	rinite alérgica	イ	rinitis alergi；reaksi alergi mukosa hidung

- どんな病気か：花粉や室内のホコリなどの抗原に対し、アレルギー反応として鼻の粘膜に炎症が生じるもの。
- 主な症状：くしゃみや、水様の鼻汁がたくさん出る。

▶13-3 花粉症（かふんしょう）

英	hay fever	コ	꽃가루 알레르기	中	花粉过敏
ス	alergia al polen；rinitis alérgica al polen	ポ	polinose；alergia ao pólen	イ	alergi serbuk sari；alergi serbuk bunga

- どんな病気か：杉やブタクサなどの植物の花粉が、鼻や目などの粘膜に接触することによって引き起こされる炎症。
- 主な症状：くしゃみ、鼻水、鼻詰まり、目のかゆみなど。

▶13-4 中耳炎（ちゅうじえん）

英	otitis media	コ	중이염	中	中耳炎
ス	otitis media	ポ	otite média	イ	otitis media；radang telinga tengah

- どんな病気か：細菌の感染などにより中耳に炎症が起こるもの。
- 主な症状：耳痛、聴力低下などの症状が出るが、発熱や耳から水が出る場合もある。

▶13-5 扁桃腺肥大（へんとうせんひだい）

英	tonsillar hypertrophy	コ	편도선 비대	中	扁桃体肥大
ス	hipertrofia de amígdalas	ポ	hipertrofia das amígdalas；hipertrofia da tonsilas	イ	pembengkakan amandel

- どんな病気か：扁桃腺（のどの部分にあるリンパ組織）が異常に大きくなっている状態。
- 主な症状：呼吸、飲み込み、発声などに障害が起こる場合がある。

▶13-6 口内炎（こうないえん）

英	stomatitis	コ	구내염	中	口疮；口腔（粘膜）溃疡
ス	estomatitis；afta	ポ	estomatite；afta	イ	sariawan

- どんな病気か：口の中にできる炎症。原因は、過労による免疫力の低下やウイルス、口の中に傷を作ってしまった場合などである。
- 主な症状：口の中に腫れた部分ができ、痛みを伴ったり、飲食物にしみたりする。

▶13-7 咽頭がん（いんとうがん）

英	pharyngeal cancer	コ	인두암	中	咽癌
ス	cáncer de la faringe	ポ	câncer na faringe	イ	kanker nasofaring

- どんな病気か：咽頭部分にできるがん。

- 主な症状：できる部位によって症状は様々だが、のどの異物感や痛み、飲み込みにくさでわかることもある。

▶13-8　舌がん（ぜつがん）

英	tongue cancer	コ	설암	中	舌癌
ス	cáncer de la lengua	ポ	câncer da língua	イ	kanker lidah

- どんな病気か：舌の部分にできるがん。
- 主な症状：初期には症状がわかりにくいが、治りにくい潰瘍やしこり、痛みなどで気づくことも多い。

14　目の病気

▶14-1　結膜炎（けつまくえん）

英	conjunctivitis	コ	결막염	中	結膜炎
ス	conjuntivitis	ポ	conjuntivite	イ	konjungtivitis；radang selaput mata

- どんな病気か：結膜に炎症が起こるもの。原因はウイルスや細菌に感染する場合やアレルギーによって起こる場合などがある。
- 主な症状：まぶたや眼球が充血して目やにが出たり、かゆみや痛みを感じることが多い。

▶14-2　ドライアイ（どらいあい）

英	dry eye	コ	안구 건조증	中	干眼症；干燥性角膜結膜炎
ス	ojo seco	ポ	olhos secos	イ	mata kering

- どんな病気か：涙が少なくなり、目が乾燥するもの。
- 主な症状：目の刺激感、異物感など。普通は視力に影響することはないが、病気が進行して合併症が起こると、視力が低下する場合もある。

▶14-3　白内障（はくないしょう）

英	cataract	コ	백내장	中	白内障
ス	catarata	ポ	catarata	イ	katarak

- どんな病気か：目の水晶体が灰白色ににごり、視力が低下するもの。加齢によるものが最も多いが、糖尿病によるものもある。
- 主な症状：視野に雲がかかったようになり、ものが見えにくくなる。

▶14-4　緑内障（りょくないしょう）

英	glaucoma	コ	녹내장	中	青光眼
ス	glaucoma	ポ	glaucoma	イ	glaukoma

- どんな病気か：目の中の眼圧の影響で視神経に障害が生じて視力に障害が生じるもの。
- 主な症状：通常、ゆっくり進行するので、初期には自覚症状がないことが多いが、進行すると視野の一部が欠けるなどの症状が現われる。健康診断などで眼圧が高い場合に発症を疑う。急に悪くなるタイプでは頭痛や吐き気を伴い、放っておくと失明する場合がある。

▶14-5　網膜剥離（もうまくはくり）

英	retinal detachment	コ	망막 박리	中	视网膜剥离
ス	desprendimiento de la retina	ポ	descolamento da retina	イ	ablasio retina；pemisanau retina

- どんな病気か：網膜が目の強膜からはがれて浮き上がった状態のこと。外傷、高度の近視、糖尿病などにより起こる。
- 主な症状：視野が欠けて、視力に障害を起こす。

15 歯の病気

▶15-1 歯周病（ししゅうびょう）

英	periodontal disease	コ	치주질환	中	牙周病
ス	enfermedad periodontal	ポ	periodontite［歯周炎］；piorréia do alvéolo dentário［歯周病］	イ	penyakit periodontal；radang sekitar gusi

- どんな病気か：歯と歯ぐきの間の細菌感染によって歯のまわりに炎症が起きたもの。
- 主な症状：歯茎が腫れたり、出血したりする。進行すると、歯を支える歯槽骨が溶け、歯が抜けてしまう。通称名を「歯槽膿漏」という。

▶15-2 虫歯（むしば）・う蝕（うしょく）

英	caries；tooth decay	コ	충치	中	虫牙；蛀牙；齲齒
ス	caries	ポ	cárie	イ	karies gigi；gigi berlubang

- どんな病気か：歯の固い部分が口の中の細菌の作用によって溶けて侵食される疾患のこと。
- 主な症状：初期には無症状だが、次第に歯の痛みが出現し、歯根まで炎症が及ぶと激しい痛みを起こす。歯周病と同様に歯を失う原因につながるので、注意を要する。

16 上記以外の病気

感染症

▶16-1 院内感染（いんないかんせん）

英	nosocomial infection	コ	병원내 감염증	中	（院内）交叉感染
ス	infección nosocomial	ポ	infecção hospitalar	イ	infeksi nosokomial；infeksi dari rumah sakit

- どんな病気か：病院など医療機関内で、新たに細菌やウイルスなどの病原

体に感染するもの。特に入院中の抵抗力の下がった病人が多剤耐性緑膿菌（MDRP）やメチシリン耐性黄色ぶどう球菌（MRSA）など薬剤耐性の病原体や、健康な人では感染しないような病原体に感染するものが問題となることが多い。

▶16-2　性感染症（せいかんせんしょう）

英	sexually transmitted disease	コ	성병；성 감염증	中	性病
ス	infección de transmisión sexual	ポ	doença sexualmente transmissível（DST）	イ	penyakit kelamin

- **どんな病気か**：性行為により感染する疾患を性感染症という。一般に性病と呼ばれ、梅毒、淋病、尖圭コンジローム、性器クラミジア症、性器ヘルペスなどが比較的多い。また、毛じらみ、B型肝炎、HIVも性感染症である。

▶16-3　AIDS・エイズ（えいず）

英	AIDS	コ	에이즈；후천성 면역 결핍증	中	艾滋病
ス	SIDA	ポ	AIDS；SIDA	イ	AIDS

- **どんな病気か**：後天性ヒト免疫不全症候群の略称。ヒト免疫不全ウイルス（HIV）の感染により白血球の中に含まれるCD4陽性細胞が破壊されることで全身の免疫システムが低下するもの。ウイルスの活動を抑えて症状を回復する治療はあるが、現在のところ根治する方法はまだない。血液、精液、膣液、母乳で感染する。
- **主な症状**：感染後、数年は無症状のことが多いが、ウイルス量が増え、免疫力が低下してくると、健康な人には害を及ぼさない様々な病原体により多様な感染症にくり返し感染するようになる。

▶16-4　梅毒（ばいどく）

英	syphilis	コ	매독	中	梅毒
ス	sífilis	ポ	sífilis	イ	sifilis

- **どんな病気か**：スピロヘータという細菌の一種が原因でかかる性感染症。性行為などによる直接接触により感染する。母子感染により赤ちゃんが梅毒に

感染して生まれてくることがある。
- **主な症状**：病原菌が体内に入ったあと、症状が一時的に現れては消えることをくり返すため、発見が遅れることがしばしばある。感染後3週間までは陰茎や陰唇にしこりができ、その後3か月までにピンク色の発疹が体に現われることが多い。この時期を逃すと症状が目立たなくなり、診断が困難となる。血管系や神経系の重篤な合併症につながることがある。

▶16-5　破傷風（はしょうふう）

英	tetanus	コ	파상풍	中	破伤风
ス	tétanos	ポ	tétano	イ	tetanus

- **どんな病気か**：土の中にいる破傷風菌が傷口から体内に入って感染するもの。破傷風菌は空気に弱いために、釘を踏み抜くなどの深い傷の場合に危険度が高くなる。
- **主な症状**：口が開きにくいなどの筋のこわばりで気がつくことが多い。次第に嚥下の障害、けいれん、ひきつり笑い、筋肉の硬直が生じ、治療が遅れると呼吸困難で死亡することも少なくない。

その他の病気

▶16-6　シックハウス症候群（しっくはうすしょうこうぐん）

英	sick building syndrome	コ	새집 증후군	中	建材过敏；不良建筑综合征
ス	síndrome del edificio enfermo	ポ	síndrome do edifício doente	イ	sindrom penyakit bangunan

- **どんな病気か**：建材や建材関連品に使われているホルムアルデヒドやトルエンなどの揮発性化学物質が放散し、そうした有害物質を吸いこむことで身体に支障が生じるもの。
- **主な症状**：家の中に入ると目がしみる、涙が出てくる、鼻水が出る、鼻が詰まる、喉が痛い、動悸がする、頭が重いなど、多様な症状が出現する。また、不眠症や慢性的な疲労感、倦怠感として始まる場合もある。症状には個人差が大きく、同じ家でも非常に強く症状の出る人から、まったく症状の出ない人もいる。

▶16-7　身体障害（しんたいしょうがい）

英	physical disability	コ	신체장애	中	身体残疾
ス	discapacidad física	ポ	deficiência física	イ	kecacatan disik

- どんな病気か：先天的あるいは後天的な理由で、身体機能の一部に障害を生じている状態。
- 主な症状：手・足が機能しないなどの肢体不自由、脳内の障害により正常に手足が動かない脳性麻痺などの種類がある。視覚障害、聴覚障害、呼吸器機能障害、内部障害なども広義の身体障害に含まれる。

▶16-8　熱中症（ねっちゅうしょう）

英	heat stroke	コ	열중증	中	中暑
ス	golpe de calor	ポ	hipertermia	イ	sengatan panas ; heatstroke

- どんな病気か：過度に暑い環境におかれたために体の中に熱がたまり、中枢神経の体温調節機能がダメージを受けて生じるもの。高温、多湿の環境の中で水分の補給を行わず、長時間活動を続けると体温の上昇と脱水、血圧の低下を生じる。重症型では意識障害や肝臓、腎臓、肺、脳などの多臓器の障害が起きる。
- 主な症状：軽症では、こむら返り、立ちくらみ、中度では、強い疲労感、めまい、頭痛、吐き気、おう吐、下痢、体温の軽度上昇の組み合わせ、重症になると38℃以上の高熱、意識を失ったり、せん妄状態となる場合もある。

[プラスアルファの用語]

本章に掲げた用語以外で、医療通訳をする上で覚えておくとよい用語を記載します。演習問題として、自分で調べて単語帳をつくってみましょう。

a．膵炎（すいえん）
b．尿路結石（にょうろけっせき）
c．腎盂腎炎（じんうじんえん）
d．プール熱（ぷーるねつ）・咽頭結膜熱（いんとうけつまくねつ）
e．乳糖不耐症（にゅうとうふたいしょう）
f．突き指（つきゆび）
g．肉離れ（にくばなれ）
h．硬膜下血腫（こうまくかけっしゅ）
i．斜視（しゃし）
j．注意欠如・多動性障害（ちゅういけつじょ・たどうせいしょうがい）、ADHD、注意欠如多動症（ちゅういけつじょたどうしょう）
k．内耳炎（ないじえん）
l．網膜色素変性症（もうまくしきそへんせいしょう）
m．肺気腫（はいきしゅ）
n．糖尿病性腎症（とうにょうびょうせいじんしょう）
o．糖尿病性網膜症（とうにょうびょうせいもうまくしょう）

※ 訳例は巻末390ページ参照

第4章

❖ コラム ── 言葉選び

　通訳を始めて約10年。長いような短いような……。10年間、通訳をしていて最も難しいと思うのは、言葉の選択です。同じ言語を使う国の人の中でも、表現の仕方は様々あって、擬態語を入れた方が分かりやすいのか、専門的な用語がよいのか俗称がよいのか、などなど。日本語で言えば、子どもに「にょう」と「おしっこ」のどちらを使ったほうが通じやすいのかといったところでしょうか。

　地方によって言葉が違う場合もあります。料理の話にたとえれば、韓国のチジミはどちらかというと慶尚道地方の言葉で、ソウルでは正式には「プチムゲ」と言います。

　地方の人で標準語（共通語）を話すのが難しい場合も困ります。方言がまったく理解できなくて、付き添いの親戚の人が共通語に訳し、その言葉をまた日本語に訳したこともあります。

　以前、手術の後遺症を巡って患者さんが「そんなこと聞いていない」といって医療機関とトラブルになっていた時に依頼が来て通訳したことがあります。「説明と同意」という行為にも、どうやったかによる認識の違いがあるようです。一方では「説明と同意」とは「文書での理解」のことを言うのに対し、もう一方は日本語の文書を見せながらも「理解し承諾したと口頭で確認できればOK」というものです。険悪なムードの中での通訳でしたので、とても緊張した覚えがあります。

　正確に、簡潔に、早くという通訳の基本を守りながらも、地方や国による表現や考え方の違いを判断し、お互いに合う言葉を選び、伝えることが大切なのだと改めて思います。次の10年も「毎日が新しい1日」と思って通訳しないといけないですね。（K）

第5章　症状・病状などの用語・言い回し

　この章では、医療通訳に必要な症状・病状などに関する用語や言い回しを記載する。日本語と対象言語で言えるようにしておく必要がある。いずれも、医療現場でしばしば出てくるものであり、こうした症状などを表す言葉は、医師が診断を決める際に重要な役割を果たすため、より一層の正確性が求められる。

　その中で注意したいことは、痛みの表現など、個人によって意味するところ、訴えたいことが微妙に異なる可能性がある用語や言い回しがあることである。たとえば、「押さえつけるような痛み」と言っても、その部位全体的なものなのか、もっと狭い範囲を指で押されたような痛みなのか、感じ方、受け取り方は人それぞれであろう。場合によっては、通訳する際に、症状の意味するところを正確に確定できるよう確認したり、言い換えてもらうなどの依頼も必要となる。ただし、ここでは、それぞれの用語に例文を提示し、訳語はその例文の文脈において適当なものを選択して記載している。

　なお、例文の訳は記載していないが、自ら対象言語に訳すことにチャレンジしてほしい。学びが定着し、応用力がつくはずである。

1　身体全体や複数の器官に共通する表現

病気の状況に関する表現

▶1-1　急性（きゅうせい）
【例文】「感染性の急性胃腸炎を起こしています。」

英	acute	コ	급성	中	急性
ス	agudo	ポ	agudo	イ	akut

▶1-2 亜急性（あきゅうせい）
【例文】「この病気は、亜急性に経過するので、発症もゆっくりでしたが、治るまでにも時間がかかります。」

英	subacute	コ	아급성 ; 병의 진행 속도가 급성과 만성의 중간 정도인 성질	中	亚急性
ス	sub-agudo	ポ	subagudo	イ	sub akut

▶1-3 慢性（まんせい）
【例文】「慢性の睡眠不足解消に、何かお薬をいただけませんか？」

英	chronic	コ	만성	中	慢性
ス	crónico	ポ	crônico	イ	kronis

▶1-4 一過性（いっかせい）
【例文】「その痛みは一過性のもので、すぐに治ります。心配いりません。」

英	transient	コ	일과성	中	一过性 ; 暂时
ス	transitorio	ポ	transitório	イ	sementara

▶1-5 膿む（うむ）・化膿（かのう）
【例文】「すぐに消毒しないと、傷口に細菌が入って化膿してしまいます。」

英	form pus ; suppuration	コ	곪음 ; 화농	中	化脓
ス	supurar ; formación de pus	ポ	supuração ; apresentar pus	イ	bernanah ; supurasi

▶ 1-6 合併症（がっぺいしょう）
【例文】「一番起こりうる合併症は感染症です。」

英	complication	コ	합병증	中	并发症
ス	complicación	ポ	complicação	イ	penyakit komplikasi

▶ 1-7 劇症化（げきしょうか）
【例文】「急性肝炎は劇症化すると劇症肝炎と呼ばれ、死に至ることもあります。」

英	fulminant	コ	극증화；병세가 매우 빨리 진행됨	中	暴发性急转
ス	fulminante	ポ	fulminante	イ	perubahan serius tiba-tiba

▶ 1-8 自覚症状（じかくしょうじょう）
【例文】「見えにくいなどの自覚症状はまったくありません。」

英	(subjective) symptom	コ	자각증상	中	自觉症状
ス	síntomas subjetivos	ポ	sintoma subjetivo	イ	gejala subjektif

▶ 1-9 重篤（じゅうとく）
【例文】「重篤な黄疸が出ています。」

英	serious；severe	コ	위독	中	危险；严重［症状の程度を表すとき］；病危［病状全体の状態を表すとき］
ス	estado grave；gravedad	ポ	estado muito grave	イ	serius

▶ 1-10 発作（ほっさ）
【例文】「喘息の発作が重くなると、とても苦しいです。」

英	fit；attack；seizure［てんかん性発作の場合］	コ	발작	中	发作
ス	ataque	ポ	ataque	イ	serangan

第5章

部位・患部の状態に関する表現

▶1-11　萎縮（いしゅく）
【例文】「この病気は筋肉が次第に萎縮していく病気、つまり筋肉がやせて、筋力が低下していく病気です。」

英	atrophy	コ	위축	中	萎縮
ス	atrofia	ポ	atrofia	イ	penyusutan；pengecilan；atrofi

▶1-12　炎症（えんしょう）
【例文】「この血液検査の結果で、体のどこかに炎症を起こしていることが分かります。」

英	inflammation	コ	염증	中	炎症
ス	inflamación	ポ	inflamação	イ	radang

▶1-13　狭窄（きょうさく）
【例文】「食道のこの部分が狭窄して狭くなっています。」

英	stenosis；narrowing	コ	협착	中	狭窄
ス	estenosis；estrecho	ポ	estenose；estreitamento	イ	penyempitan

▶1-14　けいれん
【例文】「手足が硬直して、けいれんを起こした際に転倒し、けがをしてしまいました。」

英	convulsion	コ	경련	中	痙攣；抽搐
ス	convulsión	ポ	convulsão	イ	kejang

▶1-15 硬直（こうちょく）

【例文】「パーキンソン病では、手足のふるえだけでなく、筋肉の硬直も見られます。」

英	stiffness	コ	경직	中	僵直；僵硬
ス	rigidez；endurecimiento	ポ	rigidez；endurecimento	イ	kekakuan otot；ketegangan otot

▶1-16 しこり

【例文】「脇の下や身体の様々な部位にしこりができやすいのは体質だと思われます。」

英	lump	コ	응어리	中	疙瘩；肿块；包块
ス	bulto	ポ	tumor；caroço	イ	benjolan

▶1-17 ショック状態（しょっくじょうたい）［出血や神経の反応などで血圧が急激に下がり、血液の循環が著しく悪くなった状態］

【例文】「ある薬剤を注射した直後に、ショック状態におちいりました。」

英	shock	コ	쇼크상태	中	休克状态
ス	estado de choque；estado de shock	ポ	estado de choque	イ	kondisi syok

▶1-18 出血（しゅっけつ）

【例文】「転んで唇を切った時は、かなり出血しました。」

英	bleeding；hemorrhage	コ	출혈	中	出血
ス	hemorragia	ポ	hemorragia；sangramento	イ	pendarahan；berdarah

▶1-19 脱水症状（だっすいしょうじょう）
【例文】「就寝中に脱水症状が起きると危険なので、エアコンの風量を調整します。」

英	dehydration	コ	탈수증상	中	脱水症状
ス	deshidratación	ポ	desidratação	イ	dehidrasi；kehilangan cairan tubuh

▶1-20 動脈硬化（どうみゃくこうか）
【例文】「動脈硬化が認められますので、血管が詰まりやすくなっています。」

英	arteriosclerosis	コ	동맥경화	中	动脉粥样硬化
ス	arteriosclerosis	ポ	aterosclerose	イ	arteriosklerosis

▶1-21 内分泌異常（ないぶんぴついじょう）
【例文】「内分泌異常によってホルモンのバランスが乱れると、不妊の原因となります。」

英	endocrine disorder	コ	내분비이상	中	内分泌异常
ス	anormalidad endocrina	ポ	distúrbio endócrino	イ	gangguan endokrin；penyakit endokrin

▶1-22 はく離（はくり）
【例文】「10年前に網膜はく離という病気になって、視力が落ちて、ものが見えにくくなりました。」

英	detachment；exfoliate［皮膚がポロポロ剥がれる］	コ	박리	中	剥离；剥脱
ス	desprendimiento	ポ	descolamento	イ	pemisahan；pengelupasan

▶1-23 発汗（はっかん）
【例文】「暑い日は、発汗で失われた塩分や水分を補給することが大切です。」

英	sweating；perspiration	コ	땀이남；발한	中	出汗
ス	transpiración	ポ	transpiração；suor	イ	berkeringat；berpeluh

▶1-24 発熱（はつねつ）
【例文】「もし38.5℃以上の発熱があったら、処方した薬を飲ませてください。」

英	fever	コ	열이 남；발열	中	发热；发烧
ス	(tener) fiebre；calentura	ポ	ter febre	イ	panas；demam

▶1-25 腫れ（はれ）
【例文】「注射をした跡が、少し熱っぽくなって赤く腫れますが、心配いりません。」

英	swelling	コ	부어오름	中	肿胀
ス	hinchazón	ポ	inchaço；inflamação	イ	bengkak；radang；edema

▶1-26 ひきつけ
【例文】「高い熱が出てひきつけを起こしたら、熱性けいれんなので、この座薬を使ってください。」

英	convulsion	コ	경련	中	痉挛；抽搐
ス	convulsión	ポ	convulsão	イ	konvulsi；kejang

▶1-27 肥大（ひだい）
【例文】「検査結果から前立腺が肥大していると思われます。」

英	hypertrophy；enlargement	コ	비대	中	肥大
ス	hipertrofia	ポ	hipertrofia	イ	hipertropi；pembesaran

▶1-28 欠乏（けつぼう）
【例文】「これはビタミン欠乏による神経障害です。」

英	deficiency	コ	결핍	中	缺乏
ス	deficiencia	ポ	falta	イ	kekurangan；defisiensi

▶1-29 びらん
【例文】「びらんとは、ただれた状態になることをいいますが、必ずしも痛みを伴いません。」

英	erosion；sore	コ	짓무름	中	糜烂
ス	erosión	ポ	erosão	イ	pengikisan；erosi

▶1-30 ふるえ
【例文】「緊張して、手のふるえがとまりませんでした。」

英	shaking；tremble；tremor	コ	떨림	中	颤抖；打颤
ス	temblor；estremecimiento	ポ	tremor；tremendo	イ	gemetar；menggigil

▶1-31 変色（へんしょく）
【例文】「黄疸の影響で、皮膚が黄色く変色し具合が悪そうでした。」

英	change of color；discoloration	コ	변색	中	变色
ス	cambio de color	ポ	mudar a cor	イ	perubahan warna

▶1-32　ポリープ（ぽりーぷ）
【例文】「大腸ポリープが大きくなるようでしたら、内視鏡で切除することをおすすめします。」

英	polyp	コ	폴립	中	息肉
ス	pólipo	ポ	pólipo	イ	polip

▶1-33　むくみ・浮腫（ふしゅ）
【例文】「日中、立ち仕事をしていると、夕方には足のむくみが気になります。」

英	swelling ; edema	コ	부기 ; 부종	中	浮肿 ; 水肿
ス	hinchazón ; edema	ポ	edema ; inchaço	イ	bengkak ; radang ; edema

▶1-34　やせる
【例文】「薬を飲むより、運動してやせる方が健康的です。」

英	lose weight	コ	여위다 ; 살이 빠지다	中	消瘦
ス	adelgazar ; perder peso	ポ	emagrecer ; perder peso	イ	kurus

身体の感覚に関する表現

▶1-35　押さえつけるような痛み（おさえつけるようないたみ）
【例文】「奥歯のあたりに押さえつけるような痛みを感じます。親知らずでしょうか？」

英	pressing pain	コ	꽉 누르는 듯 한 통증	中	胀痛
ス	dolor opresivo	ポ	dor em barra ; dor em peso	イ	sakit seperti tertekan

▶1-36　激痛（げきつう）
【例文】「排尿時に激痛が走りました。」

英	severe pain ; excruciating pain	コ	심한 통증 ; 격통	中	剧痛
ス	dolor fuerte ; dolor intenso	ポ	dor intensa ; dor violenta	イ	nyeri hebat

▶1-37　鈍い痛み（にぶいいたみ）・鈍痛（どんつう）
【例文】「ひどく痛むわけではないのですが、鈍痛が続いています。」

英	dull pain	コ	둔하고 무지근한 아픔 ; 둔통	中	钝痛
ス	dolor sordo	ポ	dor surda	イ	sakit tumpul ; nyeri tumpul

▶1-38　拍動する痛み（はくどうするいたみ）
【例文】「切り傷が膿んでいるので、拍動する痛みはしばらく続きます。」

英	throbbing pain	コ	욱신거리는 통증	中	跳痛
ス	dolor palpitante	ポ	dor latejante	イ	sakit berdenyut

▶1-39　悪寒（おかん）
【例文】「風邪を引いたようで、悪寒がして、がたがた震えてしまうので、今日は早く帰って寝ます。」

英	chill	コ	오한	中	恶寒 ; 浑身发冷
ス	escalofrío	ポ	calafrio	イ	dingin

▶1-40　機嫌が悪い（きげんがわるい）
【例文】「体調が良くないのか、今朝、彼女は機嫌が悪いようです。」

英	bad mood ; bad temper	コ	기분이 안좋다	中	情绪不好 ; 心情不好
ス	estar de malhumor ; malhumorado	ポ	mal-humorado	イ	keadaan emosional tidak baik

▶1-41 倦怠感・だるさ
【例文】「仕事がとても忙しくて、休みの日は倦怠感で何もする気になれません。」

英	fatigue；feel tired	コ	권태감；나른함	中	倦怠感；疲惫
ス	fatiga；debilidad	ポ	fadiga；sensação de cansaço［倦怠感］；moleza［だるさ］	イ	lesu；lemah；letih；lelah；rasa lemas

▶1-42 寒気（さむけ）
【例文】「熱があるのか、2枚多く重ね着をしても、何となく寒気がします。」

英	chill	コ	한기	中	发冷
ス	escalofrío；sensación de frío	ポ	calafrio；arrepio	イ	perasaan dingin

▶1-43 しびれ・麻痺（まひ）
【例文】「脊柱管狭窄症（※）のため、常時、足の先からひざにかけてしびれを感じます。」（※脊柱管狭窄症：脊椎の中の神経が通る管が狭くなる症状）

英	numbness；paralysis	コ	저림；마비	中	瘫痪；麻木；麻痹
ス	entumecimiento；adormecimiento；parálisis	ポ	dormência［しびれ］；formigamento［しびれ］；paralisia［麻痺］	イ	mati rasa；kesemutan；kelumpuhan

▶1-44 脱力感（だつりょくかん）
【例文】「著しい脱力感は、重度の貧血が原因だと思われます。」

英	feeling of weakness	コ	탈력감；몸의 힘이빠짐	中	全身无力
ス	sensación de pérdida de fuerza；languidez	ポ	falta de força e energia；desânimo	イ	perasaan lemah；kehilangan kekuatan

▶1-45 疲れやすい（つかれやすい）

【例文】「老眼なので、長時間、本を読んだりすると、目が疲れやすいです。」

英	get tired easily	コ	피곤해지기 쉽다	中	易疲劳
ス	cansarse fácilmente	ポ	cansaço fácil	イ	cepat kecapaian

▶1-46 ほてる

【例文】「寒いところから暖かい室内に入ると、顔だけがほてって、手足の先は冷たいので、変な感じがします。」

英	feel flushed	コ	화끈해지다；달아오르다	中	（面色）潮红；潮热
ス	bochorno	ポ	sentir calor	イ	merasa kemerahan；merona

2　呼吸に関する表現

▶2-1 あくび

【例文】「眠気はまったく感じないのに、あくびが出ます。」

英	yawn	コ	하품	中	打哈欠
ス	bostezo	ポ	bocejo	イ	kuap；menguap

▶2-2 息切れ（いきぎれ）

【例文】「最近、ちょっと階段を上るだけで息切れがして、苦しくなります。」

英	shortness of breath	コ	숨차다；숨가쁘다	中	气短；喘息；喘不上气
ス	falta de aire	ポ	falta de ar	イ	terengah-engah；nafas pendek；tersengal-sengal

▶2-3 息苦しい（いきぐるしい）
【例文】「酸素を吸入（きゅうにゅう）したら、息苦しさも軽減（けいげん）されました。」

英	difficulty breathing	コ	숨 막히다；답답하다	中	呼吸困难；憋闷
ス	dificultad para respirar	ポ	estar com a respiração difícil；dificuldade para respirar	イ	susah bernafas；sesak nafas

▶2-4 いびき
【例文】「夫（おっと）はいびきがひどく、時々息（ときどきいき）が止（と）まっているようです。」

英	snore	コ	코골이	中	打鼾；打呼噜
ス	ronquido	ポ	ronco	イ	mendengkur

▶2-5 喀血（かっけつ）・肺からの血を吐く（はいからのちをはく）
【例文】「痰（たん）に血（ち）がたくさん混（ま）じっており、喀血しているみたいです。」

英	coughing up blood；hemoptysis	コ	각혈	中	咯血；咳血
ス	hemoptisis	ポ	hemoptise；tosse com sangue	イ	dahak berdarah

▶2-6 くしゃみ
【例文】「毎年春（まいとしはる）になると、花粉症（かふんしょう）でくしゃみがとまりません。」

英	sneeze	コ	재채기	中	打喷嚏
ス	estornudo	ポ	espirro	イ	bersin

第5章

▶2-7 咳（せき）
【例文】「夜通し、ひどい咳が続き、肋骨が痛むようになりました。」

英	cough	コ	기침	中	咳嗽
ス	tos	ポ	tosse	イ	batuk

▶2-8 喘鳴（ぜんめい）
【例文】「息を吐くときに、ひゅーひゅーという喘鳴が聞こえますか？」

英	wheezing［呼気時］；stridor［吸気時］	コ	호흡할 때 그르렁하고 목에서 나는 소리；천명	中	哮鸣音
ス	silbido	ポ	sibilo	イ	mengi；bengek

▶2-9 痰（たん）
【例文】「痰をやわらかくする薬を処方しましょう。」

英	phlegm；sputum	コ	가래	中	痰
ス	flema；esputo	ポ	catarro	イ	dahak

▶2-10 チアノーゼ（ちあのーぜ）
【例文】「唇が真っ青ですね。チアノーゼのようです。」

英	cyanosis	コ	치아노제；청색증	中	紫绀
ス	cianosis	ポ	cianose	イ	sianosis

▶2-11 鼻づまり（はなづまり）
【例文】「鼻づまりに加え、鼻汁がくさいようにも感じます。」

英	stuffy nose	コ	코막힘	中	鼻塞；鼻子不通气
ス	nariz tupida；nariz tapada	ポ	nariz entupido	イ	hidung tersumbat

▶2-12 鼻水（はなみず）

【例文】「鼻水は出ていますが、まだ鼻が詰まって苦しいほどではありません。」

英	runny nose	コ	콧물	中	鼻涕
ス	moco nasal；secreción nasal	ポ	secreção nasal；corrimento do nariz	イ	ingus

3　循環器に関する表現

▶3-1　うっ血（うっけつ）

【例文】「心臓の機能が落ちて血液の循環が悪く、肺にうっ血が見られます。」

英	congestion	コ	울혈	中	淤血
ス	congestión	ポ	congestão	イ	akumulasi darah；kongesti

▶3-2　立ちくらみ（たちくらみ）

【例文】「ベッドから起き上がろうとしたら、急に立ちくらみがして動けなくなりました。」

英	feel lightheaded after standing up fast	コ	갑자기 일어설때 생기는 현기증	中	体位性眩暈；站起来时头晕眼花
ス	mareo al ponerse de pie	ポ	tontura	イ	perasaan pusing setelah berdiri

▶3-3　動悸（どうき）

【例文】「心臓が急にドキドキすることがありますが、これが動悸なのでしょうか？」

英	palpitation	コ	동계 [動悸]；심장의 심한 두근거림 [심장이 두근두근하다]	中	心悸；心跳急促
ス	palpitaciones	ポ	palpitação	イ	jantung berdebar-debar

▶ 3-4　胸の圧迫感（むねのあっぱくかん）
【例文】「昨日から胸の圧迫感があり、だんだんと強くなってきています。」

英	tightness of chest	コ	가슴의 압박감	中	胸闷
ス	sensación de opresión en el pecho	ポ	peito apertado	イ	dada merasa tertekan

4　消化器に関する表現

▶ 4-1　悪心（おしん）［気持ちが悪く吐き気がすること］
【例文】「夜中から悪心を感じ始め、明け方にはおう吐しました。」

英	nausea	コ	매스꺼움；오심	中	恶心
ス	náusea	ポ	náusea；enjôo	イ	rasa mual；rasa hendak muntah

▶ 4-2　胃が荒れる（いがあれる）
【例文】「外食することが多く、つい食べ過ぎて胃が荒れてしまいます。」

英	upset stomach	コ	위가 헐다	中	伤胃；停食；伤食
ス	irritación del estómago	ポ	erosão do estômago；irritações do estômago；azia	イ	ketidak nyamanan lambung

▶ 4-3　嚥下障害（えんげしょうがい）
【例文】「食べ物がうまく飲み込めない嚥下障害のために、栄養不良を引き起こすことがあります。」

英	difficulty swallowing；dysphagia	コ	삼킴장애；연하장애	中	吞咽困难
ス	trastorno para tragar；trastorno de deglución	ポ	disfagia；dificuldade para engolir	イ	disfagia；kesulitan menelan

▶4-4 黄疸（おうだん）

【例文】「昨日お生まれになったお子さんですが、軽い黄疸の症状が見られます。」

英	jaundice	コ	황달	中	黄疸
ス	ictericia	ポ	icterícia	イ	jaundice；ikterus；sakit kuning

▶4-5 下血（げけつ）

【例文】「胃の痛みが続いていましたが、今朝は下血して赤黒い泥のような便が出ました。」

英	bloody bowel discharge；melena	コ	변혈	中	便血
ス	sangrado anal；melena	ポ	sangramento pelo ânus；melena	イ	melena；berak darah (hitam)

▶4-6 げっぷ

【例文】「授乳の後、必ず背中をたたいて、げっぷを出してあげてください。」

英	burp；belch	コ	트림	中	嗝噎；打嗝
ス	eructo	ポ	arroto	イ	sendawa；serdawa

▶4-7 血便（けつべん）

【例文】「黒色便も鮮血の混じった便も血便ですが、出血の場所が違います。」

英	bloody stool	コ	혈변	中	帯血便
ス	heces con sangre；hematoquecia	ポ	hematoquesia；fezes com sangue	イ	berak darah (berak merah)

▶4-8 下痢（げり）

【例文】「下痢が続くと脱水になる心配があるので、水分補給をしてください。」

英	diarrhea	コ	설사	中	腹泻；拉肚子
ス	diarrea	ポ	diarréia	イ	diare

▶4-9 食欲不振(しょくよくふしん)・食欲がない(しょくよくがない)

【例文】「先月から食欲がなく、体重が2kgくらい減りました。」

英	poor appetite	コ	식욕부진	中	食欲不振；没食欲
ス	pérdida de apetito	ポ	falta de apetite	イ	tidak ada nafsu makan；kehilangan nafsu makan

▶4-10 吐血(とけつ)・胃からの血を吐く(いからのちをはく)

【例文】「吐血があると、まず胃や十二指腸などの上部消化器官の潰瘍が疑われます。」

英	vomiting blood；hematemesis	コ	토혈：위에서 피를 토한다	中	吐血
ス	hematemesis；vomitar con sangre	ポ	hematêmese；vômito de sangue	イ	muntah darah

▶4-11 のどの渇き(のどのかわき)

【例文】「のどが渇いて仕方ないのです。昨夜も眼が覚めて水を飲みました。」

英	thirst	コ	목마름；갈증	中	口渇
ス	tener sed	ポ	sede	イ	dahaga；haus

▶4-12 吐く(はく)・嘔吐(おうと)

【例文】「1日に何回くらい嘔吐していますか？」

英	vomit；throw up	コ	구역질；구토	中	呕吐
ス	vomitar；vómito	ポ	vomitar；vômito	イ	muntah

▶4-13　腹が張る（はらがはる）・膨満感（ぼうまんかん）

【例文】「いつも腹が張った感じがして、苦しいです。」

英	abdominal bloating	コ	복부 팽만감	中	腹脹
ス	vientre hinchado； flatulencia	ポ	flatulência	イ	perut kembung

▶4-14　便（べん）・お通じ（おつうじ）

【例文】「1日に何回くらい、お通じがありますか？」

英	stool［便］；feces［便］；bowel movement［お通じ］	コ	대변	中	大便
ス	heces［便］；evacuación fecal［お通じ］	ポ	fezes［便］；evacuação［お通じ］；eliminação［お通じ］	イ	berak

▶4-15　便秘（べんぴ）

【例文】「便秘がちなのですが、薬を飲んだ方がいいですか？」

英	constipation	コ	변비	中	便秘；大便干燥
ス	estreñimiento	ポ	prisão de ventre	イ	sembelit

▶4-16　心窩部痛（しんかぶつう）・みぞおちの痛み（みぞおちのいたみ）

【例文】「食べた後、すこしたってから、みぞおちのあたりが痛いです。」

英	pain in the pit of the stomach	コ	명치통	中	胸口（窩）疼
ス	dolor en la boca del estómago	ポ	dor na boca do estômago	イ	sakit perut tengah danatas

第5章

▶4-17　むかつき

【例文】「むかつきは、がまんできる程度ですか？　もどしてしまいますか？」

英	nausea	コ	메슥거림	中	悪心
ス	náusea	ポ	náusea	イ	rasa mual

▶4-18　胸やけ（むねやけ）

【例文】「胸やけがあるのは、食事の前ですか？　後ですか？　食間ですか？」

英	heartburn	コ	속쓰림	中	烧心
ス	ardor de estómago	ポ	queimação no peito ; ter azia no estômago	イ	nyeri pada epigastrum ; ulu hati

5　尿に関する表現

▶5-1　血尿（けつにょう）

【例文】「血尿は、泌尿器に問題がある場合に出ることが多いです。」

英	hematuria ; blood in urine	コ	혈뇨	中	血尿
ス	hematuria ; sangre en la orina	ポ	hematúria ; sangue na urina	イ	hematuria ; kencing darah

▶5-2　残尿感（ざんにょうかん）

【例文】「何度トイレに通っても、残尿感が取れません。」

英	feeling of incomplete emptying of the bladder	コ	잔뇨감	中	残尿感；尿不尽
ス	sensación de vaciado incompleto de la vejiga	ポ	ter vontade de urinar mesmo com a bexiga vazia	イ	perasaan kencing yang keluar belum tuntas

▶5-3 失禁（しっきん）[自分の意思によらずに尿や便を排せつしてしまうこと]
【例文】「くしゃみをしたり、笑ったりすると失禁して下着がぬれてしまいます。」

英	incontinence	コ	실금	中	（大小便）失禁
ス	incontinencia	ポ	incontinência urinária ［尿失禁］； incontinência fecal ［便失禁］	イ	inkontinensia urine； tidak mampu menahan kencing

▶5-4 尿（にょう）・お小水（おしょうすい）・おしっこ
【例文】「尿の色はどうですか？ 量は少ないですか？ 頻繁ですか？」

英	urine	コ	오줌；소변	中	小便
ス	orina	ポ	urina；xixi	イ	air kecil；kencing；urine

▶5-5 頻尿（ひんにょう）
【例文】「30分おきにトイレに行きたくなるのは、頻尿ですね。」

英	frequent urination	コ	빈뇨	中	尿頻
ス	micción frecuente； polaquiuria	ポ	micção frequente	イ	polyuria；sering kencing

6 出産や女性の病気に関する表現

▶6-1 おりもの
【例文】「どんな感じのおりものですか？」

英	vaginal discharge	コ	냉；대하증	中	白帯
ス	flujo；descenso； leucorrea	ポ	corrimento； leucorréia	イ	keputihan；lendir

▶6-2 悪露（おろ）[分娩後、膣から排出される排泄物の総称]
【例文】「悪露の量も減ってきたようですし、色も茶色がかってきたとのことなので、産後は順調ですね。」

英	lochia；bloody discharge following delivery	コ	오로；출산 후 질 분비물	中	悪露
ス	secreción vaginal posparto；loquio	ポ	lóquios；a secreção genital que ocorre após o parto	イ	lokia；sekreta vagina setalan persalinan

▶6-3 骨盤位（こつばんい）[胎児が逆子（さかご）になっていること]
【例文】「骨盤位って言われたけど、要するに逆子のことですね。治す方法はあるのでしょうか？」

英	breech presentation	コ	역아；골반위	中	臀位妊娠
ス	presentación de nalgas；presentación podálica	ポ	posição sentada；posição pélvica	イ	kehamilan sungsang; posisi sungsang

▶6-4 陣痛（じんつう）
【例文】「陣痛が10分間隔になったら、入院の準備をしてください。」

英	labor；contraction	コ	진통	中	阵痛；宫缩
ス	contracción del parto；dolor del parto	ポ	contração（do parto）	イ	kontraksi

▶6-5 生理不順（せいりふじゅん）
【例文】「初めから、ずっと生理不順ですか？」

英	irregular menstruation；irregular periods	コ	생리불순	中	月经失调
ス	irregularidad menstrual	ポ	irregularidade menstrual	イ	ketidak teraturan menstruasi；gangguan siklus haid

▶6-6 つわり
【例文】「つわりは病気ではないのですが、その間は無理をしてはいけません。」

英	morning sickness	コ	입덧	中	早孕反应；孕吐
ス	náuseas del embarazo	ポ	náusea da gravidez；enjôo da gravidez	イ	emesis gravidarum；morning sickness

▶6-7 妊娠（にんしん）
【例文】「今月の生理が遅れています。妊娠したようなのですが……。」

英	pregnancy	コ	임신	中	妊娠；怀孕
ス	embarazo	ポ	gravidez	イ	hamil；kehamilan

▶6-8 破水（はすい）
【例文】「破水したら、まず病院に連絡して、すぐに来てください。」

英	rupture of membrane；water breaking	コ	양막파열；양막파수	中	羊水破裂；破水
ス	ruptura de la bolsa de agua；ruptura de la membrana	ポ	rebentar a bolsa de água	イ	air ketuban

▶6-9 不正出血（ふせいしゅっけつ）
【例文】「不正出血の原因を確かめなくてはいけません。」

英	abnormal uterine bleeding	コ	부정출혈	中	异常出血
ス	hemorragia uterina irregular	ポ	sangramento uterino anormal	イ	pendarahan rahim abnomal

▶6-10 閉経（へいけい）
【例文】「閉経期前後から更年期障害が起こりやすくなります。」

英	menopause	コ	폐경	中	闭经；绝经
ス	menopausia	ポ	menopausa	イ	menopause；mati haid

7　整形外科領域に関する表現

▶7-1　肩こり（かたこり）
【例文】「毎日軽い運動をして散歩を続けるうちに、ひどい肩こりが治りました。」

英	stiff shoulders	コ	어깨결림	中	肩酸背痛
ス	hombro tenso	ポ	tensão nos ombros	イ	pegal pundak；kaku bahu

▶7-2　股関節開排制限（こかんせつかいはいせいげん）[股関節の開き具合がよくないこと]
【例文】「うちの子、乳児健診で股関節開排制限ありと言われてしまいました。股関節脱臼だそうです。」

英	limited hip abduction	コ	고관절 개배제한；선천성 고관절 탈구	中	髋关节开展受限
ス	limitación de la apertura coxo-femoral	ポ	limitação da abdução do quadril	イ	keterbatasan pembukaan sendi panggul

▶7-3　（足が）つる
【例文】「明け方、急に気温が下がると、よく足がつります。」

英	cramp	コ	쥐가 남	中	（腿）抽筋
ス	tener calambre	ポ	ter cãibra	イ	kram

▶7-4　ひびが入る（ひびがはいる）
【例文】「転んだ時に手首で体を支えたため、手の骨にひびが入りました。」

英	crack	コ	금이가다	中	有裂缝
ス	fisura	ポ	fissura	イ	retak tulang；fraktur

▶7-5 ひねる
【例文】「ジョギング中に足首をひねったようです。」

英	twist	コ	삐다；접지르다	中	崴（脚/手）；扭伤（腰）
ス	torcerse	ポ	torcer	イ	terplintir

8　皮膚に関する表現

▶8-1 あざ
【例文】「頬の赤いあざは目立たなくなりますか？　きれいに治るのでしょうか？」

英	bruise［打撲、挫傷の内出血］；birthmark［母斑］	コ	멍［打撲等による内出血］；반점［色素沈着による斑点］	中	青紫［打撲等による内出血］；胎记［母斑］
ス	moretón；equimosis	ポ	equimose；marca；mancha	イ	memar

▶8-2 おでき
【例文】「おできがふくらんでいるのは、中に膿がたまっているからです。」

英	boil	コ	종기；부스럼	中	粉刺；痤疮
ス	forúnculo；erupción cutánea	ポ	erupção cutânea	イ	bisul

▶8-3 かく、かきむしる
【例文】「かきむしると、余計な刺激を与えて、かえって悪くなりますよ。」

英	scratch	コ	긁다	中	搔抓；抓挠
ス	rascar	ポ	coçar；arrancar	イ	menggaruk

▶8-4　かさかさ

【例文】「手のかさかさは、手を洗った後、ぬれたままにしておくからです。」

英	dry and flaky	コ	까칠 까칠	中	（皮肤）干巴巴
ス	reseco；sequedad de la piel	ポ	pele seca	イ	kering；kasar

▶8-5　かぶれ

【例文】「ウエストのところがかぶれて、かゆくて、かいたので腫れてしまいました。」

英	skin irritation；rash	コ	피부의 염증	中	淹红；糜烂
ス	irritación	ポ	pele irritado；irritação da pele vermelhado	イ	ruam

▶8-6　かゆい

【例文】「足先がムズムズして、かゆくて眠れませんでした。」

英	itchy	コ	가렵다	中	瘙痒
ス	sentir picazón；sentir comezón	ポ	comichão；coceira	イ	gatal

▶8-7　傷痕（きずあと）

【例文】「おできを引っかいたまま放っておくと、傷痕が残ってしまうことがあります。」

英	scar	コ	상처자국；흉터	中	瘢痕；伤疤
ス	cicatriz	ポ	cicatriz	イ	bekas luka；parut

▶8-8　色素沈着（しきそちんちゃく）

【例文】「しみ、そばかすは、皮膚の色素沈着です。」

英	pigmentation	コ	색소침착	中	色素沉着
ス	pigmentación	ポ	pigmentação	イ	pigmentasi；pewarnaan pigmen

▶8-9　しみ

【例文】「しみやそばかすが、急に目立つようになってきました。」

英	(pigmented) spot	コ	기미	中	色斑
ス	mancha	ポ	mancha	イ	plak

▶8-10　滲出液（しんしゅつえき）

【例文】「初めはカサカサだったと思うのですが、次第に滲出液が出てきます。」

英	oozing；exudate	コ	침출액	中	滲出液
ス	secreción；exudado	ポ	exsudato	イ	cairan eksudat

▶8-11　脱毛（だつもう）

【例文】「化学療法の副作用による脱毛は、患者さんにとって大きなストレスです。」

英	hair loss	コ	탈모	中	脱发
ス	pérdida de cabello	ポ	queda do cabelo	イ	rambut rontok

▶8-12　内出血（ないしゅっけつ）

【例文】「膝の内側に内出血のあとがあります。ぶつけたとか何か心当たりがありますか？」

英	internal bleeding	コ	내출혈	中	内出血；皮下出血
ス	hemorragia interna	ポ	hemorragia interna	イ	pendarahan dalam

第5章

▶8-13　にきび
【例文】「にきびは、食生活がかたよっていると、なることが多いです。」

英	acne；pimple	コ	여드름	中	青春痘；粉刺
ス	acné；grano；barro	ポ	acne；espinha	イ	akne；jerawat

▶8-14　斑点（はんてん）
【例文】「小さな赤い斑点が、腿の内側に広がっています。」

英	spot；patch	コ	반점	中	斑点；紫癜
ス	mancha	ポ	mancha	イ	noda；bercak；bintik-bintik

▶8-15　ふけ
【例文】「頭皮をたたくと、ふけのようなものがたくさん落ちてきます。」

英	dandruff	コ	비듬	中	皮屑；头屑
ス	caspa	ポ	caspa	イ	ketombe

▶8-16　ほくろ
【例文】「ここのほくろが、だんだん色が濃くなって盛り上がってきました。」

英	mole	コ	점	中	痣
ス	lunar	ポ	pinta	イ	tahi lalat

▶8-17　発疹（ほっしん）
【例文】「右腕がピリピリ痛かったのですが、そのうち赤い発疹がでてきました。」

英	rash；eruption	コ	발진	中	出疹子
ス	erupción	ポ	erupção；eczema	イ	ruam

9 頭や意識、精神に関する表現

▶9-1 意識混濁（いしきこんだく）
【例文】「患者は呼びかけには反応するものの、うとうとしていることがほとんどで、意識混濁がみられます。」

英	clouding of consciousness	コ	의식혼탁	中	神志不清
ス	semiinconsciente	ポ	obnubilação	イ	kekaburan kesadaran；kabut otak；kabut mental

▶9-2 異常行動（いじょうこうどう）
【例文】「異常行動といえば、夜、突然、歩き出すようなことですね。」

英	abnormal behavior	コ	이상행동	中	举止异常
ス	comportamiento anormal	ポ	comportamento estranho	イ	perilaku abnormal

▶9-3 記憶が無い（きおくがない）
【例文】「スキー場で転倒したそうですが、自分自身、そのあたりの記憶がありません。」

英	memory loss	コ	기억이 없다	中	记忆丧失；想不起来
ス	no recordar；pérdida de memoria	ポ	perda de memória	イ	lupa；tidak ingat；tidak dapat mengingat

▶9-4 気分が沈む（きぶんがしずむ）
【例文】「これといった理由もないのに、なぜか気分が沈みます。」

英	feeling depressed	コ	기분이 가라앉는다	中	意志消沉；情绪低落
ス	deprimirse	ポ	deprimir-se	イ	merasa depresi

▶9-5　気分がすぐれない
【例文】「朝から気分がすぐれず、午前中は横になっていました。」

英	not feeling well	コ	기분이 좋지않다 ; 기분이 침울 하다	中	情绪不好；无精打采
ス	no sentirse bien	ポ	sentir mal ; não estar bem	イ	suasana hati sedang tidak baik

▶9-6　(頭が) くらくらする
【例文】「しばらく前から耳鳴りが続いていましたが、今朝から頭がくらくらするようになりました。」

英	dizziness ; lightheadedness	コ	(머리가)어질 어질하다	中	晕晕乎乎
ス	sentir mareo	ポ	ter tontura	イ	pening ; pusing

▶9-7　幻覚（げんかく）
【例文】「本当に起きたことかどうか分かりません、幻覚なのでしょうか。」

英	hallucination	コ	환각	中	幻视
ス	alucinación	ポ	alucinação	イ	halusinasi

▶9-8　幻聴（げんちょう）
【例文】「みんな幻聴だと言うのですが、確かに死んだ父親の声が聞こえるのです。」

英	auditory hallucination	コ	환청	中	幻听
ス	alucinación auditiva	ポ	alucinação auditiva	イ	halusinasi pendengaran

▶9-9 昏睡（こんすい）

【例文】「患者は昏睡状態ではあるものの、しっかりと自発呼吸（※）しています。」
（※自発呼吸：機械に頼らずに自分の力で呼吸をしていること）

英	coma	コ	혼수	中	昏睡；昏迷不醒
ス	coma	ポ	em coma	イ	koma

▶9-10 失神（しっしん）

【例文】「頭がくらくらすると思ったら、急に失神してしまい、その後のことは覚えていません。」

英	fainting；syncope	コ	실신	中	暈厥［俗に「休克」とも言う］
ス	desmayo；perder el conocimiento	ポ	desmaio；perda de consciência	イ	pingsan；hilang kesadaran

▶9-11 せん妄（せんもう）

【例文】「麻薬系の強い痛み止めの副作用で、せん妄状態におちいることがあります。」

英	delirium；state of confusion	コ	섬망	中	譫妄；癔症
ス	delirio	ポ	delírio；estado confusional agudo	イ	delirium

▶9-12 強い不安感（つよいふあんかん）

【例文】「一人でいると強い不安感があって、何かしそうで怖いので、だれでもいいので居てほしいです。」

英	deep sense of uneasiness	コ	강한 불안감	中	強烈的恐懼感；焦慮不安
ス	fuerte sensación de inseguridad；ansiedad fuerte o intensa	ポ	ansiedade forte	イ	rasa cemasyang kuat

第5章

▶9-13 パニック（ぱにっく）

【例文】「高所恐怖症なので、高いところに上るとパニックになり、そこから逃げ出したくなります。」

英	panic	コ	패닉；혼란	中	恐慌（症）；惊恐；恐惧
ス	pánico	ポ	pânico	イ	panik；kecemasan；ketakutan

▶9-14 不眠（ふみん）

【例文】「不眠と一言でいっても、なかなか眠れない、途中で目が覚める、眠りが浅いなど、いろいろな種類があります。」

英	insomnia	コ	불면	中	失眠
ス	insomnio	ポ	insônia	イ	tidak dapat tidur；insomnia

▶9-15 ぼける［不適切用語として医療従事者は使用しないことが多い用語］

【例文】「母は最近ぼけがひどくなり、私の顔も分からなくなってしまいました。」

英	going senile	コ	치매；노망	中	糊涂
ス	chochear	ポ	ficar senil	イ	piku；demensia；senil

▶9-16 めまい

【例文】「朝起きて立ち上がろうとした時に、急に目の前が回転してしまい、めまいを感じました。」

英	dizziness；vertigo［回転性のめまい］	コ	현기증；어질증	中	头晕
ス	vértigo；mareo	ポ	vertigem；tontura	イ	vertigo；pusing；perasaan berputar

▶9-17　もの忘れ（ものわすれ）
【例文】「父はもの忘れがひどくなり、同じことを何度も言います。」

英	forgetfulness	コ	건망증	中	健忘
ス	falta de memoria	ポ	falhar a memória；ficar esquecido	イ	sering lupa

10　鼻、耳に関する表現

▶10-1　鼻血（はなぢ）
【例文】「鼻血が出た時は、鼻の中にガーゼをつめて圧迫し、止血します。」

英	nosebleed	コ	코피	中	流鼻血
ス	hemorragia nasal	ポ	derramento de sangue pelo nariz；hemorragia nasal	イ	pendarahan hidung；mimisan

▶10-2　耳あか（みみあか）
【例文】「耳あかをそうじする時は、傷つけないように気をつけてください。」

英	earwax	コ	귀지	中	耳垢；耳屎
ス	cera	ポ	cerume	イ	kotoran telinga

▶10-3　耳だれ
【例文】「2日前から、耳から汁のような透明の耳だれが出ています。」

英	ear discharge	コ	귀 고름；이루	中	耳朵流脓
ス	otorrea	ポ	otorréia	イ	cairan eksudat di dalam telinga

第5章

▶10-4　耳鳴り（みみなり）［聞こえ方によって用語が異なる］
【例文】「顔を急にあげたときに、高い音の耳鳴りがしました。」

英	ear ringing；buzzing in the ear	コ	귀울음；이명	中	耳鸣
ス	zumbido；tinnitus	ポ	tinido;zumbido[ズーン]；zunido［キーン］；ruído［ガーッ］;sopro［ブーン］	イ	tinitus；telinga berdengung

11　目に関する表現

▶11-1　（目の中の）異物感（いぶつかん）
【例文】「目にゴミが入って、異物感があります。」

英	feel like something is in the eye	コ	이물감	中	眼睛异物感；迷眼的感觉
ス	sentir como si tuviera algo en los ojos	ポ	sensação de cisco no olho	イ	kelilipan

▶11-2　遠視（えんし）
【例文】「遠視は、目の屈折異常の一つです。」

英	hyperopia；farsightedness	コ	원시	中	远视（眼）；老花眼
ス	hipermetropía	ポ	hipermetropia	イ	hiperopia；rabun dekat

▶11-3　近視（きんし）
【例文】「近視が強くなってきたので、メガネを替えたいです。」

英	myopia；nearsightedness	コ	근시	中	近视（眼）
ス	miopía	ポ	miopia	イ	miopia；rabun jauh

▶11-4 （目の）充血（じゅうけつ）

【例文】「最近、目に違和感を感じていたのですが、朝起きたら目が充血していてびっくりしました。」

英	red eye；bloodshot eye	コ	충혈	中	（眼睛）充血
ス	congestión ocular；ojo rojo	ポ	hiperemia	イ	hiperemia

▶11-5 視力低下（しりょくていか）

【例文】「視力低下で、雨の夜の運転がますますしにくくなりました。」

英	reduced vision	コ	시력저하	中	视力下降
ス	disminución de la agudeza visual	ポ	visão reduzida	イ	turunnya daya penglihatan

▶11-6 涙（なみだ）

【例文】「まばたきを多くすると、涙が目の乾燥を防いでくれます。」

英	tear	コ	눈물	中	眼泪
ス	lágrima	ポ	lágrima	イ	air mata

▶11-7 （ものが）二重に見える（にじゅうにみえる）

【例文】「ひどいめまいで、ものが二重に見えて、気持ち悪いです。」

英	see double；have double vision	コ	이중으로 보이다	中	（看东西）重影；复视
ス	visión doble	ポ	visão dupla；imagem dupla	イ	penglihatan dobel；penglihatan ganda

▶11-8 まぶしい

【例文】「室内から急に外へ出ると、目が慣れるまでまぶしくて何も見えません。」

英	be sensitive to light	コ	눈 부시다	中	晃眼；刺眼；畏光
ス	molestarle la luz	ポ	ofuscamento da visão	イ	silau；sensitif melihat cahaya

第5章

▶11-9　目のかすれ（めのかすれ）
【例文】「麻酔から覚めたばかりで、ふわふわした感じで目がかすんで見えます。」

英	blurred vision	コ	눈이 침침하다；흐릿하게 보이다	中	眼花
ス	tener visión nublada	ポ	visão embaçada；visão turva	イ	penglihatan kabur

▶11-10　目やに（めやに）
【例文】「治療のため目薬を差していますが、朝起きると目やにがたくさん出ます。」

英	eye mucus	コ	눈곱	中	眼眵目糊；眼屎
ス	legaña；lagaña	ポ	remela	イ	kotoran mata；tahi mata

▶11-11　乱視（らんし）
【例文】「右目だけ乱視があるので、特別なレンズを使ってメガネを作ります。」

英	astigmatism	コ	난시	中	散光
ス	astigmatismo	ポ	astigmatismo	イ	astigmatisma；silindris

12　歯に関する表現

▶12-1　歯垢（しこう）・プラーク（ぷらーく）
【例文】「歯磨きの後、デンタルフロスで歯垢も落としておきましょう。」

英	dental plaque	コ	플라크；치태	中	牙垢
ス	placa dental	ポ	placa dental	イ	plak gigi；kotoran lapisan gigi

▶12-2 歯石（しせき）

【例文】「歯垢をそのままにしておくと、やがて歯石となり、歯医者で削ってもらわないととれなくなります。」

英	tartar；dental calculus	コ	치석	中	牙石
ス	sarro	ポ	tártaro	イ	karang gigi

▶12-3 詰め物（つめもの）

【例文】「歯の詰め物をとれたままにしておくと、食べかすが溜まり虫歯になりやすいです。」

英	filling	コ	치아보형물	中	补牙
ス	empaste；obturación dental	ポ	bloco；obturação	イ	tambalan gigi

▶12-4 歯並び（はならび）

【例文】「歯並びが悪いと歯ブラシが奥まで届きにくく、虫歯になりやすいです。」

英	teeth alignment	コ	치열	中	牙齿排列
ス	dentadura；alineación de los dientes	ポ	arcada dentária；posição dos dentes	イ	deretan gigi；jajaran gigi

［プラスアルファの用語］

本章に掲げた用語以外で、医療通訳をする上で覚えておくとよい用語を記載します。演習問題として、自分で調べて単語帳をつくってみましょう。

a．刺すような痛み（さすようないたみ）
b．焼けるような痛み（やけるようないたみ）
c．持続する痛み（じぞくするいたみ）
d．高揚感（こうようかん）
e．気分が悪い（きぶんがわるい）
f．かすれ声（かすれごえ）、（声）がかすれる
g．腫瘍（しゅよう）
h．良性（りょうせい）、悪性（あくせい）
i．嚢腫（のうしゅ）
j．急性増悪（きゅうせいぞうあく）
k．胃腸の調子（いちょうのちょうし）

※ 訳例は巻末392ページ参照

❖ コラム ── 音が無いのに音で表現する擬態語

　日本語では痛い時に「きりきり」や「ずきずき」、「しくしく」、「ちくちく」、「ひりひり」といった表現をよく使います。息切れでも「ぜいぜい」と言います。こうした擬態語は、気持ちを代弁するのに簡便な表現と言えますが、通訳の世界では、ちょっとやっかいです。

　たとえば、「心臓がどきどきする」と言ったら、恋人に会ったときと動悸が激しく病気が疑われる場合と訳が異なるかもしれません。また、こうした文脈による違いのほか、上述の痛みの表現などは、個人によって意味することが微妙に異なっている可能性があります。

　ですから、医師の側がこうした表現を使うことはごくまれです。通常、「鋭い痛みですか、それとも鈍い痛みですか」とか「刺すような痛みでしょうか、押さえつけられるような痛みでしょうか」といった表現をします。

　おそらく、外国人がこうした日本語の擬態語を使うことも、ほとんどないのではないでしょうか。とすると、通訳を利用する両方の側が使わないのだから覚える必要はない、と考えることもできます。

　でも、何が起こるかわからないのが通訳現場です。医師が使わなくても、その他の医療従事者が使うかもしれませんし、カタコトの日本語を話す外国人が使うかもしれません。また、外国語の擬態語（※）に出会うかもしれませんね。そんなとき、正確な訳をするためにはどうしたらよいでしょうか。

「きりきり」だったら「刺すような」と、あらかじめ擬態語の訳を覚えておくという手もありますが、擬態語での症状表現をできるだけ他の表現に変換してもらって、意味することを確定してから訳すといった手法のほうが、より正確と言えるでしょう。（S＆N）

※たとえば韓国語では、「쭈글쭈글：チュグルチュグル」（顔などがしわくちゃな様子、日本語ではしわしわに相当）や「끙끙：クンクン」（病気で苦しむ様子、日本語ではうんうんに相当）などがある。

第6章　治療とその過程で使われる用語

　この章では、医療通訳に必要な治療や治療に至る過程、その周辺で用いられる用語を記載する。いずれも、医療行為の中でよく使われるものであり、日本語と対象言語で言えるようにしておく必要がある。例文を記載した項目については、前章同様、自ら対象言語に訳すことにチャレンジしてほしい。

1　診療科名

▶1-1　内科（ないか）

英	internal medicine	コ	내과	中	内科
ス	medicina interna	ポ	clínica geral；clínica médica	イ	penyakit dalam；internis

▶1-2　総合内科（そうごうないか）

英	general medicine	コ	종합내과	中	综合内科；大内科
ス	medicina general	ポ	clínica médica	イ	kedokteran umum

▶1-3　呼吸器科（こきゅうきか）

英	pulmonology	コ	호흡기과	中	呼吸科
ス	departamento de neumología	ポ	pneumologia	イ	pulmonology dan respirasi；penyakit paru

▶1-4 循環器科（じゅんかんきか）

英	cardiology； cardiovascular department	コ	순환기과	中	心血管科
ス	cardiología	ポ	cardiologia［心臓限定］； angiologia［血管科］	イ	kardiologi dan vaskuler；penyakit jantung

▶1-5 消化器科（しょうかきか）

英	gastroenterology	コ	소화기과	中	消化科［中国の場合は「肝胆科」と「消化道内科」に分けていることが多い］
ス	gastroenterología	ポ	gastroenterologia	イ	gastroenterologi

▶1-6 腎臓内科（じんぞうないか）

英	nephrology	コ	신장내과	中	腎内科
ス	nefrología	ポ	nefrologia	イ	nefrologi；penyakit ginjal

▶1-7 神経内科（しんけいないか）

英	neurology	コ	신경내과	中	神経内科
ス	neurología	ポ	neurologia	イ	neurologi；syaraf

▶1-8 泌尿器科（ひにょうきか）

英	urology	コ	비뇨기과	中	泌尿科
ス	urología	ポ	urologia	イ	urologi

第6章

▶1-9　小児科（しょうにか）

英	pediatrics	コ	소아과	中	小儿科；儿科
ス	pediatría	ポ	pediatria	イ	anak

▶1-10　産婦人科（さんふじんか）、産科（さんか）、婦人科（ふじんか）

英	obstetrics and gynecology	コ	산부인과［産婦人科］、산과［産科］、부인과［婦人科］	中	妇产科［「妇科」と「产科」に分ける場合もある］
ス	obstetricia y ginecología	ポ	ginecologia e obstetrícia	イ	kebidanan dan；ginekologi

▶1-11　外科（げか）

英	surgery	コ	외과	中	外科；普外
ス	cirugía	ポ	cirurgia geral	イ	bedah

▶1-12　脳神経外科（のうしんけいげか）

英	neurosurgery	コ	뇌신경외과	中	脑神经外科
ス	neurocirugía	ポ	neurocirurgia	イ	bedah syaraf

▶1-13　整形外科（せいけいげか）

英	orthopedics	コ	정형외과	中	骨科
ス	ortopedia y traumatología	ポ	ortopedia［以前の分類］；ortopedia e traumatologia	イ	bedah tulang

▶1-14　形成外科（けいせいげか）

英	plastic surgery	コ	성형외과	中	整形（修复）外科
ス	cirugía plástica	ポ	cirurgia plástica	イ	bedah plastik

▶1-15　リハビリテーション（科）（りはびりてーしょんか）

英	rehabilitation	コ	리허빌리과；재활치료과	中	康复理疗科
ス	rehabilitación	ポ	medicina física e reabilitação	イ	rehabilitasi medik dan fisioterapi

▶1-16　放射線科（ほうしゃせんか）

英	radiology	コ	방사선과	中	放射科
ス	radiología	ポ	radiologia	イ	radiologi；radioterapi

▶1-17　麻酔科（ますいか）

英	anesthesiology	コ	마취과	中	麻醉科
ス	anestesiología	ポ	anestesiologia	イ	bius；anestesi

▶1-18　皮膚科（ひふか）

英	dermatology	コ	피부과	中	皮肤科
ス	dermatología	ポ	dermatologia	イ	kulit

▶1-19　心療内科（しんりょうないか）

英	psychosomatic medicine	コ	심료내과	中	心理卫生科；心理治疗科
ス	medicina psicosomática	ポ	clínica psicossomática	イ	psikosomatis

▶1-20　精神科（せいしんか）

英	psychiatry	コ	정신과	中	精神科
ス	psiquiatría	ポ	psiquiatria	イ	penyakit jiwa

▶1-21　耳鼻咽喉科（じびいんこうか）

英	otorhinolaryngolgy；ENT［ear, nose and throat］	コ	이비인후과	中	耳鼻喉科
ス	otorrinolaringología	ポ	otorrinolaringologia	イ	THT；telinga hidung dan tenggorokan

▶1-22　眼科（がんか）

英	ophthalmology	コ	안과	中	眼科
ス	oftalmología	ポ	oftalmologia	イ	mata

▶1-23　歯科（しか）

英	dentistry	コ	치과	中	口腔科；牙科
ス	odontología	ポ	odontologia	イ	gigi dan mulut

2　治療全般に関わる用語

病因に関わる用語

▶2-1　異常増殖（いじょうぞうしょく）
【例文】「がん細胞が異常増殖しています。」

英	abnormal growth；abnormal proliferation	コ	이상증식	中	异常增生
ス	proliferación anormal	ポ	multiplaçao anormal；multiplicação anormal；proliferação anormal	イ	pertumbuhan abnormal

▶2-2　遺伝子（いでんし）
【例文】「この病気は、7番目の染色体の遺伝子が欠損しているために起こるものです。」

英	gene	コ	유전자	中	遗传基因
ス	gene；gen	ポ	gene	イ	gen；unit pewarisan sifat

▶2-3　転移（てんい）
【例文】「このがんは、転移のリスクが極めて低いです。」

英	metastasis	コ	전이	中	转移
ス	metástasis	ポ	metástase	イ	penyebaran；metastasis

▶2-4　変異（へんい）
【例文】「これは、遺伝子の突然変異が引き起こす疾病です。」

英	variation；mutation	コ	변이	中	变异
ス	variación；mutación	ポ	mutação；modificação；alteração	イ	mutasi；perubahan

▶2-5 アレルギー（あれるぎー）
【例文】「麻酔で一番こわいのがアレルギー反応です。」

英	allergy	コ	알레르기	中	过敏
ス	alergia	ポ	alergia	イ	alergi

▶2-6 抵抗力（ていこうりょく）
【例文】「抵抗力が落ちているので、なるべく外出は控えてください。」

英	resistance	コ	저항력	中	抵抗力
ス	defensa；resistencia	ポ	resistêcia	イ	resisten；perlawanan

▶2-7 免疫（めんえき）
【例文】「予防接種は、その病気に対する免疫を獲得するために受けます。」

英	immunity	コ	면역	中	免疫
ス	inmunidad	ポ	imunidade	イ	imun；kekebalan

▶2-8 自己免疫（じこめんえき）
【例文】「自己免疫疾患になると、免疫システムの機能が不良となって、自分の組織を攻撃してしまいます。」

英	autoimmune	コ	자기면역	中	自体免疫
ス	autoinmune	ポ	autoimunidade	イ	autoimun

▶2-9 免疫異常（めんえきいじょう）

【例文】「膠原病の一つである全身性エリテマトーデスは、免疫異常が深くかかわっているとされています。」

英	immune disorder	コ	면역이상	中	免疫异常
ス	desorden inmunológico	ポ	distúrbio auto-imune	イ	gangguan kekebalan；kelainan imun

▶2-10 免疫反応（めんえきはんのう）

【例文】「異物が体内に入ると免疫反応が起こり、抗体ができます。」

英	immune response	コ	면역반응	中	免疫反应
ス	respuesta inmunitaria	ポ	reação imune；resposta imune	イ	respons imun；reaksi imun

▶2-11 免疫不全（めんえきふぜん）

【例文】「エイズは、後天的に起こる免疫不全です。」

英	immunodeficiency	コ	면역부전	中	免疫功能缺失
ス	inmunodeficiencia	ポ	imunodeficiência	イ	imunodefisiensi

▶2-12 抗原（こうげん）

【例文】「抗原を特定するために、パッチテストを受けてください。」

英	antigen	コ	항원	中	抗原
ス	antígeno	ポ	antígeno	イ	antigen

▶2-13 抗体（こうたい）

【例文】「HIVの抗体が陽性であれば、HIVに感染していると判定されます。」

英	antibody	コ	항체	中	抗体
ス	anticuerpo	ポ	anticorpo	イ	antibodi

▶2-14 ホルモン異常（ほるもんいじょう）
【例文】「動悸、急な体重減少、手のふるえなどの症状はホルモン異常によるものかもしれません。」

英	hormone disorder	コ	호르몬이상	中	激素（水平）异常
ス	anormalidad hormonal	ポ	distúrbio hormonal	イ	kelainan hormon

▶2-15 進行性（しんこうせい）
【例文】「パーキンソン病は、進行性の疾患です。」

英	progressive	コ	진행성	中	进行性
ス	progresivo	ポ	progressivo	イ	progresif

▶2-16 機能不全（きのうふぜん）
【例文】「母体が高齢の場合、胎盤の機能不全が起こることがあります。」

英	dysfunction	コ	기능부전	中	功能衰竭
ス	insuficiencia funcional；disfunción	ポ	insuficiência；função inadequada de um órgão ou sistema	イ	gangguan fungsi；disfungsi

▶2-17 壊死（えし）
【例文】「細胞が致命的損傷を受けて死ぬことを壊死といいます。」

英	necrosis	コ	괴사	中	坏死
ス	necrosis	ポ	necrose	イ	kematian sel；nekrosis

▶2-18　過労（かろう）
【例文】「術後は過労を避け、ゆっくりと日常生活に戻ってください。」

英	overwork；extreme fatigue	コ	과로	中	过度劳累
ス	exceso de trabajo；fatiga extrema	ポ	fadiga extrema	イ	kerja berlebihan；kerja keras melampaui batas

▶2-19　血栓（けっせん）
【例文】「血栓防止のため弾性ストッキングをはいていただきます。」

英	thrombus；blood clot	コ	혈전	中	血栓
ス	trombo	ポ	trombo	イ	pembekuan darah；trombus

▶2-20　後遺症（こういしょう）
【例文】「脳梗塞を発症し、右半身麻痺の後遺症をわずらっています。」

英	sequela；aftereffect	コ	후유증	中	后遗症
ス	secuela	ポ	sequela	イ	sebuah efek lanjutan dari cedera

▶2-21　再発（さいはつ）
【例文】「乳がんの再発ではないかと心配しています。」

英	relapse；recurrence	コ	재발	中	复发
ス	recidiva；recaída	ポ	recaída；recidiva	イ	kambuh

第6章

▶2-22 発生頻度（はっせいひんど）
【例文】「同じ病気でも、国によって発生頻度は異なります。」

英	frequency of occurrence	コ	발생 빈도	中	发生频率；发生几率
ス	frecuencia de aparición	ポ	frequência de incidência；taxa de incidência	イ	frekuensi kejadian

▶2-23 損傷（そんしょう）
【例文】「膝の半月板が損傷を受けています。」

英	damage	コ	손상	中	损伤
ス	daño；lesión	ポ	dano	イ	kerusakan

▶2-24 分泌（ぶんぴつ）
【例文】「閉経前後は女性ホルモンの分泌が低下します。」

英	secretion	コ	분비	中	分泌
ス	secreción	ポ	secreção	イ	sekresi

▶2-25 閉塞（へいそく）
【例文】「不妊の原因は、卵管の閉塞と思われます。」

英	obstruction；occlusion；blockage	コ	폐색	中	闭塞；阻塞；梗阻
ス	obstrucción	ポ	obtrução	イ	oklusi；kemacetan；keadaan tersumbat

▶2-26 障害（しょうがい）がおこる
【例文】「喫煙により様々な健康障害がおこります。」

英	problem；impairment；disorder	コ	장애가 일어남	中	留下残疾；功能障碍
ス	trastorno；disturbio	ポ	distúrbio；problema	イ	gangguan；abnormalitas

▶2-27 病変部（びょうへんぶ）
【例文】「手術により病変部をすべて除去しました。」

英	site of pathological lesion	コ	병변부；병이 원인이 되어 일어나는 생체의 변화된 부분	中	病变部位；病变组织
ス	parte afectada	ポ	lesão；parte afetada	イ	bagian yang sakit

▶2-28 誘因（ゆういん）
【例文】「風邪を引いて痰がからむのは、喘息の誘因となります。」

英	trigger	コ	유인	中	诱因
ス	desencadenar；causa	ポ	causa	イ	penyebab

▶2-29 生理現象（せいりげんしょう）
【例文】「新生児の黄色い便は、正常な生理現象です。」

英	physiological phenomenon	コ	생리현상	中	生理现象
ス	fenómeno fisiológico	ポ	fenômeno fisiológico	イ	gejala fisik

▶2-30 老化現象（ろうかげんしょう）
【例文】「これは自然な老化現象です。」

英	symptoms of aging	コ	노화현상	中	退行性变化；衰老表现
ス	fenómeno de envejecimiento	ポ	sintoma de envelhecimento	イ	gejala penuaan

第6章

用品・用具・機器等に関する用語

▶2-31　おむつ
【例文】「失禁(しっきん)が多(おお)くなってきたので、おむつを当(あ)てます。」

英	diaper	コ	기저귀	中	尿布；尿不湿
ス	pañal	ポ	fralda	イ	popok

▶2-32　カテーテル（かてーてる）
【例文】「カテーテルを鎖骨下(さこつした)に留置(りゅうち)し、持続的(じぞくてき)に薬剤(やくざい)を注入(ちゅうにゅう)します。」

英	catheter	コ	카테터；체강 등에 삽입하여 약제를 주입하는 가는 관	中	输液管；导管
ス	catéter	ポ	cateter	イ	kateter

▶2-33　車いす（くるまいす）
【例文】「病室(びょうしつ)から手術室(しゅじゅつしつ)まで車(くるま)いすでお連(つ)れします。」

英	wheel chair	コ	휠체어	中	轮椅
ス	silla de ruedas	ポ	cadeira de roda	イ	kursi roda

▶2-34　ストレッチャー（すとれっちゃー）
【例文】「患者(かんじゃ)さんの移(うつ)し替(か)えには、ストレッチャーを使(つか)います。」

英	gurney	コ	스트레처；의료용 들것	中	担架车
ス	camilla	ポ	maca hospitalar	イ	tandu；usungan

医療機関・医療システムに関わる用語

▶2-35 インフォームド・コンセント（いんふぉーむど・こんせんと）
【例文】「治療方針を決める際、インフォームド・コンセントは不可欠です。」

英	informed consent	コ	사전동의	中	知情与同意；在治疗前告知病情征得患者同意的过程
ス	consentimiento informado	ポ	consentimento informado	イ	persetujuan pasien setelah penjelasan oleh dokter

▶2-36 回診（かいしん）
【例文】「部長の回診は毎朝9時です。」

英	round	コ	회진	中	查房
ス	visita médica；ronda médica	ポ	passar a visita；apenas visita	イ	apel

▶2-37 外来（がいらい）
【例文】「退院後は外来で定期的に診察します。」

英	outpatient	コ	외래	中	门诊
ス	consulta externa	ポ	ambulatório	イ	rawat jalan

▶2-38 完全看護（かんぜんかんご）
【例文】「この病院は完全看護ですから、付き添いは必要ありません。」

英	full nursing care by hospital nurses	コ	완전간호；가족간병 필요없음	中	全程护理；不需家属陪住
ス	cuidado completo；atención de enfermería completa	ポ	enfermagem hospitalar	イ	perawatan penuh

第6章

▶2-39 ナースコール（なーすこーる）

【例文】「トイレに行くときは、必ずナースコールしてください。」

英	nurse call button	コ	너스콜；간호사 호출	中	呼叫（护士）按钮
ス	timbre para llamar al enfermero	ポ	apertar botão para chamar a enfermeira ［看護師を呼ぶボタンを押す］	イ	tombol untuk memanggil perawat

▶2-40 入院（にゅういん）

【例文】「入院の手続きは、1階の23番窓口で行ってください。」

英	hospitalization；admission	コ	입원	中	住院
ス	hospitalización；internarse en el hospital	ポ	internação no hospital	イ	rawat inap

▶2-41 保険適用（ほけんてきよう）

【例文】「この治療は保険適用外になります。」

英	coverage；be covered by insurance	コ	보험적용	中	适用(于)保险
ス	cobertura de seguro	ポ	cobertura de seguro	イ	ditanggung asuransi

治療法に関わる用語

▶2-42 経過観察（けいかかんさつ）

【例文】「薬を変えて、しばらく経過観察しましょう。」

英	follow-up；observation	コ	경과 관찰	中	观察
ス	bajo observación médica	ポ	observação	イ	dalam pengamatan；melihat perkembangannya

▶ 2-43　自然治癒（しぜんちゆ）
【例文】「10日（とうか）くらいで自然治癒するでしょう。」

英	natural healing	コ	자연치유	中	自然治愈；自愈
ス	cura natural	ポ	curar naturalmente	イ	penyembuhan alami；sembuh sendiri

▶ 2-44　安静（あんせい）
【例文】「麻酔（ますい）からさめてもしばらく、安静が必要（ひつよう）です。」

英	(bed) rest	コ	안정	中	卧床休息［体全体を休ませるとき］；不要活动［局部を休ませるとき］
ス	reposo	ポ	repouso	イ	istirahat

▶ 2-45　絶対安静（ぜったいあんせい）
【例文】「術後（じゅつご）3日間（みっかかん）は、絶対安静です。」

英	complete bed rest	コ	절대안정	中	绝对卧床
ス	reposo absoluto	ポ	repouso absoluto	イ	istirahat total

▶ 2-46　根治療法（こんちりょうほう）
【例文】「現在（げんざい）のところ、エイズの根治療法はありません。」

英	radical treatment	コ	근치요법	中	根治疗法
ス	tratamiento radical	ポ	tratamento radical	イ	terapi kuratif

▶ 2-47　自宅療養（じたくりょうよう）
【例文】「退院後は、ゆっくりと自宅療養してください。」

英	home care ; recuperation at home	コ	자택요양	中	在家疗养
ス	cuidado médico en casa ; tratamiento domiciliario	ポ	tratamento em casa ; tratamento domiciliar	イ	pelayanan kesehatan di rumah

▶ 2-48　対症療法（たいしょうりょうほう）
【例文】「がんが脳全体に転移しているので、対症療法として放射線照射をします。」

英	symptomatic treatment	コ	대증요법	中	对症治疗
ス	tratamiento sintomático	ポ	tratamento contra os sintomas ; tratamento sintomático	イ	pengobatan simtomatik ; pengobatan gejala

▶ 2-49　体重管理（たいじゅうかんり）
【例文】「妊娠中は体重管理がとても大切です。」

英	weight control	コ	체중관리	中	体重监控
ス	control de peso	ポ	controle do peso	イ	mengontrol berat badan

▶ 2-50　刺激（しげき）
【例文】「刺激を与えることで、神経が発達します。」

英	stimulus	コ	자극	中	刺激
ス	estímulo	ポ	estímulo	イ	rangsangan

▶2-51 点滴（てんてき）
【例文】「しばらくは点滴で栄養を摂ってもらいます。」

英	intravenous drip；IV；drip infusion	コ	점적주사；링거주사	中	点滴；吊瓶
ス	suero；goteo endovenoso	ポ	soro	イ	infus

▶2-52 筋肉注射（きんにくちゅうしゃ）
【例文】「筋肉注射は、皮下注射に比べると痛いです。」

英	intramuscular injection	コ	근육 주사	中	肌肉注射；打针
ス	inyección intramuscular	ポ	injeção intramuscular；injeção no músculo	イ	injeksi intramuskular

▶2-53 静脈内注射（じょうみゃくないちゅうしゃ）
【例文】「この薬は静脈内注射しますから、効果が早く現れます。」

英	intravenous injection	コ	정맥내 주사	中	静脉注射
ス	inyección intravenosa；inyección endovenosa	ポ	injeção intravenosa	イ	injeksi intravena

▶2-54 気管内挿管（きかんないそうかん）
【例文】「気管内挿管による人工呼吸が長期化した場合、気管切開が必要となります。」

英	endotracheal intubation	コ	기관내 삽관	中	气管插管
ス	intubación endotraqueal	ポ	intubação traqueal	イ	intubasi endotrakeal

第6章

▶2-55　気道確保（きどうかくほ）
【例文】「意識が無くなると、舌の根元が落ち込み、窒息するので、気道確保が必要です。」

英	airway control；airway management	コ	기도확보	中	开放气道；确保呼吸道畅通
ス	asegurar la vía respiratoria；permeabilizar la vía aérea	ポ	abertura de vias aéreas	イ	manajemen jalan nafas

▶2-56　吸引（きゅういん）
【例文】「自力で痰が切れない場合は、吸引します。」

英	suction	コ	흡인	中	吸引；吸痰
ス	aspiración	ポ	sucção；aspirador de catarro［痰吸引機］	イ	hirup；hisap

▶2-57　吸入（きゅうにゅう）
【例文】「明日から酸素吸入のマスクをはずします。」

英	inhalation	コ	흡입	中	吸入；吸（氧）
ス	inhalación	ポ	inalação	イ	inhalasi

▶2-58　血清（けっせい）
【例文】「ウイルス感染の有無を確認するため、血清を検査します。」

英	serum	コ	혈청	中	血清
ス	suero	ポ	sérum；soro	イ	serum darah

▶2-59 処置（しょち）
【例文】「床ずれ防止のため、このような処置を行います。」

英	treatment；procedure	コ	처치	中	处置；处理；治疗
ス	tratamiento	ポ	tratamento	イ	pengobatan

▶2-60 神経ブロック（しんけいぶろっく）
【例文】「神経ブロックで疼痛を和らげます。」

英	nerve block	コ	신경차단	中	神经节封闭；打封闭
ス	bloqueo de los nervios	ポ	bloqueio do nervo	イ	blok saraf；sekatan saraf

▶2-61 治療効果（ちりょうこうか）
【例文】「治療効果を上げるため、自宅でできる体操を教えます。」

英	effectiveness of treatment	コ	치료효과	中	疗效
ス	efecto terapéutico	ポ	eficiência no tratamento	イ	efek pengobatan

▶2-62 導尿（どうにょう）
【例文】「手術後は、起き上がれないので、導尿します。」

英	urinary catheterization	コ	도뇨	中	导尿
ス	cateterismo uretral；sonda urinaria	ポ	drenagem urinária	イ	kateterisasi uretra

▶2-63 放射線（ほうしゃせん）
【例文】「人体に有害な放射線のレベルとは、どのくらいですか？」

英	radiation	コ	방사선	中	放射线；(核)辐射
ス	radiación	ポ	radiação	イ	radiasi

第6章

▶2-64 予後（よご）
【例文】「原発性の肺がんの予後は、一般に不良です。」

英	prognosis	コ	예후；병후결과	中	预后
ス	pronóstico	ポ	prognóstico	イ	prognosis；ramalan

▶2-65 予防（よぼう）
【例文】「風邪の予防には、うがい、手洗いが一番です。」

英	prevention	コ	예방	中	预防
ス	prevención	ポ	tratamento preventivo	イ	pencegahan

3　内科に関わる用語

病因に関わる用語

▶3-1　アメーバ（あめーば）
【例文】「アメーバは原生生物で、様々な種類があります。」

英	ameba；amoeba	コ	아메바	中	阿米巴原虫
ス	ameba；amoeba	ポ	ameba；amoeba	イ	amuba

▶3-2　寄生虫（きせいちゅう）
【例文】「魚の寄生虫の中には、人に被害を及ぼすものもあります。」

英	parasite	コ	기생충	中	寄生虫
ス	parásito	ポ	parasita	イ	parasit

▶3-3 微生物（びせいぶつ）
【例文】「これは、心臓の壁の内側にある心内膜に微生物が感染して起こる病気です。」

英	microorganism	コ	미생물	中	微生物
ス	microorganismo	ポ	microorganismo	イ	mikroorganisme

▶3-4 細菌（さいきん）
【例文】「サルモネラ菌は、食中毒を引き起こす細菌です。」

英	bacteria	コ	세균	中	细菌
ス	bacteria	ポ	bactéria	イ	bakteri ; kuman

▶3-5 染色体（せんしょくたい）
【例文】「この血液検査で染色体異常を調べることができます。」

英	chromosome	コ	염색체	中	染色体
ス	cromosoma	ポ	cromossomo	イ	kromosom

▶3-6 先天性（せんてんせい）
【例文】「出産後、新生児はすぐに先天性代謝異常の検査をします。」

英	congenital	コ	선천성	中	先天性
ス	congénito	ポ	congênito	イ	kongenital ; sifat bawaan

▶3-7 大腸菌（だいちょうきん）
【例文】「O-157は、病原性の大腸菌で感染力が非常に強いです。」

英	E. coli ; Escherichia coli	コ	대장균	中	大肠杆菌
ス	colibacilo ; Escherichia coli	ポ	colibacilo ; E. coli	イ	Escherichia coli

▶3-8　ばい菌（ばいきん）
【例文】「手には、たくさんのばい菌が付いています。」

英	germ	コ	세균	中	细菌
ス	micróbio	ポ	micróbio	イ	kuman

▶3-9　ブドウ球菌（ぶどうきゅうきん）
【例文】「この肺炎の原因になったブドウ球菌は、ほとんどすべての抗生物質に耐性を獲得しています。」

英	staphylococcus	コ	포도구균；포도상구균	中	葡萄球菌
ス	estafilococo	ポ	estafilococo	イ	bakteri Stafilokokus

▶3-10　ウイルス（ういるす）
【例文】「インフルエンザは、ウイルスなので抗生物質は効かないのです。」

英	virus	コ	바이러스	中	病毒
ス	virus	ポ	vírus	イ	virus

▶3-11　感染（かんせん）
【例文】「感染を抑えるために、抗生物質の点滴をします。」

英	infection	コ	감염	中	感染
ス	infección	ポ	infecção；contaminação；contágio	イ	infeksi

▶3-12 空気感染（くうきかんせん）
【例文】「結核は空気感染しますので、このマスクが有効です。」

英	airborne infection	コ	공기감염	中	空气传播；空气感染
ス	infección de transmisión aérea	ポ	infecção de transmissão aérea ; infecção de transmissão pelo ar	イ	infeksi melalui udara

▶3-13 飛沫感染（ひまつかんせん）
【例文】「この病気は飛沫感染しますから、必ずマスクをしてください。」

英	droplet infection	コ	비말감염	中	飞沫传染
ス	infección por gotitas (de saliva)	ポ	infecção por gotículas	イ	infeksi tetesan

▶3-14 母子感染（ぼしかんせん）
【例文】「HIVの母子感染は、抗HIV薬の服用等で防ぐことができます。」

英	mother-to-child transmission	コ	모자감염	中	母子传染
ス	transmisión de madre a hijo	ポ	transmissão vertical ; infecção de mãe a filho	イ	penularan infeksi dari ibu ke anak atau bayi

▶3-15 潜伏期間（せんぷくきかん）
【例文】「インフルエンザは、潜伏期間が短いです。」

英	incubation period	コ	잠복기간	中	潜伏期
ス	período de incubación	ポ	período de incubaçao	イ	masa inkubasi

第6章

▶3-16　かび
【例文】「かびが引き起こす肺炎というのもあるのですよ。」

英	mold；fungus	コ	곰팡이	中	发霉；霉菌
ス	moho；hongo	ポ	mofo；fungo	イ	kapang；jamur

▶3-17　花粉（かふん）
【例文】「くしゃみとせきは、花粉のせいですね。」

英	pollen	コ	꽃가루	中	花粉
ス	polen	ポ	pólen	イ	serbuk sari；polen

▶3-18　化学物質（かがくぶっしつ）
【例文】「化学物質によって引き起こされる健康被害もあります。」

英	chemical substance	コ	화학물질	中	化学物质
ス	sustancia química	ポ	substância química	イ	zat kimia；substansi kimia

▶3-19　異物（いぶつ）
【例文】「免疫システムは、ウイルスや細菌、その他の異物を攻撃するのです。」

英	foreign object；foreign substance	コ	이물	中	异物
ス	cuerpo extraño	ポ	corpo estranho	イ	benda asing

▶3-20　毒素（どくそ）
【例文】「体内に蓄積された毒素を除去します。」

英	toxin	コ	독소	中	毒素
ス	toxina	ポ	toxina	イ	toksin；racun

▶3-21 中毒（ちゅうどく）
【例文】「薬物が混入した食品を食べて中毒症状を起こしています。」

英	intoxication	コ	중독	中	中毒
ス	intoxicación	ポ	intoxicação	イ	kecanduan；keracunan

▶3-22 生活習慣（せいかつしゅうかん）
【例文】「まずは、生活習慣を見直しましょう。」

英	lifestyle	コ	생활습관	中	生活习惯
ス	estilo de vida；hábito	ポ	estilo de vida	イ	kebiasaan hidup；gaya hidup

▶3-23 肥満（ひまん）
【例文】「糖尿病の悪化の要因には、肥満と運動不足があります。」

英	obesity	コ	비만	中	肥胖
ス	obesidad	ポ	obesidade	イ	kegemukan

▶3-24 偏食（へんしょく）
【例文】「偏食がさらに症状を悪化させています。」

英	unbalanced diet；picky eating	コ	편식	中	偏食；挑食
ス	dieta desequilibrada	ポ	alimentação desequilibrada	イ	diet yang tidak seimbang

▶3-25 暴飲暴食（ぼういんぼうしょく）
【例文】「ストレス解消には暴飲暴食ではなく、運動をしましょう。」

英	excessive eating and drinking	コ	폭음폭식	中	暴饮暴食
ス	comer y tomar de forma excesiva	ポ	gula	イ	makan dan minum berlebihan

第6章

治療法に関わる用語

▶ 3-26 うがい
【例文】「インフルエンザの予防には、うがいも有効です。」

英	gargle	コ	입을 헹구다 ; 가글	中	漱口
ス	gárgaras	ポ	gargarejo	イ	kumur

▶ 3-27 運動療法（うんどうりょうほう）
【例文】「運動機能を回復させるために、運動療法を取り入れます。」

英	exercise therapy	コ	운동요법	中	运动疗法
ス	kinesioterapia ; ejercicios terapéuticos	ポ	exercício físico no tratamento	イ	terapi latihan

▶ 3-28 温熱療法（おんねつりょうほう）
【例文】「温熱療法は、がん細胞を死滅させたり、増殖を制御するために行います。」

英	thermotherapy	コ	온열요법	中	温热疗法
ス	termoterapia	ポ	termoterapia	イ	termoterapi

▶ 3-29 食事療法（しょくじりょうほう）
【例文】「まずは食事療法で体重を落としていきましょう。」

英	diet therapy	コ	식이요법	中	食物疗法 ; 饮食疗法
ス	dieta ; terapia nutricional	ポ	terapia nutricional ; dieta	イ	terapi diet

▶3-30 絶食（ぜっしょく）

【例文】「全身麻酔をするので、その12時間前から絶食となります。」

英	fasting	コ	금식	中	禁食
ス	ayuno	ポ	jejum	イ	puasa

▶3-31 塩分制限（えんぶんせいげん）

【例文】「血圧をコントロールするためには、塩分を制限する必要があります。」

英	restriction of salt	コ	염분 제한	中	限制盐分
ス	restricción del consumo de la sal	ポ	limitar o consumo de sal	イ	pembatasan garam

▶3-32 減塩（げんえん）

【例文】「血圧が高いので減塩してください。」

英	reduction of salt intake	コ	감염；저염	中	低盐
ス	reducción del consumo de la sal	ポ	redução do consumo de sal	イ	reduksi garam；pengurangan garam

▶3-33 カロリー制限（かろりーせいげん）

【例文】「糖尿病があるので、カロリー制限をする必要があります。」

英	calorie restriction	コ	칼로리제한：열량제한	中	限制热卡；限制热量
ス	restricción de calorías	ポ	limitar o consumo de calorias	イ	pembatasan kalori

▶3-34 高タンパク食（こうたんぱくしょく）

【例文】「高タンパク食を食べると、血中にアミノ酸が流れ出します。」

英	high-protein food	コ	고단백 식품	中	高蛋白食物
ス	alimentos ricos en proteínas；dieta hiperproteica	ポ	alimento proteico；alimento rico em proteína	イ	diet tinggi protein

▶3-35　タンパク質（たんぱくしつ）
【例文】「栄養_{えいよう}がかたよらないように、タンパク質もしっかりとってください。」

英	protein	コ	단백질	中	蛋白质
ス	proteína	ポ	proteína	イ	protein

▶3-36　おかゆ
【例文】「下痢とおう吐が止まったら、おかゆからはじめてみましょう。」

英	rice porridge；rice gruel	コ	죽	中	粥；流食
ス	arroz aguado	ポ	papa de arroz	イ	bubur

▶3-37　経管栄養（けいかんえいよう）
【例文】「飲み込む力が弱いので、経管栄養にしましょう。」

英	tube feeding	コ	경관영양	中	插管营养；鼻饲；胃管
ス	alimentación por sonda	ポ	sonda de alimentação；tubo de alimentação	イ	makanan cair melalui sonde

▶3-38　化学療法（かがくりょうほう）
【例文】「骨髄移植をする前には、白血病細胞をなくすために化学療法が必要です。」

英	chemotherapy	コ	화학요법	中	化疗
ス	quimioterapia	ポ	quimioterapia	イ	kemoterapi

▶3-39 隔離（かくり）
【例文】「感染の危険が高いため、隔離する必要があります。」

英	isolation	コ	격리	中	隔离
ス	aislamiento	ポ	isolamento ; quarentena	イ	isolasi ; karantina

▶3-40 血漿交換（けっしょうこうかん）
【例文】「血漿交換で血液中の過剰な抗体を除去します。」

英	plasmapheresis ; plasma exchange	コ	혈장교환	中	血漿置換
ス	cambio de plasma ; plasmaferesis	ポ	plasmaferese ; troca plasma	イ	pertukaran plasma

▶3-41 在宅酸素療法（ざいたくさんそりょうほう）
【例文】「状態が安定したら、退院して在宅酸素療法にしましょう。」

英	home oxygen therapy	コ	재택 산소요법	中	居家吸氧治疗
ス	oxigenoterapia domiciliaria	ポ	oxigenoterapia domiciliar	イ	terapi oksigen di rumah

▶3-42 人工呼吸（じんこうこきゅう）
【例文】「救急車を呼んで、レスキュー隊の人に人工呼吸をしてもらいましたか？」

英	artificial respiration	コ	인공호흡	中	人工呼吸
ス	respiración artificial ; respiración o ventilación asistida	ポ	respiração artificial	イ	respirasi buatan ; pernapasan buatan

▶3-43 人工呼吸器（じんこうこきゅうき）
【例文】「人工呼吸器に接続するチューブを気管に入れます。」

英	(mechanical) ventilator	コ	인공호흡기	中	人工呼吸机
ス	respirador mecánico	ポ	respirador artificial	イ	ventilator；alat memberikan pernapasan buatan

▶3-44 透析（とうせき）
【例文】「なるべく血液透析を始める時期を遅くできるよう、食事療法しましょう。」

英	dialysis	コ	투석	中	（人工）透析
ス	diálisis	ポ	diálise	イ	dialisis；cuci darah

▶3-45 除細動（じょさいどう）
【例文】「ただちに除細動を行う必要があります。」

英	defibrillation	コ	제세동	中	除颤
ス	desfibrilación	ポ	desfibrilação	イ	defibrilasi

▶3-46 放射線療法（ほうしゃせんりょうほう）
【例文】「腫瘍切除手術後、放射線療法と化学療法を併用します。」

英	radiotherapy	コ	방사선치료법	中	放疗；放射疗法
ス	radioterapia	ポ	radioterapia	イ	terapi radiasi

▶3-47 ワクチン（わくちん）
【例文】「水疱瘡のワクチン接種費用が無料になりました。」

英	vaccine	コ	왁찐；백신	中	疫苗
ス	vacuna	ポ	vacina	イ	vaksin

4　産婦人科に関わる用語

▶4-1　基礎体温（きそたいおん）
【例文】「しばらく、基礎体温を測って様子を見ましょう。」

英	basal body temperature；BBT	コ	기초체온	中	基础体温
ス	temperatura basal	ポ	temperatura corporal basal	イ	suhu tubuh dasar；temperature tubuh dasar

▶4-2　人工授精（じんこうじゅせい）
【例文】「次回、妊娠を確認できなかったら、人工授精という方法を考えてみてもいいかもしれません。」

英	artificial insemination；AI	コ	인공수정	中	人工授精
ス	inseminación artificial	ポ	inseminação artificial	イ	pembuahan buatan；inseminasi buatan

▶4-3　体外受精（たいがいじゅせい）
【例文】「体外受精と人工授精のどちらをおすすめするかは、不妊の原因によって異なってきます。」

英	in vitro fertilization；IVF	コ	체외수정	中	体外授精
ス	fertilización in vitro	ポ	fertilização in vitro	イ	fertilasi in vitro；bayi tabung

▶4-4　帝王切開（ていおうせっかい）
【例文】「第1子を帝王切開で産んでいると、原則として今回も帝王切開をおすすめしています。」

英	Cesarean section；C-section	コ	제왕절개	中	剖腹产；剖宫产
ス	cesárea	ポ	parto cesariano	イ	operasi Caesar；bedah sesar

▶4-5 内診（ないしん）
【例文】「内診をしますが、通訳は必要ですか？」

英	internal examination；pelvic examination	コ	내진	中	妇科内诊；阴道指诊
ス	examen ginecológico	ポ	exame de toque vaginal；exame ginecológico	イ	pemeriksaan panggul；pemeriksaan vagina

5　外科・整形外科などに関わる用語

外科と整形外科に共通する用語

▶5-1 患部（かんぶ）
【例文】「患部をぬらさないようにしてください。」

英	affected area	コ	환부	中	患部；伤口
ス	área afectada	ポ	local afetado	イ	bagian yang sakit

▶5-2 止血（しけつ）
【例文】「止血するために包帯できつくしばります。」

英	hemostasis；stop bleeding	コ	지혈	中	止血
ス	hemostasia；parar la hemorragia	ポ	estancar o sangue；estancar o sangramento；estancar a hemorragia	イ	hemostasis

▶5-3 手術（しゅじゅつ）
【例文】「子宮筋腫がありますが、手術の必要はありません。」

英	surgery；operation	コ	수술	中	手术
ス	operación；cirugía	ポ	cirurgia；operação	イ	operasi；bedah

▶5-4 消毒（しょうどく）

【例文】「へその緒が取れるまでは、毎日、周りを消毒してくださいね。」

英	disinfection	コ	소독	中	消毒
ス	desinfectar；desinfección	ポ	desinfeccionar；desinfecção	イ	sterilisasi；pensterilan；disinfeksi

▶5-5 切開（せっかい）

【例文】「膿がたまっているので切開して出しましょう。」

英	incision	コ	절개	中	切开
ス	incisión	ポ	incisão；cortar	イ	insisi；irisan

▶5-6 電気メス（でんきめす）

【例文】「出血をコントロールするために、電気メスを使います。」

英	electrosurgical knife	コ	전기메스；전기절제기구	中	电刀
ス	bisturí eléctrico；electrobisturí	ポ	bisturi elétrico	イ	pisau bedah listrik

▶5-7 塗布（とふ）

【例文】「痛みは筋肉の炎症によるものですので、消炎剤を塗布しておきます。」

英	application	コ	도포	中	涂抹
ス	aplicación	ポ	aplicação	イ	aplikasi

▶5-8 抜糸（ばっし）

【例文】「1週間後に抜糸します。」

英	removal of stitches	コ	실을 뽑음	中	拆线
ス	sacar los puntos	ポ	retirada de pontos	イ	pelepasan jahitan；pengambilan jahitan

第6章

▶5-9 縫合（ほうごう）
【例文】「傷口が大きいので、縫合する必要があります。」

英	suture	コ	봉합	中	縫合
ス	sutura	ポ	sutura	イ	jahitan

▶5-10 局所麻酔（きょくしょますい）
【例文】「帝王切開は局所麻酔で行いますので、赤ちゃんの顔も見られますよ。」

英	local anesthesia［狭い範囲の麻酔］; regional anesthesia［広い範囲の麻酔］	コ	국소마취	中	局部麻酔；局麻
ス	anestesia local	ポ	anestesia local	イ	pembiusan lokal；anestesi lokal

▶5-11 硬膜外麻酔（こうまくがいますい）
【例文】「硬膜外麻酔ではカテーテルを留置できるので、長い時間、麻酔を効かせることができます。」

英	epidural anesthesia	コ	경막외 마취	中	硬脊膜外腔阻滞麻酔；硬膜外腰麻
ス	anestesia epidural	ポ	anestesia peridural；anestesia extradural	イ	pembiusan epidural；anestesi epidural

▶5-12 脊髄麻酔（せきずいますい）・腰椎麻酔（ようついますい）
【例文】「脊髄麻酔で下半身に麻酔をかけます。」

英	spinal anesthesia；lumbar anesthesia	コ	척수마취；요추마취	中	蛛网膜下腔阻滞麻酔；脊椎麻酔；腰麻
ス	anestesia espinal；anestesia raquídea	ポ	anestesia raquiana；anestesia raquidiana	イ	pembiusan spinal；anestesi spinal；pembiusan pinggang；anestesi pinggang

▶5-13　全身麻酔（ぜんしんますい）

【例文】「簡単な手術ですが、子どもは手術中に動くと危険なので全身麻酔で行います。」

英	general anesthesia	コ	전신마취	中	全身麻酔；全麻
ス	anestesia general	ポ	anestesia geral	イ	pembiusan total ; anestesi total

▶5-14　輸血（ゆけつ）

【例文】「手術中に大量出血をした場合には、輸血が必要になります。」

英	blood transfusion	コ	수혈	中	輸血
ス	transfusión de sangre ; transfusión sanguínea	ポ	transfusão de sangue	イ	transfusi darah

主として外科領域の用語

▶5-15　移植（いしょく）

【例文】「こうしたケースでは、通常、心臓移植手術が必要になります。」

英	transplant	コ	이식	中	移植
ス	trasplante	ポ	transplante	イ	transplantasi

▶5-16　気管切開（きかんせっかい）

【例文】「このまま症状が改善しなければ、気管切開もやむを得ないでしょう。」

英	tracheotomy	コ	기관절개	中	气管切开
ス	traqueotomía	ポ	traqueotomia	イ	trakeotomi

第6章

▶5-17　傷口を〇針縫う（きずぐちを〇はりぬう）

【例文】「傷口を5針縫いましたが、この糸は自然に溶けてなくなるので、抜糸の必要はありません。」

英	put 〇 stitches in the wound	コ	상처를 〇바늘 꿰매다	中	伤口缝合〇针
ス	dar 〇puntos en la herida；suturar la herida	ポ	levar 〇pontos	イ	menjahit 〇 jahitan pada luka

▶5-18　摘出（てきしゅつ）

【例文】「胆嚢炎が進行していますので、胆嚢を摘出する手術を行います。」

英	removal	コ	적출	中	摘除
ス	extirpación	ポ	extração	イ	pemotongan

▶5-19　切除術（せつじょじゅつ）

【例文】「この乳房切除術では、胸筋を残すことができます。」

英	resection；surgical removal	コ	절제술	中	切除术
ス	resección；extirpación	ポ	excisão；retirar	イ	reseksi；pemotongan pembedahan

▶5-20　バイパス手術（ばいぱすしゅじゅつ）

【例文】「3つの冠動脈（※）の全部が90％以上狭窄しているので、バイパス手術が必要です。」（※冠動脈：心臓の外側に張り付く動脈で、心臓の筋肉に酸素や栄養素を送り届けているもの）

英	bypass（surgery）	コ	바이패스	中	搭桥手术
ス	bypass；cirugía de bypass	ポ	cirurgia de ponte；cirurgia de bypass	イ	operasi bypass

▶5-21 腹腔鏡（ふくくうきょう）

【例文】「腹腔鏡手術は負担が少なく、回復も早いので入院日数も少なくてすみます。」

英	laparoscope	コ	복강경	中	腹腔镜
ス	laparoscopio	ポ	laparoscopia	イ	laparoskopi

▶5-22 癒着（ゆちゃく）

【例文】「卵管が癒着している可能性がありますので、卵管造影で調べてみましょう。」

英	adhesion	コ	유착	中	粘连
ス	adherencia	ポ	aderência	イ	adhesi；daya lekat

▶5-23 レーザー治療（れーざーちりょう）

【例文】「糖尿病で目の合併症が進行すると、レーザー治療が必要になる場合があります。」

英	laser treatment	コ	레이저 치료	中	激光治疗
ス	tratamiento con láser	ポ	tratamento a laser	イ	perawatan laser

主として整形外科領域の用語

▶5-24 ギブス固定（ぎぶすこてい）

【例文】「骨折しているのでギブスで固定しましょう。」

英	cast immobilization	コ	기브스고정	中	石膏固定；打石膏
ス	enyesar；inmovilizar con yeso	ポ	imobilizar com tala gessada	イ	imobilisasi cetakan；imobilisasi gips

▶5-25 形成術（けいせいじゅつ）

【例文】「鼓膜が破れても自然に治りますが　治らない時は鼓膜形成術もあります。」

英	plasty	コ	형성술	中	成形术
ス	plastia	ポ	plastia	イ	bedah plastik

▶5-26 けん引療法（けんいんりょうほう）

【例文】「首の痛みを取るために、けん引療法をします。」

英	traction therapy	コ	견인요법	中	牵引疗法
ス	terapia de tracción	ポ	tratamento por tração	イ	terapi traksi；terapi penarik

▶5-27 コルセット（腰部）装着（こるせっと（ようぶ）そうちゃく）

【例文】「コルセットを装着すると腰の痛みが和らぎます。」

英	wearing a back brace	コ	허리보호대 착용；코르셋착용	中	戴束腰；穿紧身衣；戴护腰
ス	ponerse corsé para la cintura	ポ	uso do colete ortopédico	イ	pemakaian korset pinggang

▶5-28 再建法（さいけんほう）

【例文】「乳房摘出手術後の再建法には、いくつかの種類があります。」

英	reconstruction	コ	재건술	中	重建疗法；再造术
ス	método de reconstrucción	ポ	reconstrução	イ	rekonstruksi；konstruksi ulang

▶5-29 サポーター装着（さぽーたーそうちゃく）
【例文】「サポーターを装着して、膝の痛みを予防してください。」

英	wearing a support	コ	서포터 착용；보호대 착용	中	戴护膝［サポートする部位によって「护腕」あるいは「护肘」という。］
ス	ponerse faja；uso de protector	ポ	com protetor	イ	pemakaian penyokong；pemakaian suporter

▶5-30 人工関節（じんこうかんせつ）
【例文】「股関節の軟骨がすり減っています。治療法としては手術で人工関節を入れるというものがあります。」

英	artificial joint	コ	인공관절	中	人工关节
ス	articulación artificial	ポ	articulação artificial	イ	sendi buatan

▶5-31 人工骨（じんこうこつ）
【例文】「粉砕骨折で失われた部分を人工骨で補います。」

英	artificial bone	コ	인공뼈	中	人工骨；人造骨
ス	hueso artificial	ポ	osso artificial	イ	tulang buatan

▶5-32 骨切り術（こつきりじゅつ）
【例文】「股関節への負担を少なくするために、大腿骨の骨切り術を行います。」

英	osteotomy	コ	절골술	中	断骨成形术
ス	osteotomía	ポ	osteotomia	イ	insisi tulang；osteotomi

▶5-33 松葉杖（まつばづえ）
【例文】「足の骨が折れていますので、ギブスで固定します。松葉杖で歩いてください。」

英	crutch	コ	목발	中	架拐；拐
ス	muleta	ポ	muleta	イ	kruk；tongkat penopang

6 リハビリテーションに関わる用語

▶6-1 マッサージ（まっさーじ）
【例文】「膝関節が固まって動かなくならないように、マッサージを続けてください。」

英	massage	コ	마사지	中	按摩
ス	masaje	ポ	massagem	イ	urut；pijat

▶6-2 言語療法（げんごりょうほう）
【例文】「母語が外国語の場合、日本で言語療法を受ける際は、難しさがあるかもしれません。」

英	speech therapy；ST	コ	언어요법	中	语言训练
ス	terapia del habla；fonoaudioterapia	ポ	terapia de fala；fonoaudiologia	イ	terapi bicara

▶6-3 作業療法（さぎょうりょうほう）
【例文】「社会復帰を目指して、作業療法を受け、適応力を高めましょう。」

英	occupational therapy；OT	コ	작업요법	中	操作训练疗法
ス	terapia ocupacional	ポ	terapia ocupacional	イ	terapi okupasional；terapi kerja

▶6-4 理学療法（りがくりょうほう）
【例文】「基礎動作能力を回復させるため、理学療法を受けてください。」

英	physical therapy；PT	コ	물리치료；물리요법	中	理疗
ス	fisioterapia	ポ	fisioterapia	イ	terapi fisik；fisioterapi

▶6-5 リハビリテーション（りはびりてーしょん）
【例文】「ここはリハビリテーション専門の病院です。」

英	rehabilitation	コ	재활치료	中	康复训练
ス	rehabilitación	ポ	reabilitação	イ	rehabilitasi；pemulihan

7 皮膚に関わる用語

▶7-1 紫外線（しがいせん）
【例文】「紫外線をなるべく浴びないようにすることが大切です。」

英	ultraviolet；UV rays	コ	자외선	中	紫外线
ス	rayos ultravioletas	ポ	radiação ultravioleta	イ	UV；sinar ultraviolet

▶7-2 ダニ（だに）
【例文】「これは、ダニが原因のアレルギーです。」

英	mite；tick	コ	진드기	中	螨虫
ス	ácaro	ポ	ácaro	イ	kutu；tungau

8　神経・精神疾患に関わる用語

▶8-1　カウンセリング（かうんせりんぐ）
【例文】「2か月に1回、（心理）カウンセリングに通いましょう。」

英	psychological counseling	コ	심리 카운셀링	中	心理咨询
ス	orientación psicológica	ポ	aconselhamento psicológico	イ	konseling psikologis

▶8-2　ストレス（すとれす）
【例文】「ストレスを溜めないようにしましょう。」

英	stress	コ	스트레스	中	心理压力；应激
ス	estrés	ポ	estresse	イ	stres；tekanan

▶8-3　ADL（日常生活動作（にちじょうせいかつどうさ））
【例文】「足の能力低下でADL低下をきたしているようです。」

英	activities of daily living	コ	일상생활 활동	中	日常生活行为
ス	actividades de la vida diaria；actividades de la vida cotidiana	ポ	atividade de vida diária	イ	aktivitas sehari-hari

▶8-4　いじめ
【例文】「学校でいじめを受けているということはありませんか？」

英	bullying	コ	집단 따돌림；왕따	中	欺负；仗势欺人
ス	acoso；maltrato	ポ	mau trato	イ	penindasan

9 歯科に関わる用語

▶9-1 入れ歯（いれば）
【例文】「ブリッジでは対応（たいおう）できないので、部分（ぶぶん）入れ歯にしましょう。」

英	denture；false tooth	コ	틀니	中	假牙；活动义齿
ス	diente postizo；prótesis dental	ポ	dentadura	イ	gigi palsu；gigi buatan

▶9-2 インプラント（いんぷらんと）
【例文】「インプラントのメリットとデメリットを比較検討（ひかくけんとう）してみてください。」

英	implant	コ	임플란트	中	种植义齿
ス	implante	ポ	implante	イ	implant

▶9-3 充填（じゅうてん）
【例文】「虫歯（むしば）を削（けず）ってからレジン（※）を充填（け）します。」（※レジン：歯科用の樹脂）

英	filling	コ	충전	中	充填；补牙
ス	empaste；obturación	ポ	obturação	イ	tambalan gigi

▶9-4 抜歯（ばっし）
【例文】「抜歯するので麻酔（ますい）を打（う）ちます。」

英	extract a tooth；remove a tooth	コ	이를 뽑음；발치	中	拔牙
ス	extracción del diente	ポ	extração de dente；arrancar dente	イ	pencabutan gigi

▶9-5　歯列矯正（しれつきょうせい）
【例文】「歯列矯正は、基本的に健康保険適用外です。」

英	orthodontics	コ	치열교정	中	正畸治疗
ス	ortodoncia	ポ	correção ortodôntica；ortodontia	イ	ortodonsi；perbaikan deretan gigi

▶9-6　ブリッジ（ぶりっじ）
【例文】「ブリッジには、保険が適用されます。」

英	bridge	コ	브릿지	中	搭桥；固定义齿
ス	puente	ポ	ponte	イ	dental bridge

［プラスアルファの用語］

本章に掲げた用語以外で、医療通訳をする上で覚えておくとよい用語を記載します。演習問題として、自分で調べて単語帳をつくってみましょう。

a．自己判断（じこはんだん）
b．培養（ばいよう）
c．高温多湿（こうおんたしつ）
d．禁物（きんもつ）
e．既往歴（きおうれき）
f．骨髄移植（こつずいいしょく）
g．在宅医療（ざいたくいりょう）
h．訪問看護（ほうもんかんご）
i．母子健康手帳（ぼしけんこうてちょう）・母子手帳（ぼしてちょう）
j．差し歯（さしば）
k．身体拘束（しんたいこうそく）
l．所見（しょけん）
m．局所（きょくしょ）
n．院内学級（いんないがっきゅう）

※　訳例は巻末394ページ参照

❖ コラム ── 訛り懐かし

　訛(なま)りというと、少し前まではネガティブな響きを持つ言葉として公の場から姿を消していた感がありました。でも、今は多様性を表すものの一つとして逆に注目されつつあるのではないでしょうか。縦に細長い日本列島。地方、地方に方言があり、共通語で話しても出身地の訛りが感じられて、そこを訪れたことがあれば、その地の情景が目に浮かんでくる、そんな経験をしたことがあります。

　外国人との会話では、どうでしょうか。英語の「南部訛り」というように、やはり、その国には地方、地方に発音の違いがあるようです。言語によってはワールドワイドに使われているので、国を越えたものもあります。

　ブラジル人男性のポルトガル語通訳に行った時のことです。「ポルトガル語があんまりうまくないのでごめんなさい。わからなかったらすぐ言ってくださいね。わかるまでちゃんと説明しますから……」と断ると、彼は「スペイン語で話して大丈夫だよ。僕の奥さんもペルー人だから」と言われてしまいました。なんと、彼は私のポルトガル語を聞いて、私を見て、日本人ではなく、ペルー人と思ったようです。私のポルトガル語はペルーのスペイン語に似た訛りがあるということでしょうか。

　ポルトガル人と仕事をした後に通訳へ出向いた時には、ブラジル人女性から「あなたのご主人はポルトガル人なの？」と聞かれたこともあります。ブラジル訛りのないしゃべりをしていたということでしょうか。その敏感さに、ちょっとびっくりです。

　石川啄木の「故郷の訛り懐かし停車場の……」という短歌がありますが、外国の方もそういうのがきっとあるので、訛りに反応してくるのかもしれませんね。（Y）

第7章　検査で使われる用語

　この章では、医療通訳に必要な検査方法や検査項目に関する用語、検査を受けるときの会話など、検査に関わる用語を記載する。いずれも、医療行為の中でよく使われるものであり、日本語と対象言語で言えるようにしておく必要がある。

1　検査方法

身体所見

▶1-1　聴診（ちょうしん）

英	auscultation	コ	청진	中	听诊
ス	auscultación	ポ	auscultação	イ	auskultasi；pemeriksaan dengan stetoskop

・どんな検査か：聴診器により身体の器官が発する音を聞き、その器官の状況を確認するもの。

▶1-2　体温測定（たいおんそくてい）

英	measurement of body temperature	コ	체온 측정	中	量体温
ス	medición de la temperatura corporal	ポ	medir a temperatura corporal	イ	pemeriksaan suhu badan

・どんな検査か：体温を測るもの。

▶1-3　血圧検査・血圧測定（けつあつけんさ・けつあつそくてい）

英	blood pressure check	コ	혈압 검사；혈압 측정	中	量血压
ス	examen de presión arterial；toma de la presión arterial	ポ	exame da pressão arterial；medida da pressão arterial	イ	pemeriksaan tekanan darah

・どんな検査か：血液を身体に送り出している動脈内の圧力を調べる検査。

収縮期（上）血圧と拡張期（下）血圧の数値によって、判断する。

検体検査

▶1-4 尿検査（にょうけんさ）

英	urine test	コ	요 검사 ; 소변 검사	中	验尿
ス	análisis de orina ; examen de orina	ポ	exame de urina	イ	pemeriksaan air kencing ; pemeriksaan urine

・どんな検査か：尿を採取して、中に含まれる物質などを検知することによって、健康に関する情報を得る検査。

▶1-5 便検査（べんけんさ）

英	stool test	コ	변 검사	中	化验大便
ス	análisis de heces ; examen fecal	ポ	exame de fezes	イ	pemeriksaan feses ; pemeriksaan air besar

・どんな検査か：便を採取して、その性状を調べることによって、消化管の病気を探る検査。

▶1-6 便潜血検査（べんせんけつけんさ）

英	fecal occult blood test	コ	변 잠혈 검사	中	大便潜血检查
ス	examen de sangre oculta en heces	ポ	pesquisa de sangue oculto nas fezes	イ	pemeriksaan darah dalam feses

・どんな検査か：便を採取して、その中に血液の成分が含まれているかどうか調べ、消化管からの出血の有無を見るもの。

▶1-7 呼気テスト（こきてすと）

英	breath test	コ	호기 검사 ; 날숨 검사	中	呼气试验
ス	prueba del aliento ; examen de expiración	ポ	teste respiratório	イ	tes nafas

・どんな検査か：息を吐いて、その成分を分析する検査。ヘリコバクター・ピロ

リ菌の出すガスを分析することでピロリ菌の存在を調べる検査のことを指していることが多い。

▶1-8　喀痰検査（かくたんけんさ）

英	sputum test	コ	객담 검사	中	咳痰检查
ス	examen de esputo	ポ	análise do catarro	イ	pemeriksaan dahak

- どんな検査か：痰を採取してその性状を調べる検査。喀痰中の細菌を調べる検査が一般的だが、腫瘍細胞を調べる喀痰細胞診なども広義の喀痰検査である。

生理機能検査

▶1-9　聴力検査（ちょうりょくけんさ）

英	hearing test	コ	청력 검사	中	测听力
ス	audiometría	ポ	audiometria；teste de audição	イ	pemeriksaan audiometri；pemeriksaan daya pendengaran

- どんな検査か：音を感知する能力を調べる検査。ヘッドフォンで音を聞いて感知できる音の範囲を測定する場合が多い。

▶1-10　視力検査（しりょくけんさ）

英	vision test	コ	시력 검사	中	测视力
ス	examen de agudeza visual	ポ	exame de visão	イ	pemeriksaan daya penglihatan

- どんな検査か：目でものを識別できる能力を調べる検査。近視、遠視、乱視など水晶体の屈折異常を調べることに効果がある。

▶1-11　視野検査（しやけんさ）

英	visual field test	コ	시야 검사	中	査視野
ス	prueba del campo visual	ポ	exame do campo visual	イ	pemeriksaan area penglihatan

- どんな検査か：おわんの形をした装置の中央だけを見ながら、周辺に写る微細な光の点灯に反応できるかどうかをチェックし、それによって視野が欠けている状況を調べるもの。緑内障の状態などを調べるためにも使われる。

▶1-12　眼底検査（がんていけんさ）

英	fundoscopy	コ	안저 검사	中	査眼底
ス	examen del fondo de ojo	ポ	exame de fundo de olho；fundoscopia	イ	pemeriksaan fundus

- どんな検査か：瞳孔の奥にある眼底を機器（眼底鏡）によって観察し、そこに写る網膜や血管などの異常を調べるもの。眼底出血や網膜剥離、動脈硬化などを発見できる。

▶1-13　眼圧検査（がんあつけんさ）

英	tonometry	コ	안압 검사	中	測眼圧
ス	medición de la presión ocular；tonometria	ポ	tonometria；exame de tonometria	イ	pemeriksaan tekanan intraokular；pemeriksaan tonometer

- どんな検査か：眼球内の圧力を調べる検査。角膜に麻酔をして機器を当てる検査が主流だが、健康診断などでは、目に圧力のかかった空気を吹きかけて、へこみ具合で測る方法も用いられている。

▶1-14　パルスオキシメーター（ぱるすおきしめーたー）

英	pulse oximeter	コ	펄스옥시미터；산소포화도 측정기	中	脉冲血氧計
ス	pulsioxímetro；oxímetro de pulso	ポ	oximetro de pulso	イ	pulse oksimeter

・どんな検査か：指先などに付けて、脈拍数や血中酸素濃度などを見る計測器。

▶1-15 肺機能検査（はいきのうけんさ）・スパイロメトリー（すぱいろめとりー）

英	spirometry	コ	폐기능 검사	中	肺功能检查
ス	espirometría	ポ	espirometria；prova de capacidade pulmonar	イ	tes fungsi paru；spirometri

tes fungsi paru；spirometri・どんな検査か：スパイロメーターという計測器で呼吸の量やスピードなどを調べるもの。

▶1-16 脳波検査（のうはけんさ）

英	electroencephalography；EEG	コ	뇌파 검사	中	脑电图检查
ス	electroencefalografía	ポ	eletroencefalograma；exame de eletroencefalograma	イ	pemeriksaan elektroensefalografi；EEG

・どんな検査か：脳が出す微弱な電波を感知して、脳の障害や機能に関する情報を得ようとするもの。

▶1-17 心電図検査（しんでんずけんさ）

英	electrocardiography；ECG	コ	심전도 검사	中	心电图检查
ス	electrocardiograma	ポ	eletrocardiograma	イ	pemeriksaan elektrokardiogram

・どんな検査か：身体に電極を付けて、心臓の筋肉からの微弱な電流を感知することにより、心臓の状態を調べる検査。

▶1-18 超音波検査（ちょうおんぱけんさ）・エコー（えこー）

英	ultrasound	コ	초음파 검사；에코	中	超声波检查；B超
ス	ultrasonido；ecografía	ポ	ultrassonografia	イ	pemeriksaan ultrasonografi；USG

・どんな検査か：超音波を発射し、その反射波をコンピュータ処理して画像を得て、身体の中の状況を判断するもの。

> 放射線診断

▶1-19　X線写真（えっくすせんしゃしん）・レントゲン検査（れんとげんけんさ）

英	X-ray examination	コ	X선 사진；뢴트겐 검사	中	X光撮影；透視
ス	examen radiológico；radiografía	ポ	raio-X；radiografia	イ	pemeriksaan rontgen；pemeriksaan x-ray

・どんな検査か：放射線の一種であるエックス線を身体に当てて得られた画像により、体内の状況を見るもの。

▶1-20　CT検査（CTけんさ）

英	CT；computed tomography	コ	CT검사	中	CT断層
ス	tomografía computarizada；TC	ポ	tomografia computadorizada；TC	イ	pemeriksaan tomografi komputer；CT

・どんな検査か：CTとは、さまざまな角度から撮影したX線検査の情報をコンピュータを使って再構成し、表面からは見えない身体の内部の情報を得られるようにした画像検査。通常は撮影した部分の身体の断面の画像を積み重ねた像として描き出す。

▶1-21　MRI検査（MRIけんさ）

英	MRI；magnetic resonance imaging	コ	MRI검사；자기공명영상 검사	中	核磁共振検査
ス	imagen por resonancia magnética	ポ	imagem por ressonância magnética	イ	pemeriksaan MRI；pemeriksaan imaging resonans magnetik

・どんな検査か：核磁気共鳴画像法検査。磁場の中に身体を入れ、体内の細胞の信号を検出し、それをコンピュータ処理して内部の画像を得るもの。放射線被曝の心配はないが、強力な磁場の中に入るため、身体に金属類がある場合は、検査できない。

第7章

▶1-22　MRA検査（MRAけんさ）

英	MRA ; magnetic resonance angiography	コ	MRA검사	中	磁共振血管造影
ス	angiografía por resonancia magnética	ポ	angioressonância ; angiografia por ressonância magnética	イ	pemeriksaan MRA ; angiografi resonans magnetik

・どんな検査か：MRI検査機器によって血管の画像を得るもの。MRIとの違いは、コンピュータ処理により、血管のみの画像を得るようにしていること。

▶1-23　マンモグラフィ検査（まんもぐらふぃけんさ）

英	mammography	コ	맘모그래피 검사	中	乳腺软射线摄影
ス	mamografía	ポ	mamografia	イ	mamografi

・どんな検査か：X線撮影により、乳房内部の画像を得る検査。乳がん等の腫瘍の発見に効果がある。

▶1-24　心臓カテーテル検査（しんぞうかてーてるけんさ）

英	cardiac catheterization	コ	심장 카테터 검사	中	心脏造影检查
ス	cateterismo cardíaco	ポ	cateterismo cardíaco	イ	uji kateter jantung

・どんな検査か：手首や太ももの動脈からカテーテル（ごく細いチューブ）を入れて心臓まで到達させ、造影剤によって心臓の血管の状態や心臓の機能に異常がないか調べるもの。

▶1-25　シンチグラフィ（しんちぐらふぃ）・ラジオアイソトープ検査（らじおあいそとーぷけんさ）

英	scintigraphy (using radioactive materials)	コ	신티그래피 ; 라디오 아이소토프 검사	中	放射性同位素造影
ス	gammagrafía：inspección de radioisótopos	ポ	cintilografia (utilizando radioisótopos)	イ	uji skintigrafi dan radioisotop

・どんな検査か：体内に放射性同位元素（ラジオアイソトープ、RI）を注入し、

そこから出る放射線を検知して、画像を得るもの。元素によって特定の臓器や病変に集まる性質を利用している。

▶1-26 造影剤（ぞうえいざい）

英	contrast media；contrast dye	コ	조영제	中	造影剤
ス	medio de contraste	ポ	meio de contraste	イ	bahan kontras；agen kontras

・どんな検査か：画像診断の検査の際に、臓器によって濃淡が出るように体内に注入する薬剤。

▶1-27 胃レントゲン検査（いれんとげんけんさ）

英	stomach X-ray	コ	위 X선검사	中	胃X光检查；钡餐造影
ス	radiografía del estómago	ポ	raio X do estômago	イ	pemeriksaan rontgen lambung

・どんな検査か：上部消化管二重造影検査の一般用語の呼び方。造影剤（バリウム）を飲み、胃や食道を炭酸ガスでふくらませて、X線（レントゲン）の照射によって胃壁などの状況を調べるもの。

▶1-28 バリウム（ばりうむ）

英	barium	コ	바륨	中	钡餐
ス	bario；contraste baritado	ポ	bário	イ	barium

・どんな検査か：胃や腸などの消化管のX線検査を行う際に服用する薬剤。X線を通さない性状の液体であることを利用し、消化管の壁に付着させ、空気を入れて消化管を膨らませることで消化管の形をX線写真で描き出すことができる。

内視鏡検査

▶1-29 内視鏡検査（ないしきょうけんさ）

英	endoscopy	コ	내시경 검사	中	内窺鏡檢查
ス	endoscopia	ポ	endoscopia；exame de endoscopia	イ	pemeriksaan endoskopi

・どんな検査か：光を伝達する細い繊維を束ねたチューブを挿入することで、チューブ先端で感知した画像を撮影できるようにした検査。消化管や気管内、腹腔内、関節内など、内部の観察が困難な部位の診断や治療に用いる。

▶1-30 腹腔鏡検査（ふくくうきょうけんさ）

英	laparoscopy	コ	복강경 검사	中	腹腔鏡檢查
ス	laparoscopia；examen laparoscópico	ポ	exame de laparoscopia	イ	pemeriksaan laparoskopi

・どんな検査か：おなかに小さな穴を開け、光を通す細い管を入れて腹腔内の臓器の画像などを得る検査。

病理検査

▶1-31 生体組織検査（せいたいそしきけんさ）

英	biopsy	コ	생체조직 검사	中	病理檢查；活檢
ス	biopsia；examen patológico	ポ	biopsia	イ	biopsi

・どんな検査か：身体（主に内部）の組織の一部を採取して、顕微鏡で組織や細胞の状況を見るもの。

血液検査

▶1-32 血液検査（けつえきけんさ）

英	blood test	コ	혈액 검사	中	血液检查；验血
ス	análisis de sangre	ポ	exame de sangue	イ	pemeriksaan darah

・どんな検査か：血液を採取し、その成分や性状を調べる検査。

▶1-33 出血時間テスト（しゅっけつじかんてすと）

英	bleeding time test	コ	출혈 시간 테스트	中	测出血时间
ス	prueba del tiempo de sangrado	ポ	tempo de sangramento；tempo de hemorragia	イ	uji waktu pendarahan

・どんな検査か：皮膚からの出血が自然に止まるまでの時間を測り、異常を診断するもの。

▶1-34 肝機能検査（かんきのうけんさ）

英	liver function test	コ	간 기능 검사	中	肝功能检查；查肝功
ス	prueba de la función hepática	ポ	exame função hepática；teste função hepática	イ	uji fungsi hati

・どんな検査か：血液検査によって、肝臓の機能や胆道の機能に異常がないか調べるもの。代表的な検査項目にALT（GOT）やAST（GPT）がある（次項2-10、2-11参照）。

皮内反応

▶1-35 ツベルクリン反応検査（つべるくりんはんのうけんさ）

英	tuberculin test	コ	결핵피부 반응 검사；투베르쿨린 반응 검사	中	结核菌素皮试
ス	reacción de tuberculina	ポ	reação tuberculínica；prova de tuberculina	イ	uji tuberkulin

・どんな検査か：結核菌の培養液から抽出した無害な薬剤を皮膚に注射し、結核菌に対するアレルギー反応を見て、感染の有無の参考資料とするもの。結核の予防接種（BCG）を行っていても陽性になるなどの使いにくさがある。現在は使用頻度が減っており、QFT・T-SPOTなどの採血で行う検査に代替されつつある。

▶1-36　パッチテスト（ぱっちてすと）

英	patch test	コ	패치 테스트	中	过敏原皮试贴
ス	prueba del parche	ポ	teste de contato；teste patch	イ	uji tempel；uji patch

・どんな検査か：皮膚アレルギーの試験で、薬剤や化粧品を皮膚に試しにぬって反応を見るもの。

2　検査項目

血算

▶2-1　白血球数（はっけっきゅうすう）

英	white blood cell count	コ	백혈구 수	中	白血球计数
ス	conteo de glóbulos blancos；recuento de leucocitos	ポ	número de glóbulos brancos	イ	jumlah sel darah putih

・どんな検査か：白血球は細菌などの異物から身体を守る機能を持つ。その数値の異常によって感染症や血液の病気などがわかる。

▶2-2　血小板数（けっしょうばんすう）

英	platelet count	コ	혈소판 수	中	血小板计数
ス	conteo de plaquetas；recuento de plaqueta	ポ	número de plaqueta；contagem de plaqueta	イ	jumlah trombosit；jumlah platelet

・どんな検査か：血小板は血液の成分の一つで、出血を止める機能を持つ。その数値の異常によって血液の病気などがわかる。

▶2-3 赤血球数（せっけっきゅうすう）

英	red blood cell count	コ	적혈구 수	中	红血球计数
ス	conteo de glóbulos rojos；recuento de glóbulos rojos	ポ	número de glóbulos vermelhos	イ	jumlah sel darah merah

- どんな検査か：赤血球は血液の成分の一つで、酸素を運ぶ機能を持つ。その数値の異常によって貧血などがわかる。

▶2-4 ヘマトクリット（へまとくりっと）

英	hematocrit	コ	헤마토크릿	中	血细胞比容；红细胞压积
ス	hematocrito	ポ	hematócrito	イ	hematokrit；persentase volume sel darah merah dalam darah

- どんな検査か：血液中に占める赤血球の容積率のこと。その数値の異常によって貧血など血液の病気がわかる。

▶2-5 リンパ球（りんぱきゅう）

英	lymphocyte	コ	림프구；임파구	中	淋巴细胞
ス	linfocitos	ポ	linfócito	イ	limfosit

- どんな検査か：リンパ球は白血球の一種類で、免疫の機能を持つ。感染症の種類や免疫の状態を把握する資料にする。

生化学

▶2-6 総蛋白（そうたんぱく）

英	total protein	コ	총단백	中	总蛋白
ス	proteína total	ポ	proteína total	イ	total protein

- どんな検査か：アルブミンやグロブリンを主とする血液中のタンパク質（肝

臓でつくられる）の総称。重い肝臓病や腎臓病、栄養不良など、様々な理由で数値が減少する。

▶2-7　アルブミン（あるぶみん）

英	albumin	コ	알부민	中	白蛋白
ス	albúmina	ポ	albumina	イ	albumin

・どんな検査か：肝臓でつくられ、血液中にあるタンパク質の一つで、血液の浸透圧の調節や各種の物質の運搬の機能を持つ。その数値が低い場合、肝臓の機能の障害や栄養障害などを疑う。

▶2-8　総ビリルビン（そうびりるびん）

英	total bilirubin	コ	총빌리루빈	中	总胆红素
ス	bilirrubina total	ポ	bilirrubina total	イ	total bilirubin

・どんな検査か：ビリルビンは赤血球のヘモグロビンからつくられ、肝臓に運ばれる。そこから尿や便の一部として体外に排出される。肝臓や胆管などに障害があると、体外に排出されずに血液中の数値が高くなる。

▶2-9　ALP

英	ALP	コ	ALP；알칼라인 포스파타제	中	碱性磷酸酶
ス	fosfatasa alcalina；FA	ポ	fosfatase alcalina；FA	イ	ALP；alkali fosfatase

・どんな検査か：ALPは、体内にある酵素の一つ。数値が上昇している場合は、肝臓や胆のう、胆道、骨の病気などが原因の場合がある。ただし、妊娠、甲状腺機能亢進、食後などで高めになることもある。

258

▶2-10　ALT（GPTから名称変更）

英	ALT；GPT	コ	ALT	中	谷丙转氨酶
ス	alanina transaminasa；ALT	ポ	alanina aminotransferase；ALT；transaminase glutâmico pirúvica；TGP	イ	ALT；alanina transaminase

・どんな検査か：ALTは、主に肝臓などに含まれる酵素の一つ。肝臓に障害があると血液中に多く出てくる。

▶2-11　AST（GOTから名称変更）

英	AST；GOT	コ	AST	中	谷草转氨酶
ス	aspartato aminotransferasa；AST	ポ	aspartato aminotransferase；AST；transaminase glutâmico-oxalacética；TGO	イ	AST；aspartat transaminase

・どんな検査か：ASTは、肝臓、心臓、赤血球などの細胞の中に多く含まれている酵素であり、これらの臓器に異常があると血液中に出てくるため、濃度が上昇する。

▶2-12　γ-GTP（がんま-GTP）

英	γ-GTP	コ	γ-GTP；감마지티피	中	γ-谷氨酰转肽酶
ス	gamma glutamil transpeptidasa	ポ	γ-glutamiltranspeptidase	イ	γ-GTP；gamma glutamil transpeptidase

・どんな検査か：肝臓に含まれる酵素の一つ。肝臓や胆道に障害があると血液中に多く出てくる。特にアルコールによる影響に感度がよい。

第7章

▶ 2-13　クレアチニン（くれあちにん）

英	creatinine	コ	크레아티닌	中	尿肌酐
ス	creatinina	ポ	creatinina	イ	kreatinin

- どんな検査か：クレアチニンはアミノ酸の一種で、筋肉から血液中に出され、腎臓の働きによって尿として体外に排出される。血液中の数値が高い場合、尿としてきちんと放出されていない、つまり腎臓に障害があることを疑う。

▶ 2-14　尿素窒素（にょうそちっそ）

英	urea nitrogen	コ	요소 질소	中	尿素氮
ス	nitrógeno ureico	ポ	nitrogênio ureico	イ	nitrogen urine

- どんな検査か：尿素窒素は、身体で消費されたタンパク質の処理の結果生じるもので、腎臓の働きによって尿として体外に排出される。血液中の数値が高い場合、尿としてきちんと放出されていない、つまり腎臓に障害があることを疑う。脱水でも高くなる。

▶ 2-15　尿酸（にょうさん）

英	uric acid	コ	요산	中	尿酸
ス	ácido úrico	ポ	ácido úrico	イ	asam urat

- どんな検査か：尿酸は細胞の老廃物の一つで、腎臓の働きによって尿として体外に排出される。腎臓の機能の障害のほか、レバー、内臓、魚卵、ビール、肉類などプリン体を多く含む食品の摂り過ぎで数値が高くなる。そうなると、尿酸が結晶化して関節や腎臓などにたまり、激痛を伴う痛風発作や腎結石などを引き起こす。

▶ 2-16　血中アミラーゼ（けっちゅうあみらーぜ）

英	blood amylase	コ	혈중 아밀라아제	中	血液淀粉酶
ス	amilasa en sangre	ポ	amilase no sangue	イ	amilase dalam darah

- どんな検査か：アミラーゼは、でんぷんを分解する消化酵素の一つで、主に膵臓と唾液腺から分泌される。その数値が高い場合、膵臓や耳下腺の炎症や障害などを疑う。

▶2-17 総コレステロール（そうこれすてろーる）

英	total cholesterol	コ	총콜레스테롤	中	总胆固醇
ス	colesterol total	ポ	colesterol total	イ	total kolesterol

- どんな検査か：コレステロールは体内の脂肪の一種類で、細胞膜や血管、ホルモンなどをつくるために必要なものである。異常に低い場合は肝機能の障害、甲状腺ホルモンの異常、低栄養などが疑われる。総コレステロールの中に、LDLコレステロール、HDLコレステロール、中性脂肪が含まれており、4者の関係は、ほぼ次の等式になっているとされる。総コレステロール値＝LDL値＋HDL値＋中性脂肪×1／5

▶2-18 HDL（善玉）コレステロール（HDL（ぜんだま）これすてろーる）

英	HDL cholesterol；good cholesterol	コ	좋은 콜레스테롤；고밀도지단백 콜레스테롤	中	高密度（良性）胆固醇
ス	colesterol bueno（HDL）	ポ	HDL colesterol；colesterol bom	イ	kolesterol HDL；lipoprotein densitas tinggi

- どんな検査か：HDLコレステロールは、動脈硬化などを引き起こすコレステロールを取り除く機能を持つ。その数値が低い場合に動脈硬化の危険性が高くなる。

▶2-19 LDL（悪玉）コレステロール（LDL（あくだま）これすてろーる）

英	LDL cholesterol；bad cholesterol	コ	나쁜 콜레스테롤；저밀도지단백 콜레스테롤	中	低密度（不良）胆固醇
ス	colesterol malo(LDL)	ポ	LDL colesterol；colesterol ruim	イ	kolesterol LDL；lipoprotein densitas rendah

- どんな検査か：取り過ぎて余ったコレステロールを血管の中に置いてくる働きをするため、その数値が高い場合に動脈硬化の危険性が高くなる。

▶2-20　中性脂肪（ちゅうせいしぼう）

英	neutral fat；triglyceride	コ	중성지방	中	中性脂肪；甘油三酯
ス	grasa neutra；triglicérido	ポ	lípide neutro；triglicérides	イ	lemak netral

・どんな検査か：身体の中に取り込まれた脂肪分は、中性脂肪の形で貯蔵され、エネルギー源になる。このため、食後は中性脂肪の数値が高めになる。中性脂肪は、LDLとともに動脈硬化を促進する作用がある。

免疫反応など

▶2-21　血液型（けつえきがた）

英	blood type	コ	혈액형	中	血型
ス	grupo sanguíneo	ポ	tipo de sangue	イ	golongan darah

・どんな検査か：ABO式やRh式など、いくつかの方法により血液のタイプを分類するもの。

▶2-22　不規則抗体（ふきそくこうたい）

英	irregular antibody	コ	불규칙항체	中	不規則抗体
ス	anticuerpos irregulares	ポ	anticorpo irregular	イ	antibodi tidak teratur

・どんな検査か：血液型の違いによって輸血に不適合を起こしてしまうのは、異なる血液型に対して抗体を持ってしまうためである。同じ理由でABO式の血液型の違いによって新生児に黄だんや貧血が起こることも知られている。それに対して、ABO式の血液型が合っていても、不規則抗体（ABO式以外の血液型での抗体）ができると、黄だんや貧血が起こってしまうため、これをチェックするもの。

▶2-23 CRP（C反応性タンパク）

英	C-reactive protein；CRP	コ	CRP；c반응성 단백질	中	C-反应蛋白
ス	proteína C reactiva；PCR	ポ	proteína C reativa；PCR	イ	CRP；C-reactive protein

・どんな検査か：身体に炎症があると血液中で増加するタンパク質。

▶2-24 炎症反応（えんしょうはんのう）

英	inflammatory response	コ	염증 반응	中	炎症反应
ス	respuesta inflamatoria	ポ	reação inflamatória	イ	respon peradangan

・どんな検査か：身体の中の組織の防ぎょや修復のための反応が炎症である。その炎症の強さを反映する指標としてCRPなどがある。

▶2-25 ASO

英	ASO；antistreptolysin O antibody	コ	ASO항체	中	抗链球菌溶血素O；抗O
ス	antiestreptolisina O；ASO	ポ	antecorpo antiestreptolisina O	イ	ASO；antistreptolisin O

・どんな検査か：溶血性連鎖球菌（溶連菌）に感染すると血液中に多く出てくる抗体。

▶2-26 RA（リウマチ因子）

英	rheumatoid factor	コ	RA；류마티스 인자	中	类风湿因子
ス	factor reumatoidea	ポ	fator reumatoide	イ	faktor radang sendi；reumatoid artritis

・どんな検査か：リウマチ性の疾患のときに多く出てくる、血液中のリウマチ因子を調べるもの。健康な場合も出ることがある。

糖尿病関連

▶ 2-27 空腹時血糖(くうふくじけっとう)・血糖値(けっとうち)

英	fasting glucose level	コ	공복시 혈당 ; 혈당치	中	空腹血糖
ス	nivel de glucemia en ayunas	ポ	glicemia de jejum ; FPG	イ	glukosa darah puasa

- どんな検査か：血糖は血液中のブドウ糖のことで、インシュリンによってその量を調節している。通常、検査前日の夕食後から絶食し、朝の空腹時に血液を採取して調べる。その数値が高い場合、インシュリンの不足やその機能の低下がわかり、糖尿病などを疑う。

▶ 2-28 ヘモグロビンA1c（へもぐろびんA1c）・HbA1c

英	hemoglobin A1c	コ	헤모글로빈A1c	中	糖化血红蛋白A1c
ス	hemoglobina A1c	ポ	hemoglobina glicada ; HbA1C ; hemoglobina glicosilada	イ	hemoglobin A1c

- どんな検査か：ヘモグロビンA1cは、ヘモグロビンとブドウ糖が結合したもの。その数値は過去2か月程度の血糖の高さを反映するため、糖尿病の症状の判断に利用される。

尿検査

▶ 2-29 pH

英	pH	コ	pH ; 수소 이온 농도	中	酸碱度 ; PH值
ス	pH ; potencial de hidrógeno	ポ	pH	イ	pH ; potensi hidrogen

- どんな検査か：尿中の酸性・アルカリ性の度合いを調べるもの。通常は弱酸性の6.0前後。食事の影響や様々な病態によって酸性やアルカリ性に傾く可能性がある。

▶2-30　尿潜血（にょうせんけつ）

英	occult blood in urine	コ	요 잠혈	中	尿潜血
ス	sangre oculta en orina	ポ	sangue oculto na urina	イ	hematuria；darau dalam urin

- どんな検査か：尿の中の血液の反応を調べるもの。通常は陰性であるが、腎炎、尿路結石、膀胱炎、尿路の腫瘍などによって出血があると陽性になる。薬剤などで擬陽性になる場合もある。

▶2-31　尿蛋白（にょうたんぱく）

英	protein in urine	コ	요 단백	中	尿蛋白
ス	proteína en orina；proteinuria	ポ	proteinúria；proteína na urina	イ	protein dalam daran

- どんな検査か：血液中のタンパク質は腎臓の糸球体で濾過され、その後、尿細管で再吸収されて血液にもどるが、腎臓に障害があると血液にもどらずに尿として排出される。腎炎、糖尿病、高血圧などで腎臓に障害が生じると、尿の中にタンパクが検出される。ただし、男性の場合、早朝や運動後などでは、異常がなくても弱陽性になることがあり、女性の場合は膀胱炎で弱陽性になることがしばしばある。

▶2-32　尿糖（にょうとう）

英	glucose in urine	コ	요당	中	尿糖
ス	glucosa en orina；azúcar en orina	ポ	glicosúria；glucose na urina	イ	glikosuria；glukosa dalam urin

- どんな検査か：血液中のブドウ糖は、腎臓の働きによって、尿としては排出されない仕組みになっているが、血糖値が高くなり、腎臓の限界を超えると尿に混じることになる。糖尿病の可能性を調べるために行われる検査。ただし、血糖が高くないのに少量の糖が尿中に排泄されている人もあり、この場合は腎性尿糖と呼ぶ。

感染症

▶2-33　HBs抗原（HBsこうげん）、HBs抗体（HBsこうたい）

英	HBsAg、anti-HBs	コ	HBs항원、HBs항체	中	乙肝病毒表面抗原、乙肝病毒表面抗体
ス	antígeno HBs、anticuerpos del HBs	ポ	HBsAg、anti-HBs	イ	HBsAg、antibodi HBs

- どんな検査か：身体の中のB型肝炎ウイルスの状況を調べる検査。通常はHBs抗原陽性ならばB型肝炎ウイルスに感染した状態が疑われ、HBs抗体陽性ならばB型肝炎ウイルス感染後にウイルスを打ち負かし、抵抗力を獲得した状態であることが示唆される。B型肝炎ウイルスに感染したことがなければ、両者は陰性となる。

▶2-34　HCV抗体（HCVこうたい）

英	anti-HCV antibody	コ	HCV항체	中	丙肝病毒抗体
ス	anticuerpos del VHC	ポ	anti-VHC；anticorpo para vírus da hepatite C	イ	antibodi HCV

- どんな検査か：C型肝炎ウイルスに感染したことがあることを示す検査。C型肝炎は、感染すると抗体陽性になるため、C型肝炎に感染しているかどうかを調べるには、通常、抗原検査ではなく抗体検査を行う。ただし、感染したままの状態か、治癒後であるかを調べるには、ウイルスそのものを検出する核酸増幅法（PCR）検査を行う。

▶2-35　HTLV－1抗体（HTLVわんこうたい）

英	HTLV-1 antibody；anti-human T-lymphotropic virus 1 antibody	コ	HTLV－1항체	中	人T細胞白血病病毒抗体
ス	anticuerpo del virus linfotrópico de células T del ser humano tipo 1	ポ	anticorpo-vírus linfotrópico de células T humanas tipo 1；HTLV-1	イ	antibodi HTLV-1

- どんな検査か：ヒトT細胞白血病ウイルス（HTLV）抗体は、HTLVの保因者で陽性となる。HTLVに感染していても、ほとんどの場合は特に問題もなく一

生を終えるが、一部の人にA成人T細胞白血病（ATL）やリンパ腫などの病気を引き起こす。

▶2-36 ヒトパピローマウイルス（HPV）（ひとぱぴろーまういるす）

英	human papillomavirus	コ	HPV；인유두종 바이러스	中	人乳头瘤病毒
ス	virus del papiloma humano	ポ	vírus do papiloma humano；VPH；causador de câncer de colo do útero	イ	virus papiloma manusia

- どんな検査か：子宮頸がんの発生リスクを高めることで知られているウイルスだが、100以上のサブタイプがあり、別の一部のものは尖圭コンジローマ（性器イボ）の原因となり、他のサブタイプのものが表皮の疣贅（イボの一種）の原因になることが知られている。

▶2-37 B群溶血性連鎖球菌（Bぐんようけつせいれんさきゅうきん）

英	group B (hemolytic) streptococcus；GBS	コ	B군연쇄상구균	中	B族溶血性链球菌
ス	estreptococo hemolítico del grupo B	ポ	estreptococo do grupo B；estreptococo bactéria do grupo B	イ	grup B Streptokokus；GBS

- どんな検査か：膣を含む人体の各所にしばしば常在している細菌で、分娩時に膣内を通過する際に赤ちゃんに感染すると、細菌性髄膜炎や敗血症、肺炎になる可能性がある。

腫瘍マーカー

▶2-38 腫瘍マーカー（しゅようまーかー）

英	tumor marker	コ	종양표지자；종양마커	中	肿瘤标志物
ス	marcador tumoral	ポ	marcador tumoral；marcador para tumor［がん性腫瘍］	イ	tumor marker

- どんな検査か：腫瘍マーカーは、特定の一つまたは一群の悪性腫瘍に特異的に

反応して産出される物質で、血液検査などで調べられるものをいう。

▶2-39　AFP（α-フェトプロテイン）

英	AFP；alpha-fetoprotein	コ	AFP；a-페토프로테인	中	癌胚抗原AFP
ス	alfa-fetoproteína；AFP	ポ	AFP；alfafetoproteína	イ	AFP；alfa-fetoprotein

- どんな検査か：通常、胎児期に肝臓でつくられるタンパク質。その後はつくられないが、肝細胞がん（いわゆる肝がん）などになると増加する。

▶2-40　CA125

英	CA-125；cancer antigen 125	コ	CA125난소암 표지자	中	糖类抗原125
ス	CA 125；antígeno de cáncer 125	ポ	antígeno do câncer 125	イ	CA125；antigen kanker 125

- どんな検査か：卵巣がんや子宮がんなどで増加する腫瘍マーカー。

▶2-41　CA19－9

英	CA19-9；carbohydrate antigen 19-9	コ	CA19－9	中	糖类抗原19-9
ス	CA 19-9；antígeno carbohidrato 19-9	ポ	CA 19-9；antígeno carboidrato 19-9	イ	CA19-9；antigen karbonidrat 19-9

- どんな検査か：胆道がん、膵がんなど消化器系のがんなどで増加する腫瘍マーカー。

▶2-42　CEA

英	CEA；carcinoembryonic antigen	コ	CEA	中	癌胚抗原CEA
ス	CEA；antígeno carcinoembrionario	ポ	CEA；antígeno carcinoembrionário	イ	CEA；antigen karsino embrionik

- どんな検査か：CEA（がん胎児性抗原）は、多くの臓器のがんや炎症に反応して産出される腫瘍マーカー。

▶2-43　PSA

英	PSA；prostate specific antigen	コ	PSA；전립선 특이 항원	中	前列腺癌标志物PSA
ス	PSA；antígeno prostático específico	ポ	PSA；antígeno prostático específico	イ	PSA；prostat spesifik antigen

- どんな検査か：PSA（前立腺特異抗原）は、前立腺がんに反応して多く産出される腫瘍マーカー。

▶2-44　SCC抗原

英	SCC antigen；squamous cell carcinoma antigen	コ	SCC항원	中	鳞状细胞蛋白SCC抗原
ス	antígeno SCC；carcinoma de células escamosas	ポ	Ant SCC；antígeno do carcinoma de células escamosas	イ	antigen SCC；antigen karsinoma sel skuamosa

- どんな検査か：SCC抗原（扁平上皮がん関連抗原）は、扁平上皮（子宮頸部、食道など）のがんに反応して増加する腫瘍マーカー。

▶2-45　TPA

英	TPA；tissue polypeptide antigen	コ	TPA항원	中	组织多肽抗原TPA
ス	TPA；antígeno polipeptídico tisular	ポ	TPA；antígeno polipeptídico tecidual	イ	TPA；jaringan polipeptida antigen

- どんな検査か：TPA（組織ポリペプタイド抗原）は、多くの臓器のがんや炎症に反応して増加するタンパク質であり腫瘍マーカーの一つ。

▶2-46　CYFRA・シフラ（しふら）

英	CYFRA；cytokeratin 19 fragment	コ	CYFRA	中	细胞角质蛋白抗原
ス	CYFRA；fragmento de citoqueratina 19	ポ	CYFRA 21-1；fragmento da citoqueratina 19	イ	CYFRA；sitokeratin 19

- どんな検査か：CYFRA（サイトケラチン19）は扁平上皮がんなど、肺がんで増加する腫瘍マーカーの一つ。

酸素濃度

▶2-47　血中酸素濃度（けっちゅうさんそのうど）

英	blood oxygen level	コ	혈중산소농도	中	血氧含量
ス	nivel de oxígeno en la sangre	ポ	nível de oxigênio no sangue	イ	kadar oksigen dalam darah

・どんな検査か：血液中の酸素の濃度を測定するもの。呼吸や循環などに異常がないかどうかの判断に利用する。

3　検査のときの会話

以下に検査の際によく登場する会話を掲載する。訳文は、一つの例であり、この他にも様々な言い回し、訳出が考えられる。また、医療現場では、そのときどきの状況や文脈に応じて、適切な訳を考える必要がある。

各検査に共通するもの

▶3-1　「気分は悪くないですか？」

英	Are you feeling all right?	コ	기분은 괜찮습니까?	中	难受吗？
ス	¿No se siente mal?	ポ	Não se sente mal?	イ	Apakah perasaan anda tidak enak?

▶3-2　「今までこの検査を受けたとき、何か問題はありましたか？」

英	Did you have any problems when you had this examination before?	コ	지금까지 이검사를 받았을때 이상은 없었습니까?	中	以前做同样的检查时有没有什么异常反应？
ス	¿Ha tenido alguna dificultad o anomalia al hacerse este examen?	ポ	Até agora, quando fez este exame, teve algum problema?	イ	Sampai sekarang ketika dilakukan pemeriksaan ini, apakah tidak pernah ada masalah?

▶3-3 「右側を頭にして仰向け（あおむけ）に寝てください。」

英	Lie down on your back with your head on the right side of the bed.	コ	오른쪽에 머리를 두고 위를 향해 누우십시오.	中	请仰卧，头朝向床的右手边。
ス	Échese boca arriba con la cabeza hacia la derecha.	ポ	Fique a cabeça no lado direito e deite-se barriga para cima.	イ	Tolong berbaring terlentang dengan kepalanya di sebelah kanan.

▶3-4 「黄色いスリッパに履き替えてください。」

英	Take off your shoes and wear the yellow slippers.	コ	노란 슬리퍼로 갈아 신으십시오.	中	请换上黄色的拖鞋。
ス	Póngase las pantuflas amarillas.	ポ	Troque o calçado pelo chinelo amarelo.	イ	Silahkan pakai selop berwarna kuning.

整形外科関連

▶3-5 「右足を上げてください。」

英	Raise your right leg.	コ	오른발을 올리십시오.	中	请抬起右腿。
ス	Levante la pierna derecha.	ポ	Levante sua perna direita.	イ	Tolong angkat kaki kanan.

▶3-6 「腰を曲げてください。」

英	Bend over.	コ	허리를 구부리십시오.	中	请弯腰，前屈。
ス	Doble la cintura.	ポ	Dobre as costas ; Dobre seu quadril.	イ	Tolong lekukkan pinggang.

第7章

▶3-7 「腰を反らせてください。」

英	Lean back.	コ	허리를 젖히십시오.	中	请往后仰。
ス	Arquee la cintura.	ポ	Empurre seu corpo para frente de maneira que ele faça uma leve curva.	イ	Tolong sandarkan pinggang.

▶3-8 「顎を引いてください。」

英	Tuck your chin in.	コ	턱을 당기십시오.	中	请把下巴颏收回。
ス	Baje el mentón.	ポ	Encoste o queixo no pescoço.	イ	Tolong tarik dagu anda.

▶3-9 「顎を上げてください。」

英	Stick your chin out.	コ	턱을 올리십시오.	中	请把下巴颏往上扬。
ス	Levante el mentón.	ポ	Levante seu queixo olhando para cima.	イ	Tolong angkat dagu anda.

CT検査

▶3-10 「機械が身体の周りを回ります。」

英	The machine is going to rotate around you.	コ	기계가 몸주위를 돕니다.	中	机器会在您的身体周围旋转。
ス	La máquina girará alrededor de su cuerpo.	ポ	O aparelho irá rodar em torno do corpo.	イ	Mesinnya akan berputar mengelilingi tubuh anda.

▶3-11 「(私があなたの)頭を固定します。」

英	We will hold your head so that it won't move.	コ	머리를 고정합니다.	中	现在要把头部固定起来。
ス	Le voy a fijar la cabeza.	ポ	Vou prender a sua cabeça.	イ	Saya akan memegang kepala anda.

▶3-12 「造影剤を入れるための注射をします。」

英	We will give you an injection of contrast dye.	コ	조영제 주입을 위한 주사를 놓겠습니다.	中	现在给您打造影剂。
ス	Le aplicaré una inyección con el medio de contraste.	ポ	Vou fazer uma injeção do meio de contraste.	イ	Saya akan menginjeksikan agen kontras.

▶3-13 「造影剤の影響で身体が熱くなります。」

英	You will feel a burning sensation caused by contrast dye.	コ	조영제의 영향으로 몸이 뜨거워집니다.	中	造影剂会使您的身体发热。
ス	Sentirá calentura por el efecto del medio de contraste.	ポ	O corpo vai ficar quente por causa do meio de contraste.	イ	Anda terasa panas karena agen kontras.

▶3-14 「今日は水分を多めにとってください。」

英	Try to drink a lot of water today.	コ	오늘은 수분을 많이 섭취하십시오.	中	今天回去后请多喝水。
ス	Hoy tome bastante líquido.	ポ	Tome bastante líquido hoje.	イ	Hari ini silahkan minum air agak banyak.

シンチグラフィ

▶3-15 「検査のために微量の放射線が出る薬を注射します。」

英	To take the scan, we will give you a tiny amount of radioactive chemical by an injection.	コ	검사를 위해서 미량의 방사선이 나오는 약을 주사하겠습니다.	中	为了检查的需要，现在给您注射含微量放射性物质的药剂。
ス	Le inyectaré una pequeña cantidad de medicamento radiactivo para realizar el examen.	ポ	Para fazer o exame, vamos aplicar um injeção com uma quantidade muito pequena de radiação.	イ	Untuk pemeriksaan saya akan menginjeksi obat yang sedikit melepaskan radiasi

第7章

▶3-16 「身体に害のない程度の放射線の量です。」

英	The amount of radiation is so small that it won't harm your health.	コ	신체에 해가 되지 않을 정도의 방사선량 입니다.	中	这种程度的核辐射对身体无害。
ス	La cantidad de radiación es mínima que no perjudica la salud.	ポ	É uma quantidade de radiação tão pequena que não afeta o corpo.	イ	Kadar radiasinya tidak memberi pengaruh apapun pada tubuh anda.

▶3-17 「この検査薬は、尿と一緒に身体の外に出ます。」

英	This diagnostic agent is going to pass out of your body through your urine.	コ	이 검사약은 소변과 함께 체외로 배출됩니다.	中	这个药物成分将和尿一起被排出体外。
ス	Este reactivo será eliminado a través de la orina.	ポ	Este［過去に説明された薬の場合は「Esse」を使用］produto usado para facilitar ou realizar certos exames, ele será eliminado naturalmente pela urina.	イ	Obat untuk pemeriksaan ini nanti akan keluar bersamaan dengan urine anda.

泌尿器科関連

▶3-18 「検査直前に排尿してください。」

英	Go to the toilet to empty your bladder right before the examination.	コ	검사직전에 소변을 보십시오.	中	检查之前请把尿排净。
ス	Orine inmediatamente antes del examen.	ポ	Urine logo antes do exame.	イ	Sebelum pemeriksaan silahkan buang air kecil.

▶3-19 「尿を貯めた状態で検査に来てください。」

英	Don't go to the toilet before the examination. We need to do the examination with your bladder filled with urine.	コ	소변을 참은 상태에서 검사 하러 오십시오.	中	请憋住尿来做检查。
ス	Venga al examen sin orinar.	ポ	Venha fazer o exame com a bexiga cheia.	イ	Tolong datang untuk pemeriksaan dalam keadaan air kencing terkumpul.

神経内科関連

▶3-20 「顔を動かさずに、目で先生の指先を追ってください。」

英	Follow the doctor's finger with your eyes without moving your head.	コ	얼굴은 움직이지 말고 눈으로만 선생님의 손 끝을 쫓아주세요.	中	头不要动，只用眼睛盯住医生的手指。
ス	Siga con la vista el dedo del doctor sin mover la cabeza.	ポ	Siga o dedo do doutor com os olhos, sem mexer a cabeça.	イ	Tolong gerakkan mata mengikuti jari dokter tanpa menggerakkan muka anda.

▶3-21 「力を入れてください。」

英	Tighten your muscles.	コ	힘을 주십시오.	中	请用力。
ス	Haga fuerza.	ポ	Faça força.	イ	Tolong kencangkan otot anda

▶3-22 「力を抜いてください。」

英	Relax.	コ	힘을 빼십시오.	中	不要用力，请放松。
ス	Relájese.	ポ	Relaxe.	イ	Santai；Rileks

耳鼻科関連

▶3-23 「音(おと)が聞(き)こえたら、ボタンを押(お)してください。」

英	Press the button when you hear a sound.	コ	소리가 들리면 단추를 누르십시오.	中	听到声音就按一下按钮。
ス	Pulse el botón cuando escuche el sonido.	ポ	Aperte o botão quando ouvir o som.	イ	Begitu anda mendengar bunyi, tekanlah tombolnya

胃内視鏡検査

▶3-24 「リラックスしてください。」

英	Relax.	コ	긴장을 푸세요.	中	请放松，别紧张。
ス	Relájese.	ポ	Relaxe.	イ	Santai saja；Tenang saja

▶3-25 「(麻酔薬(ますいやく)を)すぐに飲(の)み込(こ)まず、喉(のど)の奥(おく)に３分間(ぷんかん)留(と)めておいてください。」

英	Keep the liquid (or anesthetic) in the back of your throat for 3 minutes, and then swallow it.	コ	(마취약을) 바로 삼키지 마시고 목 근처에서 3분동안 머금고 계세요.	中	不要（把麻药）马上咽下去。请在喉咙处含3分钟左右。
ス	Mantenga el anestésico en la garganta sin tragarlo durante tres minutos.	ポ	Não engula logo (o medicamento anestésico), deixe parado na garganta durante 3 minutos, depois pode engolir.	イ	Obat pembiusan ini jangan diminum langsung, biarkan di dalam rongga mulut selama 3 menit.

胃レントゲン検査

▶3-26 「息を吸って止めてください。」

英	Breathe in and hold.	コ	숨을 들이쉬고 멈추세요.	中	吸气后憋住。
ス	Inhale y contenga la respiración.	ポ	Respire e segure a respiração.	イ	Tarik nafas, tahan sebentar

▶3-27 「息を吸って吐いて止めてください。」

英	Breathe in, breathe out, and hold.	コ	숨을 들이쉬고 내쉰 뒤에 멈추십시오.	中	吸气、呼出来后憋住。
ス	Inhale,exhale y contenga la respiración.	ポ	Respire, solte o ar e segure.	イ	Tarik, lepas nafas, tahan sebentar.

▶3-28 「楽にしてください。」

英	Please relax.	コ	긴장을 풀고 편안하게 계세요.	中	请放松。
ス	Relájese.	ポ	Relaxe.	イ	Santai saja ; Tenang saja

▶3-29 「手は身体の横に置いてください。」

英	Put your arms at your sides.	コ	팔은 몸 옆에 두세요.	中	请把手放在身体两侧。
ス	Pónga las manos al lado del cuerpo.	ポ	Ponha as mãos ao lado do corpo.	イ	Letakkan tangan disamping tubuh anda.

▶3-30 「右肩を下にして寝てください。」

英	Lie on your right side.	コ	오른쪽 어깨를 밑으로 향하고 누우십시오.	中	请右肩在下，右侧卧。
ス	Échese de costado derecho.	ポ	Deite sobre seu lado direito.	イ	Tolong tidur miring dengan bahu kanan di bawah.

▶3-31 「検査中は、げっぷが出そうになりますが、げっぷをしないでください。」

英	During the examination you might feel the urge to burp, but try to hold it down.	コ	검사중에는 트림이 나올것 같아도 참아주십시오.	中	检查过程中如果想打嗝儿，请尽量憋住。
ス	Durante el examen aguante el eructo aunque le provoque las ganas de eructar.	ポ	Durante o exame ficará com vontade de arrotar, mas não arrote.	イ	Selama pemeriksaan, anda mau bersendawa, tolong ditahan ya.

▶3-32 「左斜め前を向いてください。」

英	Turn your body halfway to the left.	コ	왼쪽 대각선 방향으로 향해주세요.	中	请朝向左前方。
ス	Póngase diagonalmente a la izquierda.	ポ	Vire-se para a frente inclinado à esquerda.	イ	Miringkan badan sedikit ke kiri depan.

▶3-33 「右回りでうつぶせになってください。」

英	Roll over to the right all the way and lie on your stomach.	コ	오른쪽으로 돌아서 엎드리십시오.	中	请向右转至脸朝下俯卧。
ス	Gire a la derecha y échese de boca abajo.	ポ	Fique de bruços, girando à direita.	イ	Berputar ke kanan lalu tidur tengkurap

▶3-34 「機械でお腹をおさえます。」

英	The machine will press down on your abdomen.	コ	기계로 배를 누릅니다.	中	机器会压在您的腹部。
ス	La máquina le presionará su vientre o abdomen.	ポ	Vou pressionar a barriga com o aparelho.	イ	Mesin akan menekan perut anda.

大腸検査

▶3-35 「検査の前の日に、下剤を飲んでください。」

英	Take a laxative on the day before the examination.	コ	검사 전날에 설사약을 드십시오.	中	请在检查的前一天服用泻药。
ス	Tome el purgante el día anterior al examen.	ポ	Tome o laxante , no dia anterior do exame.	イ	Sehari sebelum pemeriksaan tolong minum obat pencuci perut

[プラスアルファの用語]

本章に掲げた用語以外で、医療通訳をする上で覚えておくとよい用語を記載します。演習問題として、自分で調べて単語帳をつくってみましょう。

a．クラミジア抗原（くらみじあこうげん）
b．子宮頸がん検査（しきゅうけいがんけんさ）・パップスメア
c．HIV抗体（HIVこうたい）
d．健康診断（けんこうしんだん）、検診（けんしん）
e．陰性（いんせい）、陽性（ようせい）

※ 訳例は巻末396ページ参照

❖ コラム ── がんを見つける

　ちょっと前まで、がんは不治の病で、がんでもないのに「自分はがんにかかっている」とノイローゼになる人も少なくない、そんな時代がありました。自覚症状が出にくく、気がついた時にはすでに手遅れという病気だったからでしょうか。

　今でも、そうしたがんの性格は変わりませんが、自覚症状がないうちに見つけることが、かなりできるようになりました。日本人に多い胃がんは、バリウムを胃壁にくっつけてX線で調べる二重造影法が開発され、健康診断に導入されたことなどから早期発見が可能になっています。

　他にも、超音波検査や便潜血検査、内視鏡検査、PSAによる前立腺がん検査などが健康診断項目に加えられ、比較的容易に受けられるようです。さらに先進的なものでは、PETやCTを導入しているクリニックや健診機関もあります。

　残った問題は、受けるか、受けないかという意思の問題と、受けられるか、受けられないかという経費負担と時間的余裕の問題になります。たとえば、内視鏡検査は苦痛を伴うので遠慮したくなりますし、高価な機器を使用する検査では5万円以上かかります。検査機関の医師からは、毎年、定期的に受けることを勧められますが、実際問題、そう気軽に受けられるものでもないなと思います。検査代が高ければ、それだけ精度が高いとも言い切れないようですし。

　そんな中、最近出てきた興味深い方法としては、アミノインデックスがんスクリーニング検査があります。これは、胃がん、肺がん、大腸がん、前立腺がん、乳がん、子宮がん・卵巣がんにかかっているリスク（確率）がわかるものです。2万円ほどかかりますが、PETやCTより安価な上、少量の血液を採取するだけですから、開発した味の素を宣伝するわけではありませんが、きわめて簡便です。

　これからも、安くて苦痛が少なく精度の高い検査方法がどんどん出てくるといいですね。（N）

第8章　薬に関する用語

　この章では、医療通訳に必要な薬に関する用語を記載する。いずれも、医療機関や薬局でよく使われるものであり、日本語と対象言語で言えるようにしておく必要がある。

1　薬の種類

　薬の種類の呼び方には、粉末などの形状・製法によって名付けられたものや点眼といった服用方法によって名付けられたもの、下痢止めなどの機能・効用に由来したものなどがある。そこで、ここでは、服用法・製法等に基づくものと用途・効用等に基づくものの2つに分けて記載する。

服用法・製法等に基づく用語名称

▶1-1　漢方（かんぽう）

英	Chinese herbal medicine	コ	한방	中	中药
ス	medicamento natural chino	ポ	medicina tradicional chinesa；medicina natural	イ	obat China

▶1-2　吸入薬（きゅうにゅうやく）

英	inhaled medicine	コ	흡입약	中	吸入药物
ス	medicamento para inhalar	ポ	medicamento para inalação	イ	obat isap

▶1-3　粉薬（こなぐすり）

英	medicine in powder form	コ	가루약	中	粉剂
ス	medicamento en polvo	ポ	medicamento em pó	イ	obat bubuk；puyer；serbuk

▶1-4 坐薬（ざやく）

英	suppository	コ	좌약	中	肛门栓剂
ス	supositorio	ポ	supositório	イ	obat supositoria

▶1-5 湿布薬（しっぷやく）

英	pain relief patch ; plaster	コ	습포제 ; 파스	中	贴敷药布
ス	compresa ; parche	ポ	compressa	イ	obat kompres

▶1-6 シロップ（しろっぷ）

英	syrup	コ	시럽	中	糖浆
ス	jarabe	ポ	xarope	イ	sirop

▶1-7 錠剤（じょうざい）

英	pill ; tablet	コ	알약 ; 정제	中	片剂
ス	pastilla ; comprimido ; tableta	ポ	comprimido	イ	pil ; tablet

▶1-8 スプレー、噴霧薬（ふんむやく）

英	spray	コ	스프레이 ; 분무약	中	喷雾剂
ス	aerosol ; pulverizador	ポ	spray ; aerossol	イ	obat semprotan

▶1-9 舌下錠（ぜっかじょう）

英	sublingual tablet	コ	혀밑에 넣고 녹여 먹는 약 ; 설하정	中	舌下含片
ス	tableta sublingual	ポ	comprimido sublingual	イ	tablet sublingual

▶1-10 点眼薬（てんがんやく）

英	eye drop	コ	점안약	中	眼药水
ス	colirio	ポ	colírio	イ	obat tetes mata

▶1-11 点鼻薬（てんびやく）

英	nasal spray	コ	코에 넣는약；점비약	中	点鼻药水
ス	spray nasal； medicamento de aplicación nasal	ポ	solução nasal	イ	obat tetes hidung

▶1-12 点耳薬（てんじやく）

英	ear drop	コ	귀에 넣는약；점이약	中	点耳药水
ス	gotas para los oídos； gotas oticas	ポ	gotas auriculares； medicamento para pôr no ouvido	イ	obat tetes telinga

▶1-13 軟膏（なんこう）

英	ointment	コ	연고	中	软膏
ス	ungüento	ポ	pomada	イ	obat salep

▶1-14 飲み薬（のみぐすり）

英	oral medicine	コ	마시는약；내복약	中	口服药
ス	medicamento por vía oral	ポ	medicamentos via oral	イ	obat minum

▶1-15 水薬（みずぐすり）

英	liquid medicine	コ	물약	中	水剤
ス	jarabe	ポ	xarope；medicamento de líquido	イ	obat cair

▶1-16 貼り薬（はりぐすり）

英	adhesive skin patch	コ	붙이는약	中	膏药
ス	parche	ポ	adesivo transdêrmico	イ	obat tempel

▶1-17 うがい薬（うがいぐすり）

英	mouthwash	コ	구강 청결제	中	漱口药水
ス	gargarismo；medicamento de enjuague bucal	ポ	medicamento para bochechos；medicamento para gargarejos	イ	obat kumur

▶1-18 生薬（しょうやく）

英	crude drug	コ	생약	中	天然药材
ス	medicina cruda	ポ	medicamento natural	イ	obat simplisia；jamu

▶1-19 膣用剤（ちつようざい）

英	vaginal medication	コ	질정	中	阴道用药
ス	óvulo；medicamento vaginal	ポ	medicamento vaginal	イ	obat vagina

▶1-20　注射薬（ちゅうしゃやく）

英	injection drug	コ	주사약	中	注射剤
ス	medicamento inyectable	ポ	medicamento injetado	イ	obat injeksi

▶1-21　薬草（やくそう）

英	herb	コ	약초	中	草药
ス	hierba	ポ	erva medicina；planta medcina	イ	obat herbal；jamu

用途・効用等に基づく用語名称

▶1-22　頓服薬（とんぷくやく）

英	medicine to be taken as needed	コ	1회용약；돈복약	中	必要时服用
ス	una dosis de remedio que se toma sólo cuando sea necesario	ポ	medicamento receitado para tomar de emergência em caso de crises ou ataques	イ	obat ramuan waktu siperlu

▶1-23　かゆみ止め（かゆみどめ）

英	medicine to stop the itching	コ	가려움증약	中	止痒药
ス	antiprurítico	ポ	medicamento para o alívio da coceira	イ	obat gatal

▶1-24　気管支拡張剤（きかんしかくちょうざい）

英	bronchodilator	コ	기관지 확장제	中	支气管扩张剂
ス	broncodilatador	ポ	broncodilatador	イ	bronkodilator

▶1-25 強心剤（きょうしんざい）

英	cardiotonic agent	コ	강심제	中	強心剤
ス	tónico cardiaco；cardiotónico	ポ	cardiotônico	イ	obat penguat jantung；kardiotonik

▶1-26 去痰剤（きょたんざい）

英	expectorant	コ	거담제	中	祛痰剂
ス	expectorante	ポ	expectorante	イ	obat penghilang dahak；ekspektoran

▶1-27 筋弛緩剤（きんしかんざい）

英	muscle relaxant	コ	근이완제	中	肌松弛剂；肌弛缓剂
ス	relajante muscular	ポ	relaxante muscular	イ	obat relaksan otot；obat penuran kefegangan otot

▶1-28 血糖降下薬（けっとうこうかやく）

英	hypoglycemic agent	コ	혈당 강하제	中	降糖药
ス	hipoglucemiante	ポ	hipoglicemiante	イ	obat hipoglikemia；obat penurun kadar glukosa darah

▶1-29 下痢止め（げりどめ）

英	antidiarrheal drug	コ	설사약；지사제	中	止泻药
ス	medicamento antidiarreico	ポ	medicamento anti-diarreico	イ	obat diare

▶1-30　抗生物質（こうせいぶっしつ）

英	antibiotic	コ	항생물질 ; 항생제	中	抗菌素 ; 抗生素
ス	antibiótico	ポ	antibiótico	イ	antibiotik

▶1-31　下剤（げざい）

英	laxative ; stool softener	コ	설사 유도약	中	泻药
ス	laxante	ポ	laxante	イ	obat cuci perut ; obat pencahar

▶1-32　解熱薬（げねつやく）

英	fever reducer	コ	해열제	中	解热降温剂 ; 退烧药
ス	antipirético	ポ	antitérmico	イ	obat penurun demam ; obat panas

▶1-33　降圧剤（こうあつざい）

英	antihypertensive（drug）	コ	강압제	中	降压药
ス	medicamento antihipertensivo	ポ	anti-hipertensivo	イ	obat hipertensi

▶1-34　抗ウイルス薬（こういるすやく）

英	antiviral drug	コ	항바이러스제	中	抗病毒药
ス	medicamento antiviral	ポ	droga antiviral ; medicamento antiviral	イ	obat anti virus

▶1-35　抗うつ剤（こううつざい）

英	antidepressant	コ	항울제	中	抗抑郁药
ス	antidepresivo	ポ	antidepressivo	イ	obat antidepresan ; obat pereda depresi

▶1-36 抗凝固剤（こうぎょうこざい）

英	anticoagulant	コ	항응고제	中	抗凝剂
ス	anticoagulante	ポ	anticoagulante	イ	obat antikoagulan；obat pencegah pembekuan

▶1-37 抗結核薬（こうけっかくやく）

英	antituberculosis drug	コ	항결핵제	中	抗结核药
ス	medicamento antituberculoso	ポ	medicamentos anti-TB	イ	obat antituberklosis；obat TBC

▶1-38 抗真菌剤（こうしんきんざい）

英	antifungal medication	コ	항진균제	中	抗真菌药
ス	antifúngico；antimicótico	ポ	droga antifúngica；medicamento antifúngico	イ	obat antijamur；obat antifungi

▶1-39 抗ヒスタミン薬（こうひすたみんやく）

英	antihistamine	コ	항히스타민제	中	抗组胺剂；抗过敏药
ス	antihistamínico	ポ	anti-histamínico	イ	obat antihistamin

▶1-40 抗不安薬（こうふあんやく）・精神安定剤（せいしんあんていざい）

英	anti-anxiety medication；mood stabilizer	コ	항불안약；정신안정제	中	安定剂；抗焦虑剂
ス	ansiolítico；tranquilizante	ポ	ansiolítico；tranquilizante	イ	obat ansiolitik；obat pengurang kecemasan；obat penenang

▶1-41 消毒薬（しょうどくやく）

英	disinfectant；antiseptic	コ	소독약	中	消毒剂
ス	desinfectante	ポ	desinfectante	イ	desinfektan

▶1-42 消炎剤（しょうえんざい）

英	anti-inflammatory drug	コ	소염제	中	消炎药
ス	desinflamatorio	ポ	antiinflamatório	イ	obat anti radang

▶1-43 消化剤（しょうかざい）

英	digestant；medicine to aid digestion	コ	소화제	中	促消化剂；消化药
ス	medicamento digestivo	ポ	medicamento digestivo	イ	obat untuk melancarkan pencernaan

▶1-44 睡眠薬（すいみんやく）

英	sleeping pill	コ	수면제	中	安眠药
ス	somnífero	ポ	sonífero；medicamento para dormir	イ	obat tidur

▶1-45 ステロイド剤（すてろいどざい）

英	steroid	コ	스테로이드	中	类固醇激素；激素类消炎药；皮质激素
ス	esteroide；corticoide	ポ	esteroide；corticosteroide	イ	obat steroid

▶1-46　制酸剤（せいさんざい）

英	antacid	コ	산 분비 억제약；제산제	中	胃酸抑制剤；抗（胃）酸药
ス	antiácido	ポ	antiácido	イ	obat antacid

▶1-47　せき止め（せきどめ）

英	cough medicine	コ	기침약	中	止咳药；镇咳药
ス	medicamento para la tos	ポ	medicamento para tosse	イ	obat batuk

▶1-48　造血剤（ぞうけつざい）

英	hematinic；blood-boosting drug	コ	조혈제	中	造血剤
ス	medicamento para la anemia	ポ	medicamento para anemia	イ	obat anemia；obat nutrisi pembentukan darah

▶1-49　鎮痛剤（ちんつうざい）・痛み止め（いたみどめ）

英	painkiller；pain reliever	コ	진통제	中	镇痛剂；止痛药
ス	analgésico	ポ	analgésico	イ	obat penghilang rasa nyeri；analgesik

▶1-50　吐き気止め（はきけどめ）

英	medicine to stop nausea	コ	구토약；진토제	中	止吐药
ス	antiemético；medicamento para las náuseas	ポ	antiemético；medicamento para náusea e vômito	イ	obat penghilang rasa mual

▶1-51　ニトログリセリン（にとろぐりせりん）

英	nitroglycerin	コ	니트로글리세린	中	硝酸甘油
ス	nitroglicerina	ポ	nitroglicerina；trinitrina	イ	nitrogliserin

▶1-52　免疫抑制剤（めんえきよくせいざい）

英	immunosuppressant	コ	면역 억제약	中	免疫抑制剂
ス	inmunosupresor	ポ	imunossupressor	イ	obat penekan imunitas；Immunosupresan

▶1-53　モルヒネ（もるひね）

英	morphine	コ	모르핀	中	吗啡
ス	morfina	ポ	morfina	イ	morfin

▶1-54　（乗り物の）酔い止め（よいどめ）

英	motion sickness medication	コ	멀미약	中	防晕动剂；防晕车晕船药
ス	medicamento para el mareo de viajes	ポ	droga antimuscarínica；medicamento para enjôo	イ	obat anti mabuk

▶1-55　利尿剤（りにょうざい）

英	diuretic	コ	이뇨제	中	利尿剂
ス	diurético	ポ	diurético	イ	diuretik

2 服用方法ほか

▶2-1 外用（がいよう）

英	external use	コ	외용	中	外用
ス	uso externo	ポ	medicamento tópico [外用薬］；uso externo	イ	pemakaian luar

▶2-2 除菌療法（じょきんりょうほう）

英	bacteria eradication therapy	コ	제균요법	中	除菌疗法
ス	terapia para desinfectar；terapia para eliminar la bacteria	ポ	terapia antibacteriana；terapia de eliminação	イ	terapi eradikasi bakteri

▶2-3 （薬剤の）耐性（たいせい）

英	drug resistance	コ	내성	中	耐药性
ス	farmacorresistencia	ポ	tolerância；resistência ao medicamento	イ	resistansi obat

▶2-4 処方（しょほう）

英	prescribe；administration	コ	처방	中	（开）处方
ス	medicación；recetar	ポ	receita；prescrição	イ	resep

▶2-5 内服（ないふく）

英	take（medicine）by mouth	コ	내복	中	内服
ス	tomar medicina	ポ	tomar medicamento por via oral；administração por via oral	イ	obat minum

▶ 2-6 副作用（ふくさよう）

英	side effect ; adverse effect	コ	부작용	中	副作用
ス	efecto secundario ; efecto colateral	ポ	efeito colateral	イ	efek samping

▶ 2-7 薬物療法（やくぶつりょうほう）

英	medication ; drug therapy	コ	약물요법	中	药物治疗
ス	farmacoterapia	ポ	farmacoterapia	イ	terapi obat

▶ 2-8 （朝の）起床時（きしょうじ）

英	first thing in the morning ; right after you get up in the morning	コ	기상시	中	起床后
ス	al levantarse por la mañana	ポ	ao levanter-se de manhã ; quando acordar de manhã	イ	waktu bangun pagi

▶ 2-9 食前（しょくぜん）

英	before meals	コ	식전	中	饭前
ス	antes de las comidas	ポ	antes de refeição	イ	sebelum makan

▶ 2-10 食後（しょくご）

英	after meals	コ	식후	中	饭后
ス	después de las comidas	ポ	após às refeições	イ	sesudah makan

▶2-11 食間（しょっかん）

英	between meals	コ	식간	中	两顿饭之间
ス	entre las comidas	ポ	entre as refeições	イ	di antara waktu makan

▶2-12 （夜の）就寝前（しゅうしんぜん（まえ））

英	before bedtime	コ	취침 시	中	睡前
ス	antes de dormir	ポ	antes de dormir	イ	sebelum tidur

▶2-13 発作時（ほっさじ）

英	when you are having an attack	コ	발작 시	中	发作时
ス	cuando tenga ataque	ポ	no ataque ; quando ocorrer um ataque,..	イ	waktu serangan penyakit

▶2-14 不眠時（ふみんじ）

英	when you are having trouble sleeping	コ	불면 시	中	失眠时
ス	cuando no pueda dormir	ポ	na hora de não conseguir dormir ; quando não tiver sono,..	イ	waktu tidak bisa tidur ; ketika insomnia

▶2-15 不安時（ふあんじ）

英	for severe anxiety	コ	불안 할 때	中	心慌时；焦虑时
ス	al sentir inquietud	ポ	na hora de ter ansiedade ; quando tiver ansiedade,..	イ	waktu terasa khawatir ; ketika cemas

▶2-16 便秘時（べんぴじ）

英	for constipation（take as needed）	コ	변비 때	中	便秘时
ス	al estar estreñido	ポ	na hora de ter prisão de ventre ; quando tiver prisão de ventre,..	イ	waktu sembelit ; pada saat konstipasi

▶2-17 下痢時（げりじ）

英	for diarrhea（take as needed）	コ	설사 시	中	腹泻时
ス	al tener diarrea	ポ	na hora de ter diarréia ; quando tiver diarréia,..	イ	waktu diare

▶2-18 低血糖時（ていけっとうじ）

英	for hypoglycemia ; when you have low blood sugar level	コ	저혈당 시	中	低血糖时
ス	al tener hipoglucemia	ポ	na hora de hipoglicemia ; quando ocorrer hipoglicemia,..	イ	waktu kadar gula darah rendah ; waktu hipoglikemia

▶2-19 発熱時（はつねつじ）

英	for fever（take as needed）	コ	열이 날 때 ; 발열 시	中	发热时 ; 发烧时
ス	al tener fiebre	ポ	na hora de ter febre ; quando tiver febre,..	イ	waktu demam ; waktu sakit panas

▶2-20 処方箋（しょほうせん）

英	prescription	コ	처방전	中	处方（签）
ス	receta médica ; prescripción médica	ポ	prescrição médica ; receita médica	イ	resep dokter

▶ 2-21 （薬の）併用（へいよう）

英	taking A with B	コ	병용	中	并用；同时使用
ス	uso simultáneo	ポ	uso simultâneo	イ	kombinasi obat

▶ 2-22 お薬手帳（おくすりてちょう）

英	medication record book	コ	약 수첩	中	服药记录手册
ス	libreta de mis medicinas	ポ	cardeneta de medicamentos；cardeneta de remédios	イ	buku catatan obat

［プラスアルファの用語］

本章で掲げた用語以外で、医療通訳をする上で覚えておくとよい用語を記載します。演習問題として、自分で調べて単語帳をつくってみましょう。

a．分解（ぶんかい）
b．ローション（ろーしょん）
c．酵素（こうそ）
d．成分（せいぶん）
e．ジェネリック薬（じぇねりっくやく）、後発薬（こうはつやく）
f．添加物（てんかぶつ）
g．禁忌（きんき）
h．鉄分（てつぶん）
i．葉酸（ようさん）
j．院外処方（いんがいしょほう）

※ 訳例は巻末397ページ参照

❖ コラム ── 女子生徒の応援

　昔、高校の生物の先生が運動会（ご近所の方々が毎年楽しみにしていた我が母校最大のイベント）の応援について解説し、男子生徒に普段以上の力を発揮させるには、女子生徒の「きゃー！」という黄色い声が一番だと言ってました。そりゃ、女子生徒たちから声がかかれば、男子生徒はふるい立ちます。

　しかも、体調不良で、たとえば下痢をしていても、止まってしまうというのです。女子生徒の嬌声（きょうせい）が下痢止めになるなんて、そんなことが本当にあるのかなと思って聞いていると、その原因はアドレナリンにあるのだと教えてくれました。

　我が身をかえりみて、運動会で、あまりいい成績が残せなかったのは、黄色い声がかからず「応援アドレナリン」の分泌がなかったせいなのか、と納得でした。

　そんな日々から数十年、今では「アドレナリン全開」という言葉が一般化するくらい、その名前と機能は有名になりました。本来は、動物が身体の状態を戦闘モードなどにするためのものですが……。副腎髄質から分泌されるホルモンで、心拍数を上げ、消化管の運動を抑え、痛みを感じにくくする作用があるようです。

　時を経てアドレナリンは表舞台に登場するようになりましたが、我が身の体内では、年とともに顔を出す機会がほとんどなくなりました。興奮すると血圧が上がると言いますから、ちょうどいいのかもしれません。（N）

第9章　予防接種・感染症法の知識

　この章では、子どもの予防接種と感染症法に関して医療通訳に必要な知識を記載する。ただし、ここに記載した情報は、法令改正によって変更される可能性がある。居住している自治体（市区町村）によって案内方法や問い合わせ先、接種場所などが異なるので、注意を要する。
　なお、感染症法対象の疾患にかかった場合に、日本ではどのような対策がとられるのかについても簡単に記載しておく。

1　予防接種のアウトライン

▶1-1　予防接種とは
　感染症の原因である細菌やウイルスを感染性がなくなるように処理したもの（ワクチン）を身体に入れる。それによって身体に、その感染症に対する免疫ができ、かからないようにすることが予防接種である。通常、生まれた赤ちゃんは1歳になるまでに母親からもらった免疫を失ってしまうため、自分で免疫をつくらなければならない。そのため、予防接種が病気の予防に効果的である。
　ただし、すべての感染症についてワクチンがつくれるわけではない。また、副反応もまれに見られる。
　ワクチンには、生ワクチンと不活化ワクチンがある。生ワクチンは、生きている細菌やウイルスの病原性を弱くしたもので、まれに、その病気の軽い症状が出ることがある。不活化ワクチンは、加熱処理や薬剤処理して病原性をなくした細菌やウイルスの一部を使うものであり、副反応が出ることはあるが、生ワクチンに比べると安全性は高い。その反面、接種回数が多くなる場合がある。
　なお、ポリオについては、これまで生ワクチンだったが、非常にまれではあるが、麻痺が生じる場合があったため、2012年9月から不活化ワクチンに切り替わった。これによって接種方法も経口から注射に変わり、回数も初回3回、追加で1回の計4回に増えている。

▶1-2　予防接種の種類
　予防接種法という法律に基づいて国が積極的に推奨し、本人に努力義務があるとされているものが、DPT－IPV、つまり四種混合（ジフテリア、百日咳、破傷風、不活化ポリオ）、BCG（結核）、MR（麻疹・風疹の混合）、日本脳炎、インフルエ

ンザ菌b型（Hib）、小児肺炎球菌、子宮頸がん予防のHPV（ヒトパピローマウィルス）、水痘（水疱瘡）、B型肝炎（HBV）である。いずれも、対象年齢をはずさなければ無料で受けられる。ただし、HPVについては重い副反応の調査中であるため、厚生労働省は、接種の積極的な勧奨を行っていない。

　義務ではないが、学会などで接種が推奨されているもの（任意接種）が、インフルエンザ、おたふくかぜ等であり、原則として有料（市区町村によっては一部公費負担あり）となる。それぞれの病気の内容については、第4章「覚えたい病気の知識」を参照されたい。

　接種の時期と回数は、ときおり制度の改正が行われ、予防接種の項目が追加になったり、回数が変更されたりする。最新の情報を入手するには、市区町村の窓口に問い合わせるとよい（「母子健康手帳」に記載されている場合もある）。また、国立感染症研究所感染症疫学センターのHP（ホーム＞感染症情報・予防接種情報＞予防接種スケジュール）にも予防接種スケジュールが掲載されている。

　なお、予防接種の種類と接種時期は、国によって異なる。一定の間隔をあけて複数回接種するものは、その間に来日した場合など、時期が合わない可能性もあり、そのときは医師に相談する必要がある。

▶1-3　予防接種の副反応

　予防接種では、よく副反応が問題になる（注1）。そのため、まずは予防接種を受けるときに発熱はないかなど、体調が十分である必要がある。

　ただ、それでも、人によって副反応の症状が出ることがある。どの予防接種でどのような副反応が出るかは予測不能だが、たとえば、BCGでは接種したところがじゅくじゅくしたようになったり、四種混合ワクチンでは、注射したところが赤く腫れたり、しこりが出たり、発熱したりすることが比較的起こりやすい。また、極めてまれではあるが、ワクチンによってはアナフィラキシー（全身性のアレルギー反応でじんましん、呼吸困難など）、血小板減少紫斑病（血液中の血小板が減少して血が止まりにくくなるもの。皮下出血によりあざができる）、脳炎（脳がウイルスなどに感染して炎症を起こし、発熱、意識障害、けいれんなどが生じるもの）などの重い副反応が起こることもある。

　いずれにしても、副反応が激しいときは、すぐに医師にかかる必要がある。

2　感染症法の知識

▶2-1　感染症法対象の感染症の種類

　図表2は感染症法の対象とされた感染症の分類一覧だが、日本ではほとんど聞か

れない病気もあれば、結核や新型インフルエンザなど、実際に患者が多数発生しているものもある。ここでは、医療通訳者として、知っておいたほうがよいと思われることを述べたい。

なお、空気感染等をする感染症の通訳は、通訳者への感染を防ぐ目的で医療従事者と同様の防護マスクを着用して行うか、別室で電話を介して通訳を行うなど、病気の性質に合わせた対応が求められる。

図表2　感染症法対象の感染症の分類一覧

	疾病名	性格	主な対応・措置
一類感染症	エボラ出血熱、クリミア・コンゴ出血熱、ペスト、マールブルグ病、ラッサ熱、痘そう（天然痘）、南米出血熱	感染力や罹患した場合の重篤性等に基づく総合的な観点からみた危険性が極めて高い感染症	原則入院（特定及び第一種感染症指定医療機関）、特定業務への就業制限、消毒等の対物措置（例外的に、建物への措置、通行制限等の措置も適用対象とする。）
二類感染症	急性灰白髄炎（ポリオ）、結核、ジフテリア、重症呼吸器症候群（SARS）、中東呼吸器症候群（MERS）、鳥インフルエンザ（H5N1）、同（H7N9）	感染力や罹患した場合の重篤性等に基づく総合的な観点からみた危険性が高い感染症	状況に応じて入院、（特定、第一種及び第二種感染症指定医療機関）、特定業務への就業制限、消毒等の対物措置
三類感染症	コレラ、細菌性赤痢、腸チフス、パラチフス、腸管出血性大腸菌感染症	感染力や罹患した場合の重篤性等に基づく総合的な観点からみた危険性は高くないが、特定の職業への就業によって感染症の集団発生を起こしうる感染症	入院勧告の必要なし 特定業務への就業制限 消毒等の対物措置
四類感染症	E型肝炎、A型肝炎、黄熱、Q熱、狂犬病、デング熱、鳥インフルエンザ（H5N1及びH7N9を除く）、日本脳炎、マラリアなど	人から人への感染はほとんどないが、動物、飲食物等の物件を介して人に感染し、国民の健康に影響を与えるおそれのある感染症	入院勧告の必要なし 消毒等の対物措置 感染症発生状況の収集、分析とその結果の公開、提供
五類感染症	ウイルス性肝炎（E型肝炎及びA型肝炎を除く）、後天性免疫不全症候群、梅毒、破傷風、百日咳、風疹、麻疹、水痘、手足口病、突発性発疹、流行性耳下腺炎、インフルエンザ（鳥インフルエンザと新型インフルエンザ等感染症を除く）性器クラミジア感染症、細菌性髄膜炎、新型コロナウイルス感染症 等	国が感染症発生動向調査を行い、その結果等に基づいて必要な情報を国民や医療関係者に提供・公開していくことによって、発生・拡大を防止すべき感染症	感染症発生状況の収集、分析とその結果の公開、提供

	疾 病 名	性 格	主な対応・措置
新型インフルエンザ等感染症	新型インフルエンザ、再興型インフルエンザ、新型コロナウイルス感染症		必要が認められる場合に健康状態の把握、外出の自粛要請。特に必要が認められる場合に一類感染症に準じた措置
新感染症	人から人へ伝染すると認められ、既知の感染症と症状などが明らかに異なり、その伝染力及び罹患した場合の重篤度から判断した危険性が極めて高い感染症		厚生労働大臣が審議会の意見を聴いた上で、必要に応じて一類感染症に準じた対応（政令で規定）
指定感染症	既知の感染症の中で上記一～三類及び新型インフルエンザ等感染症に分類されないが同等の措置が必要となった感染症		厚生労働大臣が審議会の意見を聴いた上で、必要に応じて一類感染症に準じた対応（政令で規定）

▶2-2　感染症法の対象となる感染症への対応の流れ

　感染症法による対策の流れを見ると、感染症患者を診断した医師は、法律の規定に基づき保健所に届出を行う。結核や新型インフルエンザなどで隔離が必要な病状であれば、結核指定や感染症指定された医療機関（二次感染対策がなされた感染症病棟や隔離病棟を有する病院）への入院の手配を行う。この指定医療機関は、結核や新型インフルエンザの場合、都道府県に数か所しかない場合もある。

　届出を受けた保健所は、患者の状態によって、感染力が強いと判断された場合は「入院勧告」や入院を強制する「入院措置」という行政措置を発令する。

　入院まで要しない場合は、通院によって治療することになるが、その場合であっても、他人への感染を防ぐため、「行動制限」や「就業制限」といった行政措置が発令される場合がある。

　また、保健所は、患者がだれから感染したか、だれにうつしている可能性があるかなど感染経路を調べるため、患者の「行動調査」を行い、患者との「接触者」に対しては感染していないか、「健康調査」を行う場合がある。

　患者の治療費は、一類感染症、二類感染症、指定感染症、新型インフルエンザ等感染症、新感染症については、必要に応じて公費負担の制度が用意されている。

[注]

　注1：ここでは、「副作用」ではなく、「副反応」という言葉を使用する。副作用は薬の場合に使うもので、ワクチンの場合は、国は副反応という言葉を使っ

ている。

❖ コラム ── 病名の方言

　日本の各地を旅行すると、その土地、その土地で地方色豊かな方言に出会えます。かつて東北地方を一人旅したときのことです。ローカル線の無人駅。待合室で楽しそうにおしゃべりするおばあちゃん２人の言葉は、本当にこれが日本語か、と思ったほど、さっぱりわかりませんでした。話題は家のことか、家族のことか、列車の時刻のことか、その手がかりさえもつかめなかった覚えがあります。

　では、病気に関することで方言はあるのでしょうか。風邪とか下痢とか、日常的に起こるものには、結構、方言があるようです。中でも、一番驚いたのは内出血。千葉の友人が「青なじみ」と言ったときには、何のことかと、目が点でした。「青たん」とか「青じみ」くらいなら何となく想像がつきますが。

　でも、内出血、打ち身は調べてみると、結構、いろいろあります。日本全国、みなさん日常的にどこかにぶつけて、内出血をつくっているということでしょうか。(N)

第10章　医療機関のしくみと受診時の注意事項

　この章では、医療機関の種類とそこで働く各種医療従事者の役割、医療機関での受診の流れ、留意事項について、医療通訳者として知っておいた方がよいと思われるものを記載した。

1　医療機関の種類

　医療機関の種類は、図表3に示したとおり、大きく「診療所」と「病院」に分けられる。診療所は、通常、入院施設を持たない医療機関を指すことが多いが、法律では入院患者用ベッドがあっても20床未満の場合は診療所と定義している。個人経営の医療機関（「〇×医院」、「〇△クリニック」などの名称が多い）が多数を占める。家庭医として、幅広く軽症の病気の際に最初にかかる医療機関として機能するところが多いが、耳鼻科や眼科など単科の診療を行う施設や専門分野に特化した診療を行う医療機関として位置づけられるところもある。

　病院は、入院患者用ベッドが20床以上ある医療機関を指し、入院施設の部分を「病棟」、入院を要しない患者の診療を行う部分を「外来」と呼ぶ。病院は、その機能・役割などによっていくつかの方法で分類できる。以下に記載する分類名称は、病院に関する会話の中で、比較的登場する可能性が高いものである。

　まず、症状に着目すると、急性期の治療のための「急性期病院」とそれ以外の病院、主に慢性期に対応する病院とに分けることができる。

　急性期病院は、病気が発症したばかりのときや、容態が急変したりしたときに治療を行うことを主な目的とする病院である。比較的落ち着いた病状や慢性期の症状の患者は「療養型病院」や急性期病院に属さない「一般病院」で治療、療養が行われる。特に療養型病院では、慢性期の症状で寝たきりの状態や通院加療が難しい状態の患者を入院加療している。急性期病院の入院期間は10日〜3か月くらいと短いが、療養型病院では数か月〜年単位に及ぶことがある。

　受診できる病気の種類に着目すると、多くの診療科を持っている「総合病院」（法律上の名称でなく一般的な呼び名）と、特定の分野で専門的に対応する「専門病院」に分けられる。後者は、たとえば、小児専門病院やリハビリテーション病院、精神病院などがある。

　対応できる治療のレベルに着目すると、一般的な治療を行う診療所や一般病院、それらの後方支援的病院として高度な医療を行う「地域医療支援病院」（地域の拠

図表3　医療機関の種類

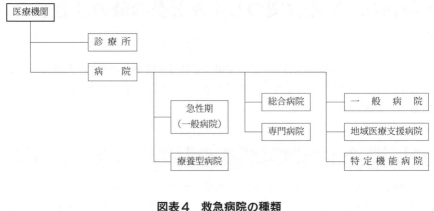

図表4　救急病院の種類

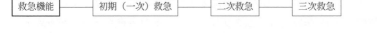

点病院や大きな総合病院など）、さらに高度な医療を行い、大規模な施設を持つ「特定機能病院」（大学病院や都道府県立医療センターなど）に分類される。

　厚生労働省は、高度な医療を行う高次病院に患者が集中し非効率となることを避けるため、高次医療機関を受診する際に紹介状がなければ、初診料を高く徴収するよう設定している。また、高次医療機関側に紹介状をもって受診する患者の割合を一定程度以上に保つことを義務化しており、紹介状なしにこれらの病院を直接受診することができない場合がある。

　急性期病院や一般病院のうち、救急施設を備え、24時間診療体制をとる病院は、救急病院とも呼ばれる。図表4のとおり、その救急病院にも、軽症（入院や手術の必要がなく外来診療のみで帰宅可能なケースなど）に対応する「初期（一次）救急」から、主として一般病院に入院治療の必要なレベルのケースに対応する「二次救急」、さらに高度な専門医療が必要な重症ケースに対応できる「三次救急」レベルまで分けられている。

　経営主体に着目すると、図表5のように、国立や市町村立といった国や自治体、それらの主導で設立された独立行政法人が経営する医療機関、学校法人が設立した大学医学部に付属する大学病院、医療法人や個人が経営する民間医療機関、社会福祉法人や農業協同組合、日本赤十字社、公益社団・財団法人などを母体とする医療機関などに分けられる。近年、施設を自治体が作り、運営を自治体以外の経営主体に任せる指定管理者制度（地方自治法に基づく制度）を活用した病院もできてきている。

図表5　経営主体による分類

- 医療機関の経営主体
  - 国立病院、公立病院、独立行政法人設置病院
  - 大学病院
  - 民間医療機関
  - 公益法人立病院（社会福祉法人や公益財団法人、日本赤十字社など）

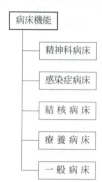

図表6　病床機能による分類

- 病床機能
  - 精神科病床
  - 感染症病床
  - 結核病床
  - 療養病床
  - 一般病床

　図表6のように、入院施設の病床（ベッド）の機能・役割に注目した分類もある。精神疾患に対応できる「精神科病床」、法定の感染症等に対応する「感染症病棟」、法定の感染症の中でも結核に対応する「結核病床」などである。

　医療機関を利用する患者の立場で見ると、病気の症状が重大でなければ、最初に家の近くの診療所（個人医院など）へ行き、そこで専門的な診療が必要と言われたら、紹介状を書いてもらって総合病院や地域医療支援病院など、大きな病院へ行くという順番が望ましい。最初から大きな病院へ行くことも可能だが、アクセスに時間がかかったり、診察の待ち時間が長くなったり、200床以上の病院では紹介状を持って行かないと、初診料とは別に千円から数千円の「初診時特定療養費」が必要になる場合があるなど、マイナス面も少なくない。

　海外では、それぞれの国の医療制度の違いにより、「大きい病院は質の高い病院」、「公立病院は設備が貧弱、老朽化」という社会通念が一般化している地域もあるが、日本の場合は、医療レベルの高低を病院の規模や経営主体で評価するのは適当ではない。公的医療保険制度が普及していることから、病院が大きいか小さいかや経営母体が民間か公立かによって、勤務する医療従事者の給与に大きな差が生じにくい。また、公立病院では高度な医療を行う地域医療支援病院になっているところが多い。

2　医療従事者の種類と役割

　以下に、医療機関で通訳利用者となる可能性がある医療従事者について、その役割や業務内容を簡単に記載する。名称については、両言語で言えるようにしておきたい。

▶2-1　医師（いし）

英	doctor	コ	의사	中	医生；医師；大夫
ス	médico	ポ	médico；doutor	イ	dokter

　国家資格である。医師でなければ医業を行えない。国家資格がなければ「医師」を名乗ることもできない。医師法により、医師は正当な理由がない限り患者の診療を断ることができないと定められている。治療費支払い能力や在留資格の有無のみを理由に診療を断ることはできないとされる。

　診察や治療を担当する医師を「臨床医」と呼ぶ。これ以外の働き方をする医師もいる。もっぱら研究活動のみを行う研究者や保健所・厚生労働省などの役所で働く「公衆衛生医」などである。

　臨床医には開業医（自ら医院やクリニックを開業している医師）と勤務医（医療機関に雇用されている医師）がいる。勤務医の場合は、所属する組織のローテーションや個人の都合により数年単位で他の医療機関に移っていくことが比較的多い。

▶2-2　看護師（かんごし）

英	nurse	コ	간호사	中	护士
ス	enfermero	ポ	enfermeiro	イ	perawat

　国家資格である。人間やその環境に働きかけて、よりよい健康状態を作るための援助を行う専門職である。看護師・保健師・助産師の3つの職種をあわせて看護職と呼ぶ。

　医療機関で働く看護師は、病棟で入院患者のケアをする者、外来での医師の診療を補助する者、検査を担当する者、手術の補助をする者など、いくつかのセクションに分かれてそれぞれの業務を担っている。

▶2-3　助産師（じょさんし）

英	midwife	コ	조산사	中	助产士
ス	partero	ポ	parteira	イ	bidan

　国家資格である。助産師は、妊娠、出産、産じょくの各期を通じて、妊産婦のケアやサポート、助言を行い、出産を円滑に進め、新生児・乳児のケアを行う専門職

である。現在は女性限定の資格となっている。

具体的な業務としては、助産や出産後の母子のケアのほか、母子の合併症の発見、救急処置、産前教育、親になるための教育（育児に関する教育）などの業務が含まれる。

▶2-4　保健師（ほけんし）

英	public health nurse	コ	보건소 담당 간호사 [保健所担当看護師]	中	保健師
ス	enfermero de salud pública	ポ	enfermeira de saúde pública	イ	manteri

国家資格である。病気治療ではなく予防に関わり、主に保健所や企業・健康保険組合などで、健康のための教育活動や母子保健対策、個別の健康指導、健康相談などを行う専門職である。

▶2-5　看護助手（かんごじょしゅ）

英	nursing assistant	コ	간호보조	中	护理员
ス	asistente del enfermero	ポ	auxiliar de enfermagem	イ	asisten perawat

国家資格は不要である。看護助手は、看護師の補助の仕事を行う職員で、具体的な業務は、入院患者の食事や入浴、おむつ交換や排泄などの介助、シーツ交換などである。看護師が行う点滴など医療に直接関わる業務は行えない。

▶2-6　薬剤師（やくざいし）

英	pharmacist	コ	약사	中	药剂师
ス	farmacéutico	ポ	farmacêutico	イ	apoteker；ahli obat；farmasis

国家資格である。薬剤師は、調剤（医師の作成した処方箋に基づき、指定された服用量と投薬方法の薬剤を用意すること）、医薬品の提供などを主な業務とする。

以前は医療機関の中で調剤を行うことが少なくなかったが、現在は、医療機関は外来患者に対して処方箋だけを発行しているところが多いことから、患者は薬を院外調剤薬局で求めることになる。

入院患者に対する医薬品は、医師の指示に基づき医療機関の薬剤師が調剤している。

▶2-7　臨床検査技師（りんしょうけんさぎし）

英	clinical laboratory technician	コ	임상병리사	中	检验（科）技师；化验员
ス	técnico del laboratorio clínico	ポ	analista clínico；técnico de laboratório	イ	ahli laboratorium klinik

　国家資格である。臨床検査技師は、医療機関において医師の指示のもとに各種の検査を行う技術者である。

▶2-8　診療放射線技師（しんりょうほうしゃせんぎし）

英	radiological technologist	コ	치료방사선사	中	放射（科）技师
ス	técnico en radiología	ポ	tecnólogo de radiologia；tecnólogo de radiação médica	イ	ahli radiologi klinik

　国家資格である。診療放射線技師は、放射線による検査や治療に携わる専門職である。具体的な業務は、X線写真やCTスキャンなどの放射線による医療画像の提供、患部への放射線照射による治療と防護の補助、使用できる放射線の安全管理と放射線装置の管理などである。

▶2-9　栄養士（えいようし）

英	nutritionist	コ	영양사	中	营养师
ス	nutricionista	ポ	dietista；nutricionista	イ	ahli gizi

　栄養士は栄養指導を行う者である。管理栄養士と栄養士の2つの資格がある。医療機関では、病院食の管理や栄養指導、患者の食事に関する相談などを行っている。
　なお、栄養士になるには専門の養成施設を修了して都道府県知事の免許を得る必要がある。管理栄養士になるためには、さらに国家試験が課されている。

▶2-10　言語聴覚士（げんごちょうかくし）

英	speech-language pathologist	コ	언어재활사	中	语言听力训练技师
ス	terapeuta de lenguaje	ポ	fonoaudiólogo	イ	ahli terapi berbicara dan mendengar

国家資格である。言語聴覚士は、音声機能（声が出ないなど）、言語機能（上手に話せないなど）、摂食・嚥下機能（うまく飲み込めないなど）、聴覚機能に障害がある者に対して、医師の指示に基づく訓練や人工内耳の調整、障害状況の検査や評価、助言・指導などを行う専門職であり、STと呼ばれることがある。

医療機関では、リハビリテーション部門に属していることが多い。

▶2-11 作業療法士（さぎょうりょうほうし）

英	occupational therapist	コ	작업치료사	中	操作训练技师
ス	terapeuta ocupacional	ポ	terapeuta ocupacional	イ	ahli terapi okupasional

国家資格である。作業療法士は、身体または精神に障害がある者、またはそれが予測される者に対し、その主体的な生活の獲得を図るため、諸機能の回復、維持及び開発を促す作業活動（日常生活動作の諸動作や仕事、遊びなど）を用いて、治療、指導及び援助を行う専門職で、OTと呼ばれることもある。

医療機関では、リハビリテーション部門に属していることが多い。

▶2-12 理学療法士（りがくりょうほうし）

英	physical therapist	コ	물리치료사	中	理疗师
ス	fisioterapeuta	ポ	fisioterapeuta	イ	ahli terapi fisik

国家資格である。理学療法士は、病気や障害、加齢などによって、運動機能が低下した状態にある者に対し、運動機能の維持・改善を目的に、運動、温熱、電気、水、光線などの物理的手段を用いて、自立した日常生活が送れるよう支援する医学的リハビリテーションの専門職で、PTと呼ばれることもある。

医療機関では、リハビリテーション部門に属していることが多い。

▶2-13 医療ソーシャルワーカー（いりょうそーしゃるわーかー）

英	medical social worker	コ	의료사회복지사	中	医疗社会工作者
ス	asistente social médico	ポ	assistente social no hospital	イ	pekerja sosial medis

医療ソーシャルワーカーは、保健医療機関において、社会福祉の立場から患者やその家族の抱える経済的・心理的・社会的問題の解決、調整を援助し、社会復帰の

促進を図る業務を行う専門職である。国家資格である「社会福祉士」、「精神保健福祉士」の資格を有する者が多いが、国家資格のない事務スタッフが同様の業務を行っている医療機関もある（違法ではない）。

具体的な業務としては、退院後に福祉施設に入所、通所する必要のある患者に対して適した施設を探したり、他の病院に転院する場合に適切な病院を探したりする。また、治療費の相談に応じ、公費負担制度の活用を提案したり、通訳者を手配したりなど、患者等に関する幅広い支援を行っている。

▶2-14　事務スタッフ（じむすたっふ）

英	clerk	コ	사무직원	中	办事员；医院工作人员
ス	personal administrativo	ポ	equipe do escritório	イ	staf kantor

医療機関において患者や家族が接する事務スタッフは、総合受付窓口の職員、診療科受付の職員、会計窓口の職員、入院手続き窓口の職員である。

それらの職員は、医療機関が直接雇用した事務職員であることもあるが、委託業者の社員（会計業務を丸ごと委託している場合などあり）であることも少なくない。

3　受診の手順

ここでは、総合病院を想定して、受診時のおおまかな手順や流れを記載する。病院によっては、ここに記載した内容とは異なる手順や流れで患者に対応している場合もあるため、実際に通訳を行う際には、事前に調べておくか、その場で臨機応変に対応してほしい。

▶3-1　（総合）受付

初診の場合は健康保険証の確認、問診票の記入、カルテや診察券の作成などが、総合受付の窓口で行われる。病院に着いたら最初にここで、症状や目的などを説明し、受診の手続きをする。紹介状があるような場合は提出する。その後、患者は症状や病気に対応した診療科の受付へ回ることになる。

注意する点としては、この時にきちんと症状を説明することである。初診用の総合診療科を設けている病院もあるが、そうでない場合は、ここで判断された診療科で診察することになるからである。

再診の場合は、診察券（カード）を再診（再来）受付機に通すか、直接各診療科へ行く。

▶3-2　診療科（外来）受付

　外来受付では、窓口で、月が替わったら健康保険証を提示する必要がある。また、乳幼児や障害者の受給証などがある場合は、健康保険証と一緒に提示する。

　複数の医師が外来にいる場合は、病院側が専門性や当番の状況によって医師を割り当てることが多く、特別の事情がない限り、患者側の希望で医師を選べない場合が多い。

　受付した後、待合スペースで診察の順番を待つ。混雑している病院ではここで長く待つこともあるので、子ども連れの場合は子どもが飽きてしまうことを考えて、おもちゃや絵本などを持参してもらうとよい。診察の順番は、緊急度などで受け付け順にならない場合もある。

　再診時は、事前に診察の予約が可能なことも多いので、予約時間には受付に到着するように行く。ただし、予約時間は診察の目安であるので、前の患者の診察が延びれば、その後の患者の診察時刻は自動的に延びてしまう。

　医療通訳者は、この待ち時間の間に患者と会話をすることも多い。患者とその家族から症状や病歴などを聞き取り、診察の前に辞書などで医療用語を確認しておくことも可能であろう。ここでの患者への接し方や応対については、第1章「倫理・心得」と第2章「対人援助の技術と心構え」を参照されたい。

　なお、日本の医療機関では、主治医や担当看護師などに対して個人的な謝礼金や贈答品などを用意する必要はない。

▶3-3　診察

　診察室で医師の診察が行われ、同時に血圧測定や簡単な処置などが行われることがある。他の病気にかかっていて、すでに服用している薬があれば、必ず医師にその旨を告げる必要がある。母国から取り寄せた市販薬や漢方薬の場合も同様に申し出る。そのような情報を医師に伝えないと、場合によっては薬の相乗作用で、かえって健康を害することも出てくる。医療通訳者としては、そのような情報を待合スペースなどで事前に聞いていれば、そのことを医師に告げるよう患者を促す必要がある。

　診察の場面で医師がときおり難しい医療用語を使うことがあるが、わからない時は遠慮なく質問する。また、医師や看護師が忙しそうにしていても、話の内容が少しでもわからなければ、辞書を引くか、「もう少しかみくだいて言ってください」、「ゆっくりわかりやすく話してください」と申し出る必要がある。

　手術同意書など書類の翻訳は、通訳者の役目ではないので、丁重に断り、医療従事者にその文章を読み上げてもらって、それを通訳していくことで対応する。

▶3-4　検査

　医師の指示に基づき、必要な場合に尿検査や血液検査、X線検査などを別の部屋で行うことがある。検査にはいろいろな種類と項目があり、検査前日の飲食の禁止など事前の細かい指示がある場合もある。こうした注意事項を守らないと、当日に検査ができないことがある。また、X線検査やMRI検査などでは金属アクセサリーをはずす、刺青がある場合は、その旨を告げることなど、個別の注意事項がある。

　検査後にも「下剤の服用や便の色の観察」、「車の運転の禁止」などの指示がある場合もある。

▶3-5　検査後の診察

　検査室で検査を終えた後、再び診察室で診察を受ける場合がある。その場合、診察と検査の結果に基づき病名が告げられ、治療方針が提示されることもあるが、さらにCTやMRIなどの検査が指示されることもある。この場合は予約を取って後日検査を受けることが多い。

▶3-6　会計

　診察を終えると、会計窓口で医療費の支払いを済ませる必要がある。薬が出ている場合は、支払いが終わった後に処方箋が発行される。病院によっては会計の前に処方箋が発行されるところもある。

　大きな病院では、支払い方法が自動化されている場合もある。たとえば、モニターに「1357番までの方は、医療費の計算ができています」という表示が出て、自分の番号が該当していれば自動精算機で医療費を払うことができるシステムなどがある。

　クレジットカードでの支払いが可能な病院もあるが、現金だけしか扱わない病院もあるので注意を要する。

　公的医療保険に加入していない場合には、医療費の請求は、それぞれの医療機関の裁量で決定されることになる。多くの医療機関では、公的医療保険の診療点数を基準に100％（公的医療保険の利用時の患者負担と公的医療保険からの支払額の合計額）で請求する場合と150％や200％といった、より高い金額を請求する場合とがある。公的医療保険を使用しない診療の場合に、より高額の請求をすることは、外国人に限らず一般的に行われており、これを規制する法律はない。

　医療通訳者としては、たとえ少額でも患者にお金を貸すことは避けたい。その場で支払いが困難な場合には、分割払いなどの支払い方法が可能になる場合もあるので、患者等に対し、会計窓口での相談を勧める。

▶3-7　院外薬局

　最後に、発行された処方箋を薬局に持って行き、薬をもらう。ほとんどの病院では院外の調剤薬局で処方箋を出して薬を受け取る。どこの調剤薬局に処方箋を出しても同じ薬をもらえるが、場合によっては処方箋に書いてある薬を置いていない薬局もある。その場合は病院周辺にある薬局であれば準備できる場合が多い。

　処方箋には、通常、発行日を含めて4日の有効期限がある。それを過ぎると薬局は薬を出せなくなり、もう一度、医師の診察が必要になるので注意する。

　薬を受け取る時は、薬剤師が薬の飲み方、使い方を説明するので、医療通訳者としては、この情報を患者等に正確に伝える。場合によっては、薬剤師から、母国と日本の薬の用法が異なる場合があること、出された薬は用法どおりに使用すること、自己判断で服薬を中止してはいけないこと、薬の効きが悪いと思っても用量を勝手に増やして服用しないことなどの注意が喚起されることもある。

　また、口頭で薬に関する情報を伝えるだけでなく、患者が家に帰ってから日々忘れずに服薬を行ってもらうための配慮が必要になる。患者が受け取った薬を服用しなければ、あるいは間違って服用すれば、それまでの診療が無駄になってしまうからである。ポイントは、薬剤師との会話とともに、お薬手帳や薬袋に書かれている日本語の文章をどうするかである。患者等にペンを渡し、薬剤師の指示事項や日本語文章を訳して薬袋などにメモしてもらうとよい。処方された薬の種類が多い場合は、図表7のように、その場で、薬剤師に確認しながら簡単な表をつくってあげて、患者等に「家の中の目立つ場所に貼っておくように」と言って渡すのも一つの方法である。

図表7　服薬表（英語版）

	white tablet	red capsule	yellow powder form	brown ointment
after breakfast	2		1	
after lunch	2		1	
after dinner	2		1	
before bedtime		1		
as needed				to the itchy place

※「breakfast, lunch, dinner」の用語は、国や地域、家庭によって使われ方が異なることに注意が必要である。場合によっては、「a morning meal」や「a midday meal」などを使うことも考慮したい。

　なお、宗教上の戒律から、たとえば日中に飲食が制限され、薬が定められた時間に服用できない場合がある。そのときは、医師に相談して服用方法を変更するなど

の対応が必要となる。

▶3-8　その他の手続き

入院が必要な場合は、入院受付で手続きを行う。この窓口で入院にあたっての注意事項や必要な持参品などの案内がある。また、何枚かの書類を渡され、必要事項の記入（連絡先など）が求められる。ただし、保証人を立てることや10万円程度の保証金の納入が必要な場合があるため、その場では書類をもらうだけで後日手続き、という場合も多い。

書類の説明では、医療通訳者としては、窓口の事務スタッフに内容を読み上げてもらって、それを通訳するという方法をとる。

入院中の不安、退院後の療養先（転院や施設入所なども含む）、医療費のことなどで患者が相談したい場合には、大きな病院では医療福祉相談室（「患者サポートセンター」などということもある）を設置しているので、そういったセクションを訪ねてみることも一つの方法である。

患者が救急で搬送された場合は、救急外来（センター）に到着する。救急車ではなく、自分たちで救急外来を訪れた場合にも救急外来受付にて手続きをする。診察は受け付け順ではなく、トリアージ（選別）が行われ、緊急優先度が高い順に診察を受けるので、症状によっては長時間待たされることがある。

4　病院内での留意事項

▶4-1　病院内の行動に関する留意事項

以下に、病院内での行動に関して、一般的に望ましいと思われる事項を記載する。
① 患者も医療通訳者も香水は控えること。患者は化粧も極力控えた方がよい。診察の妨げになる（顔色がよく見えない）場合がある。
② 病院内では、感染症防止にマスク着用を勧められることがあるので用意しておく。
③ 廊下や待合スペースなどで大声を出さないこと。まわりには体調の悪い人が多くいる。
④ 病院内では走らないこと。車いすで点滴しながら移動している患者などに接触する危険性がある。
⑤ 病院の敷地内は、通常、禁煙である。
⑥ 携帯電話の電源を切ること。電波がペースメーカーなど医療機器に影響を及ぼす。通話は決められた場所で行う。

▶4-2　入院に関する留意事項

入院にあたっても、病院のルールや留意すべきことがあるため、以下に記載する。

① 入院にあたっては、歯磨きセットやコップ、タオル、下着、靴下、ティッシュ、紙おむつなどの日用品は患者側で用意するよう求められる場合が多い。

② 病院には売店でタオルやティッシュ、歯磨きセット、紙おむつなど、入院に必要な物品が売られていることも多い。

③ 大きな病院では、病棟が診療科別に構成されている場合が多く、各病棟にはナースステーションがあり、そこがその病棟の受付になっている。病棟でわからないことがあったら、まずここで質問するとよい。

④ 日本語がかなりできる患者でも、入院すると、「お通じ（排便）」、「お小水（排尿）」、「悪露（分娩後の分泌物）」など、初めて聞く言葉が登場するかもしれない。その場合は、これらの言葉は簡単な日本語に置き換えられることも多いので、躊躇なく質問すること。

⑤ 病棟の病室は、1室の人数が少ない部屋を使用する場合は部屋代（室料差額）が別途かかることがある。料金は1人部屋が最も高く、中には高級ホテル以上の値段になることもある。4人部屋でも1日数千円の料金が必要な病院もある。

⑥ 入院中の食事は、病院が患者の病気に合わせて栄養管理しているので、病院で出された食事を食べる。家族が食べ物を差し入れする場合には、医師や看護師に確認してからにする。

⑦ 入院患者のケア（食事、歯磨き、着替え、排便などの介助）が必要な場合は、原則として看護師や看護助手が行う。

⑧ お見舞いの場合は、面会時間が決められているので、事前に確認してから行く。お見舞いには面会の手続きが必要となるので、病院入口の面会受付や病棟のナースステーションでの面会受付で手続きをしてから病室に入る。

⑨ お見舞いする人は、病室などで大きな声を出さないように静かに見舞う。

❖ コラム ── 医療に関係する慣用句

　日本のことわざや慣用句には、医療に関するものがいくつもあります。「病は気から」、「良薬口に苦し」、「骨折り損のくたびれもうけ」、「爪の垢（あか）を煎じて飲む」（医療と関係ないかも）、「けがの功名」、「生兵法はけがのもと」、「腹も身のうち」、「腹八分目に病なし」、「鬼の霍乱（かくらん）」、「風邪は万病のもと」などなど。

　故事の多くは中国から来ていますが、他の外国語も同じような表現があるのではないでしょうか。どれも的確な表現で、格言的なものは日常生活を送る上で本当に参考になります。肝に銘じないと。

　でも、やっぱり一番のお気に入りは「酒は百薬の長」でしょうか。人生、楽しまなくては！（N）

第11章　医療費に関する知識

　この章では、公的医療保険制度と治療費が公費や保険で助成される制度の概要について、医療通訳に必要な範囲で紹介する。それぞれの制度について、訳語例と適用事例も記載してあるため、参考にしてほしい。

1　医療保険

▶1-1　公的医療保険（こうてきいりょうほけん）

英	public medical insurance	コ	공적 의료보험	中	公共医疗保险
ス	seguro médico público	ポ	seguro de saúde público	イ	jaminan kesehatan masyarakat；asuransi kesehatan umum

　日本では、すべての住民が基本的に公的医療保険（健康保険）に加入する義務がある。公的医療保険は、図表8のとおり、国民健康保険と社会保険に大別される。国民健康保険は自治体（市区町村）で手続きを行う。社会保険に加入資格がない住民は、国民健康保険に加入しなければならない。どちらも加入できる場合は社会保険が優先される。社会保険は、雇用主が従業員に提供するものであり、一定の規模の事業所は、これを従業員に用意する義務がある。

　現実には、社会保険に加入していないにもかかわらず、保険料が払えなくて、あるいは払う意思がなく、国民健康保険にも加入していない人がいるが、制度上は加入する義務がある。保険料を支払っていない場合には、すぐに利用できなかったり、滞納と見なされて国民健康保険の利用が必要となった際に後から追加徴収されたりする。

　在住外国人は、3か月を超える在留資格があれば国民健康保険に加入可能である。加入資格があれば、加入時に、資格が生じた時期にさかのぼって保険料を徴収されるため、注意が必要である。

　社会保険への加入は、社会保険を提供している企業との雇用関係によって決定され、必ずしも在留資格とは関係しない。社会保険は本人だけでなく扶養家族も対象にできる。

　社会保険は、会社で組合組織を作っている組合健康保険、中小企業や団体が加入している協会健康保険（協会けんぽ）、公務員が加入する共済組合の健康保険など

がある。それぞれの運営主体者を「保険者（ほけんじゃ）」といい、加入している人を「被保険者（ひほけんじゃ）」という。国民健康保険の保険者は、自治体（市区町村）である。

70歳以上の人は、各健康保険にプラスして、高齢者医療証があり、負担割合が変わる。75歳以上は後期高齢者医療保険となり、独立した制度である。

図表8　公的医療保険（健康保険）の種類

	保険者	被保険者（主な加入者）
国民健康保険	市区町村	自営業者・個人事業主など
社会保険		
組合健康保険	健康保険組合	加盟する会社の社員
協会健康保険	健康保険協会	中小企業会社員・団体職員など
後期高齢者健康保険	後期高齢者医療広域連合	75歳以上（場合によって65歳以上）
（前期）高齢者医療	市区町村	65歳以上75歳未満の健康保険加入者

公的医療保険は、加入する被保険者が保険料を支払い、自分を含めて健康を損ねた人の治療費にあてるシステムになっている。在住外国人の出身国の中には、公的な医療制度が税金によってまかなわれ、無料で医療を受けられる国もあるため、日本の公的医療保険制度を任意の加入であると誤解している人も少なくない。日本で質の高い医療を住民に提供していくためには、住民一人一人が保険料を支払うことが重要であり、加入の必要性について理解を広げていく必要がある。

保険料は、原則として毎月払う形をとっていることが多く、収入が多くなれば高くなる。社会保険の場合は、勤務している会社や団体が保険料の半分を負担している。

医療機関の治療費は、通常7割が公的医療保険でまかなわれ、残りの3割を医療機関にかかった人がその場で医療機関に直接支払う。これを自己負担という。75歳以上（65歳以上の一部の障害者含む）の人は後期高齢者医療保険に加入しており、この保険では、治療費の2割を自己負担（一部は現時点で1割のまま、現役並み所得のある人は3割）する。

医療費の自己負担には、収入に応じた上限額が設定されており、それを超える金額は「高額療養費」として後から戻ってくる。ただし、保険者から「限度額適用認定証」の交付を受けると、医療機関窓口での支払いが、一定の自己負担限度額までで済むようになる。

なお、医療機関でかかる費用のうちでも、一部の特殊な治療や薬などの費用、入院した場合の個室料（室料差額）などは公的医療保険の対象にならない。

出産の場合は、正常分娩であれば病気ではないため、公的医療保険は使えない。

妊婦検診も対象外である。ただし、出産後に出産育児一時金（本章3-2参照）が支払われる。

【事例】Eさん（30歳　男性　F国出身）　公的医療保険未加入
　B病院に、腹痛を訴えて来院、虫垂炎とわかり手術のために入院となった。これまで健康であったため、公的医療保険の必要性を感じず、未加入であった。治療費の支払い相談で医療ソーシャルワーカーが対応。技能実習生として1年以上在留資格があったため、国民健康保険に加入、さかのぼっての健康保険料の支払いは発生したが、治療費は3割の自己負担の支払いで済んだ。

▶1-2　旅行傷害保険（りょこうしょうがいほけん）

英	travel accident insurance	コ	해외여행 상해보험	中	旅行人身保険
ス	seguro de viaje	ポ	seguro de acidentes de viagem	イ	asuransi kecelakaan perjalanan

　公的医療保険に加入できない短期滞在の外国人（観光旅行や短期ビジネスでの来日など）は、来日前に旅行傷害保険に加入することが推奨される。
　加入している保険は、元々持っている病気は対象にならないなど、契約した内容によって、対象となる病気、けがの範囲が限られていたり、治療費の範囲が決められていたりするので注意を要する。

【事例】Fさん（75歳　女性　G国人）　G国からの観光旅行者
　C病院の救急外来に、胸の痛みを訴えて救急車にて搬送、緊急入院で心臓カテーテル検査を行い、100万円を超える医療費がかかった。その支払いについてたずねたところ、GG保険会社の旅行傷害保険に加入していることがわかった。過去に今回の病気に関連する病気にかかったことが無く、突然予期せぬ発症であったため、保険会社に請求し還付を受けることができた。

2　医療費の公費負担

▶2-1　生活保護の医療扶助(せいかつほごのいりょうふじょ)

英	medical assistance under the welfare program	コ	국민 기초생활 보장 의료급여 제도 [国民基礎生活医療給与制度]	中	最低生活保障期間享受的医疗补贴
ス	ayuda médica para los que reciben asistencia pública	ポ	subsídio de assistência médica no auxílio para sobrevivência	イ	bantuan perawatan medis sebagai tunjangan kesejahteraan

　国の通知により、生活保護受給の対象となる在住外国人は、「日本人の配偶者等」、「永住者」、「永住者の配偶者等」、「定住者」など一定の在留資格を持っている人に限定される。

　生活保護の受給者が病気やけがで医療機関にかかった場合は、その治療費・薬代の全額が生活保護の対象となる（室料差額など公的医療保険で対象外の費用は生活保護でも対象外）。これを「医療扶助(ふじょ)」という。医療扶助は、原則として現物支給で、医療機関に直接費用が支払われる。社会保険加入で医療費の一部が保険より支払われる場合には、自己負担分が医療扶助の対象になる。

　医療扶助で医療機関にかかる場合は、原則として生活保護の指定医療機関にかかる必要があり、医療機関にかかる際には、加入している社会保険があれば健康保険証のほか、福祉事務所から交付される「医療券」や「医療要否意見書」、「休日夜間診療依頼証」などを提出する。

【事例】Gさん（60歳　女性　H国出身）永住者の在留資格あり

　日本人と結婚して子どもがおり、永住資格を取得していたが、10年前に交通事故で夫と子どもをなくしている。すでに出身国に頼れる親族もなく、日本でパートの軽作業をしながら一人暮らしをしていた。小児期に重症の肺炎を起こしていた影響で、次第に肺気腫が進行。肺炎で入退院を繰り返すため、就労も困難となる。4度目の肺炎で入院した際に、在宅酸素療法が必要といわれ、もはや入院医療費の支払いも、自力での生計維持も不可能となった。

　医療ソーシャルワーカーに相談したところ、生活保護の利用を提案された。そこで、申請のために市役所生活支援課に相談。預貯金を含めた手持ち金も少なく、車の保有もなく、経済的援助をしてくれる知人もなくて現時点での就労も困難な病状であるため、生活保護受給開始が認められ、医療費、生活費などの支給が受けられるようになった。

▶2-2　感染症予防法（かんせんしょうよぼうほう）

英	infectious diseases prevention law	コ	감염병의 예방 및 관리에 관한 법률［感染症の予防及び管理に対する法律］	中	传染病防治法
ス	ley para prevenir la infección	ポ	Lei de prevenção contra doenças contagiosas；Lei de prevenção contra doenças infecciosas	イ	peraturan pencegahan penyakit menular

　感染症予防法（正式名「感染症の予防及び感染症の患者に対する医療に関する法律」）では、指定されている「一類感染症」と「二類感染症」などの場合に、その感染が社会に広がることを防ぐ目的から、在留資格に関係なく、医療費が公費でまかなわれる（一部自己負担あり）。

　感染症予防法の公費負担で最も多いケースは結核であり、排菌している場合は結核の病状に影響を与えそうなすべての合併症も公費の対象となる。

【事例】Hさん（50歳　男性　I国出身）
　喀血でJ病院に救急搬送。診断の結果、結核と診断。排菌していることがわかり、結核病棟に入院となった。保健所に届出と公費負担申請を行った結果、感染症予防法が適用されて医療費は全額公費でまかなわれた（ただし、前年度の収入が高額な場合は一部自己負担が生じる）。

▶2-3　精神保健制度（せいしんほけんせいど）

英	government subsidies under mental health-related laws	コ	정신보건법［精神保健法］	中	精神卫生保健制度
ス	sistema de la salud mental	ポ	Leis relacionadas com o sistema de saúde mental	イ	sistem kesehatan mental dan jiwa

　「精神保健及び精神障害者福祉に関する法律」に基づき、自傷他害（自分で自分を傷つけることと他人に危害を加えること）の恐れがある患者を措置入院させた場合、公費でまかなわれる。措置入院決定時の通訳費用も公費負担となる。在留資格の有無は問われない。

　通院治療の場合は、障害者総合支援法に基づき、自立支援医療（精神通院）証が交付され、医療機関での治療や薬局での薬代が公費負担（自己負担上限あり）とな

る。ただし、かかりつけの医療機関や薬局などを登録する必要がある。

【事例】Iさん（40歳　女性　J国出身）
　アパートの前で大声を出し、壁に頭を打ち付けるなどの症状あり。近所の人からの通報でD精神医療センターへ搬送され、統合失調症の病名で「措置入院」適応との判断で入院となった。医療ソーシャルワーカーに相談、ワーカーは市役所の福祉課に相談し、治療費は公費でまかなわれることとなった。

▶2-4　小児医療費助成（しょうにいりょうひじょせい）

英	medical care subsidies for children	コ	영유아・어린이 의료비 조성 제도 [乳幼児・子供医療費助成制度]	中	儿童医疗费补助制度
ス	subsidio para gastos médicos de los infantes	ポ	subsídio para despesas médicas para criança	イ	tunjangan medis anak

　公的医療保険に加入している子どもが、病気やけがで医療機関を受診した場合に、年齢に応じて保険の自己負担分を助成する制度である。
　所管窓口は市区町村である。市区町村によって所得制限や助成区分（入院のみか外来も適用か）、一時支払い負担の有無などに違いがあるため、詳しい内容は住んでいる市区町村で確認する必要がある。

【事例】Jさん（3歳　女性　K国出身）国民健康保険加入あり
　自宅の庭の木から落ち、足を骨折。入院治療が必要となった。Y市では中学卒業までの子どもの入院費は所得制限はあるものの、助成制度があった。7歳児までは窓口での支払い負担もないことから、健康保険使用と健康保険自己負担分の助成で、入院費の自己負担は食費のみの支払いとなった。

▶2-5　養育医療（よういくいりょう）

英	medical care subsidies for premature babies	コ	양육의료 [養育醫療]; 미숙아 의료조성 제도 [未熟児療費助成制度]	中	早产儿医疗补贴
ス	subsidio para gastos médicos de los bebés prematuros	ポ	subsídio para cuidado médico de bebês prematuros	イ	tunjangan pengobatan medis buat bayi prematur

　生まれてきた子どもが、体重2,000g以下、あるいはチアノーゼなどの症状が続

き、酸素吸入が必要であるなどで保育器の使用が必要な場合など、生活力が弱く、入院養育が必要な場合に、養育医療申請手続きができる。治療費・薬代などが公費でまかなわれる（所得に応じた自己負担あり）。医療機関窓口での自己負担は原則なし。

所管窓口は保健所である。利用できるのは、指定された養育医療指定機関のみであるため、まず、指定医療機関の確認が必要。在留資格に関係なく申請できる。

【事例】Mさん（32歳　女性　N国出身）国民健康保険加入

語学講師として働く夫と3年前に来日。予定日より4週間早く生まれた子どもが体重1,860gで保育器使用となった。病院から手続き対象と勧められて、保健所に養育医療手続きを申請、入院費は自己負担なしと決まった。

▶ 2-6　育成医療、更生医療（いくせいいりょう、こうせいいりょう）

英	medical care subsidies for children and adults with physical disabilities	コ	육성의료, 갱생의료［育成医療、更生医療］; 환아·장애인의료조성제도［未熟児·障害児·障害者等助成制度］	中	对先天性残障儿童及残疾人实施的公费医疗制度
ス	subsidio para gastos médicos de los niños y adultos con discapacidad física	ポ	subsídio médico para crianças com deficiências congênitas	イ	tunjangan pengobatan medis buat anak dan dewasa cacat fisik

育成医療は、先天性の身体障害のある子ども（18歳未満）を対象に、その障害を取り除いたり、軽くしたりするための治療に対して経費を公費負担する制度（一部自己負担あり）である。障害者総合支援法に基づき、「自立支援医療証」が交付され、それによって医療機関での治療や薬局での薬の購入が公費負担（原則は窓口で支払う自己負担は1割）となる。

所管窓口は市区町村であり、利用できるのは育成医療指定機関のみであるため、指定医療機関について確認する必要がある。在留資格に関係なく適用される可能性があるため、所管窓口で確認するとよい。なお、在留資格のない人には、国の公式見解は「緊急に手術等を行わなければ将来重度の障害を残すような場合」に限り適用するとなっている。

更生医療は、育成医療と類似の制度で、18歳以上の者に適用されるもの。所管窓口は市区町村である。

【事例】Nさん（5歳　男性　O国出身）

両親とともに来日、元気に育っていたが、そのうち、走っている時に息苦しさを感じるようになった。近くの小児科クリニックからの紹介でR病院を受診、心臓の詳しい検査をしたところ、心房中隔欠損（先天性の心臓疾患の一つ。左心房と右心房の間の壁に穴が開いて肺からの血液が一部異常な経路で流れているもの）が見つかり、医師は手術が必要との判断であった。保健所に相談し、R病院が育成医療の指定を受けていたため、そのままR病院で手術。育成医療の申請で自己負担は無く済んだ。

3　出産に関する費用負担制度

▶3-1　入院助産（にゅういんじょさん）

英	delivery expense subsidies for low-income families	コ	임신・출산진료비 지원［妊娠・出産診療費支援］	中	对经济困难孕妇实施的医疗补贴
ス	asistencia por parto para familia necesitada	ポ	auxílio para internação e parto para pessoa passando por dificuldades financeiras	イ	tunjangan persalinan buat keluarga pendapatan reudah

　経済的な理由によって出産費用を出せない世帯が対象になる制度であり、出産費用が支給される（原則、現物支給で一部自己負担あり）。公的医療保険の有無や在留資格のタイプは問われない制度である。
　この制度が活用できるのは、市区町村が指定した医療機関のみ（たとえば市内に1～3か所程度）であるため、注意が必要である。まず、市区町村の担当部署（児童福祉担当窓口であることが多い）に相談する。
　指定医療機関で出産の受け入れが可能（空きがあること）であることが前提となるため、この制度利用を希望する場合は、妊娠が分かった時点で、なるべく早く申請手続きを開始する必要がある。

【事例】Kさん（20歳　女性　L国出身）
　夫からのドメスティックバイオレンス（DV）のため、隣の県の友人宅に避難しているうちに出産の時期が近づいてしまった。避難中に在留資格が切れたが、夫の協力が得られずに在留資格を失い、出産育児一時金も受けられず、出産費用の捻出に困っていた。出産の予約も入れることができず、市役所に相談。指定医療機関であるF病院で受け入れできることになり、妊婦検診受診先も変更、無事に出産。入院助産の制度適用のため、本人の支払いは発生しなかった。

▶3-2 出産育児一時金（しゅっさんいくじいちじきん）

英	lump-sum allowance for childbirth and childcare	コ	출산비 지급금［出産費支給金］	中	分娩育儿一次性补贴
ス	prestación económica de pago único por parto y crianza	ポ	subsídio para parto e cuidado do recém nascido	イ	pemberian uang sekaligus umtuk persalinan dan pemelihara anak

　公的医療保険に加入している人が、出産した場合に一定額（2023年改正、原則50万円）を保険者（保険の加入先）から支給されるもの。在住外国人も公的医療保険に加入していれば、在留資格に関係なく支給される。支給の申請先は各保険者である。

　なお、この一時金は、従来、出産後に本人が保険者に申請することで、支給されてきたが、その場合、いったん退院時に出産費用を医療機関に支払う必要があった。この負担を軽減するため、現在では医療機関が本人の同意に基づき、本人に代わって保険者に一時金を請求・受理するという「直接払い制度」が一般的になっている。この制度を利用すれば、退院時の本人の支払額は、実際の出産費用と出産育児一時金の支給額との差額のみで済む。

　なお、出産に関しては、「産科医療補償制度」という補償のシステムが用意されている。これは、分娩に関連して発症した重度の脳性まひ児に対して補償金が支払われる制度で、分娩を取り扱う医療機関が原則加入する。

【事例】Lさん（30歳　女性　M国出身）協会けんぽ加入（被扶養）
　Lさんの夫は、コンピュータ設計会社で技術者として勤務。健康保険は会社で協会けんぽに加入している。今回、妻のLさんが出産を控え、入院予約。その際に、出産育児一時金の「直接払い制度」手続きを行った。無事に出産を終え、退院時には入院費58万円のうち、出産育児一時金との差額、8万円のみの支払いで済んだ。

4 医療費に関わるその他の制度

▶4-1 無料低額診療（むりょうていがくしんりょう）

英	free or low-cost medical care for the needy	コ	무료저액진료	中	对生活困难者实施的低收费或免费医疗
ス	atención médica gratuita o de bajo costo	ポ	consulta médica gratuita ou de baixo custo para pessoa passando por dificuldades financeiras	イ	pengobatan gratis atau murah bagi yang kurang mampu hidup

　生計困難者のために、無料または低額で診療を受けられる制度である。この事業を適用している医療機関は、社会福祉法人や公益法人が運営する病院等に限定されるため、全国的にも数は多くない。適用の判断は各医療機関に任されており、在留資格のタイプは問われない。

【事例】Sさん（40歳　男性　P国出身）
　出身国で少数民族の独立運動に関わっていたため、生命に危険が及び脱出して日本に来た。短期滞在の在留資格が失効した後に難民申請の手続きを行ったため、超過滞在状態で難民認定の審査を待っている。
　夜間、腹痛にて救急受診し、胆石発作の診断で入院、手術となった。こうしたケースでは就労が認められておらず、収入もないため手持ちのお金も少なく、預貯金もない。入院した病院が無料低額診療を行っている社会福祉法人の病院だったため、病院の医療ソーシャルワーカーとも面接し、病院内での判定で、収入も少ないことから自己負担分の減免を受けられることとなった。

▶4-2 労災保険（ろうさいほけん）

英	workers' accident compensation insurance	コ	산재보험	中	(工伤)劳保医疗制度
ス	seguro contra accidentes laborales	ポ	seguro contra acidente de trabalho	イ	asuransi kecelakaan kerja

　労災保険とは、労働者が業務で、または通勤で負傷したり、病気にかかったり、死亡したりした場合に、その労働者や遺族に対して保険給付を行う制度である。
　労災病院や労災指定医療機関にかかると、治療（労災では「療養」という）にかかる患者の窓口での支払いはない。その他の医療機関では、いったん患者が立て替

え、労働基準監督署で後から給付を受ける。
　この保険は、労働者（アルバイトやパートも含む）を1人でも使用する事業主は、加入義務がある。保険料は全額事業主負担である。
　労災保険の所管官庁（労災認定や給付手続きなど）は労働基準監督署である。在留資格に関係なく適用される。

【事例】Pさん（35歳　男性　Q国出身）
　仕事中に荷物運びの業務でトラック荷台より転落、足関節の骨折にて入院、手術となった。業務中の事故であったため、会社とも話し合い、労災申請。入院を含めた医療費を労災保険（療養の給付）に請求、また、2か月ほど休職したため、休業補償の手続きも行った。

▶4-3　介護保険（かいごほけん）

英	long-term care insurance	コ	노인 장기 요양보험	中	护理保险
ス	seguro público para cuidados de los necesitados	ポ	seguro de cuidados e assistência médica	イ	asuransi perawatan

　介護保険とは、40歳以上の被保険者が払う介護保険料と税金を財源として、要介護・要支援判定を受けた人に、在宅サービスや施設サービスなどの介護サービスを提供する制度である。自己負担は原則1割となっている。
　介護保険によって給付されるサービスの内容は、障害の重さと利用者の希望にそって決めていく。サービス依頼やいろいろな手続き、手配についてはケアマネージャーに依頼することができる。
　介護保険サービスの利用は、要介護認定（要支援1～2・要介護1～5）の認定が必要であることから、市町村や地域包括支援センターへ要介護認定申請を行う。認定区分の中では、「要支援1」が一番軽く、「要介護5」が一番重い。

【事例】Tさん（70歳　女性　Y国出身）国民健康保険加入
　朝方にトイレに行こうとして倒れ、救急車にて搬送。脳梗塞と診断されて入院となる。救急の治療が済み、どうにかトイレには一人では行かれそうだが、入浴や外出には介助が必要であった。地域包括支援センターへ介護保険要介護認定申請と今後のサービス利用で相談。その場で手続きし、要介護度がおおむね要介護2とつきそうだと予測を立て、介護用ベッドレンタル、デイサービスに週2回通い、ヘルパー派遣を週1回利用することとなった。

❖ コラム ── この1冊

　ある面接試験で、「人生に大きな影響を与えた、"この1冊"という本はありますか」と聞かれたことがあります。人生に影響、なんて大げさなものは何も無かったので、「特になし」と答えましたが、今思えば、自分の考え方に何らかの影響を与えたという程度の本なら、いくつか挙げられます。

　まず、学生時代に読んだ『大衆社会の政治』（コーンハウザー、東京創元社）でしょうか。ナチスが政権を取ったのは軍事力ではなく民主主義に基づく投票の結果であり、人は閉塞感が強まるとアジ演説に弱くなって、内容を仲間とよく議論せずに強そうなものに飛びついてしまうという分析がなされています。今の世相にも当てはまりそうです。

　多文化共生の世界に「はまる」きっかけとなったのが『歴史をひらくとき』（外登法問題と取り組む全国キリスト教連絡協議会編）というブックレットで、在日コリアンのたどってきた厳しい歩みと心情が抑制された文章の中から読み取れるすぐれものです。

　物事を客観的、論理的に考える必要があるときに示唆を与えてくれたのが『創造の方法学』（高根正昭、講談社現代新書）です。何か難しそうな題名ではありますが、分かりやすく書かれています。物事の「原因」と「結果」の関係を解説し、単なる「記述」では物事を「説明」していることにならないなどといった話で始まります。途中、変数、仮説、モデルなどの用語や社会調査法などが登場して専門的になりますが、最後の方は、現場の体験の生かし方といった身近な問題を取り上げています。何かの報告書を書くときには、読んでおいて損はない、そんな1冊です。

　気分転換には、池波正太郎の『鬼平犯科帳』と『剣客商売』がおすすめです。かつて、ある病気で2か月弱入院していたとき、全巻そろえてベッドサイドに置き、くり返し読んだものです。斬ったはったの場面だけでなく、お酒と簡素な料理がさもおいしそうに登場します。今の美酒美食願望に確実に影響を与えたといえるでしょう。

　でも、人生を左右したとはっきり言えるのは、実は、大学受験に使った参考書や就職試験に役立った学陽書房の法律解説本なのかもしれません。お世話になりました。（N）

第12章　母子保健のしくみ

　この章では、妊娠から出産（分娩）、乳幼児の発育など母子の健康に関する支援制度と注意事項などを記載した。主な出典は「母子健康手帳・省令様式」、「ママと赤ちゃんのサポートシリーズ～日本でくらす外国人のみなさんへ～」（多文化医療サービス研究会）である。

1　妊娠中の注意事項と支援制度

▶1-1　妊娠したかなと思った場合
　近くの医療機関の産婦人科にかかり、妊娠しているかどうか判定してもらう。産婦人科では、月経（最終月経や月経周期など）やおりもの、出血の状況、体調などが聞かれる。

▶1-2　妊娠していた場合
　出産する医療機関を決め、出産（分娩）の予約を入れる（予約の時期は医療機関によって異なる）。また、住んでいるところの市区町村の窓口に行き、そこで母子健康手帳、妊婦健診の受診券などを受け取る。市区町村によっては、多言語版母子健康手帳が用意されている場合がある。市区町村が（株）母子保健事業団から購入して交付しているものである。いずれも省令様式について日本語・外国語併記の形で作成されている。販売されている言語は、英語、ハングル、中国語、タイ語、タガログ語、ポルトガル語、インドネシア語、スペイン語。
　住んでいるところの市区町村とは異なる市区町村で出産（分娩）する場合は、その旨、相談する必要がある。

▶1-3　日常生活での注意事項
　妊娠中は、胎児の健康に影響を与えるおそれがあるため、飲酒、喫煙はやめた方がよい。タバコの煙も吸わないように注意する。性器出血や腹痛など、ふだんと違う感覚などがあったら、すぐ医療機関に相談すること。風疹は、胎児に影響するので、かからないよう、十分注意する。

▶1-4　妊娠中の体重
　食事は、主食に副食、野菜、乳製品をバランスよく組み合わせて、しっかりとる。

胎児の発育とともに体重が増えていく。普通の体格の妊婦（非妊時BMI18.5〜25.0未満）が妊娠40週の時点で約3kgの児を出産するのに必要な体重増加は11kgとしているが、個人差がある。

※BMI（Body Mass Index）＝体重(kg単位)÷身長(m単位)÷身長(m単位)

▶1-5 妊娠中にかかる可能性がある病気・症状

妊娠中は、通常の場合と比べ、妊娠性糖尿病、妊娠高血圧症候群、貧血、うつ病などにかかりやすくなるので、注意が必要である。

▶1-6 妊婦健診のアウトライン

医療機関で妊婦健診を、毎月1回以上受診する。妊娠初期〜妊娠23週までは4週に1回、妊娠24週から35週までは2週に1回、妊娠36週から出産までは毎週1回、受診する。妊婦健診では、妊婦の健康状態や胎児の発育状況をチェックする。そのために、腹囲と子宮底長の測定、体重測定、血液検査、血圧測定、尿検査、超音波検査などを行う。

母子感染（母体から胎児への感染）のことを考え、感染症の検査をする。検査対象は、B型肝炎ウイルス、C型肝炎ウイルス、ヒト免疫不全ウイルス（HIV）、風疹ウイルス、性器クラミジア、梅毒、ヒトT細胞白血球ウイルス1型（HTLV-1）、B群溶血性連鎖球菌（GBS）などである。

通常の妊娠、出産の場合、公的医療保険が適用されないため、妊婦健診の費用は原則として自己負担になる。ただし、市区町村によっては何回分か無料になる場合がある。公的医療保険に加入していれば、出産育児一時金が支給される。

▶1-7 多言語パンフレットの活用

妊娠と出産に関する注意事項を簡単に記載した13言語のパンフレットを厚生労働省のHP（ホーム＞分野別の政策・子ども・子育て支援＞施策情報・母子保健及び子どもの慢性的な疾病についての対策＞妊婦の方向けの情報・妊婦健診を受けましょう（すこやかな妊娠と出産のために）＞すこやかな妊娠と出産のために）からダウンロードできるため、活用するとよい。言語の種類は、英語、中国語、韓国語、スペイン語、ポルトガル語、タイ語、フランス語、ロシア語、ドイツ語、イタリア語、ベトナム語、インドネシア語、タガログ語である。

2　出産（分娩）の流れと注意事項

▶2-1　出産準備

　正常な出産とは、妊娠37週から42週までの間に分娩することを言う。出産のために入院するときには、母子健康手帳、タオル、下着、洗面用具などを持参する必要がある。その種類は医療機関によって異なるので、事前に情報を入手しておく。退院時には、赤ちゃんの用品が必要になるため、事前に用意しておくか、家族に持ってきてもらう必要がある。

▶2-2　出産の兆候

　1時間に6回の陣痛がある場合や破水、出血があった場合は、医療機関に連絡して指示をあおぐ必要がある。

▶2-3　出産

　日本の出産は、一般的に、自然分娩（自分で出産日を決められない）で行う。分娩はベッドの上に仰向けの姿勢（フリースタイルでの分娩も増えてきている）になり、麻酔なしの方法で行われる場合が多い（和痛、無痛分娩を行っている施設もある）。そのほかの分娩に関することで希望がある場合は、バースプランなどを使用して、医師や助産師に相談しておく必要がある。また、その場合、かかっている医療機関では対応できない場合もあり、注意を要する。

　骨盤位（逆子）、双胎（双子）などの場合は、帝王切開による分娩になることが多い。

　日本の場合、出産後の入院期間は、母子ともに問題がなければ、経腟分娩の場合は4、5日間程度、帝王切開の場合は7～10日間となっており、他国と比較すると長いと言われている。

3　乳幼児の健康状態と支援制度

▶3-1　出産後の健康状態

　生後、赤ちゃんは、体重が減少する。出産直後の体重の10％以内であれば、生理的体重減少といって、その後7～10日間で回復する。また、生後3日頃から黄だんが見られるようになる。通常、生後1週間から10日目頃には消えていく。赤ちゃんが元気な場合は問題ない。

　赤ちゃんはビタミンKが不足するため、入院中と生後1か月頃にビタミンK2のシロップを飲ませる。

▶3-2　新生児マス・スクリーニング

これは、生まれた乳児に先天性の代謝異常がないかどうかを調べる検査である。ガスリー検査ともいい、血液検査が行われる。すべての赤ちゃんが対象となり、入院中（生後5日目頃）に行われ、費用は公費でまかなわれる。

▶3-3　出生届

赤ちゃんは生後14日以内に、名前を記入して市区町村（出生地か本籍地か住所地のいずれか）に出生届をする必要がある。出生届には出産した医療機関による出生証明の記載が必要であり、通常、退院までに医療機関が用意してくれる。市区町村に出生届をする際には、母子健康手帳と印鑑も持参する。

▶3-4　乳幼児健診

生後1か月に、出産した医療機関で健診を受ける。身長、体重、胸囲、頭囲、栄養状態、健康状態などをチェックしてもらい、母子健康手帳にその結果が記入される。その後も、3〜4か月、6〜7か月、9〜10か月、1歳、1歳6か月、2歳、3歳、4歳、5歳、6歳と定期的に健診を受ける。

いずれも、役所の保健センターやかかりつけの医療機関で、無料（市区町村によって母子健康手帳の交付に補助券が添付されているか、別に受診券などが渡される）で受けられる。母子健康手帳を必ず持参する。

4　よく使う出産に関する用語

以下に、母子健康手帳に記載のある専門用語のうち主なものを列挙した。いずれも本書の第3章「身体の組織とその機能」から第7章「検査で使われる用語」に掲載してあるので参照されたい。

▶4-1　身体の組織（第3章参照）

| 「甲状腺」 | （8-4参照） | 「歯肉」 | （14-5参照） |

▶4-2　病気の用語（第4章参照）

「インフルエンザ」	（1-3参照）	「肝炎」	（3-17参照）
「慢性腎炎」	（4-1参照）	「はしか・麻疹」	（5-1参照）
「風疹」	（5-2参照）	「おたふくかぜ」	（5-3参照）
「水疱瘡」	（5-4参照）	「ジフテリア」	（5-10参照）
「百日ぜき」	（5-11参照）	「ポリオ」	（5-12参照）

「先天性代謝異常」	（5-16参照）	「切迫流産」	（6-3参照）
「妊娠高血圧症候群」	（6-5参照）	「子宮頸がん」	（6-12参照）
「糖尿病」	（8-4参照）	「虫歯」	（15-2参照）
「梅毒」	（16-4参照）	「破傷風」	（16-5参照）

▶ 4-3　症状・病状の用語（第5章関係）

「合併症」	（1-6参照）	「炎症」	（1-12参照）
「発熱」	（1-24参照）	「むくみ」	（1-33参照）
「下痢」	（4-8参照）	「おう吐」	（4-12参照）
「便秘」	（4-15参照）	「おりもの」	（6-1参照）
「悪露」	（6-2参照）	「骨盤位」	（6-3参照）
「つわり」	（6-6参照）	「股関節開排制限」	（7-2参照）
「めまい」	（9-16参照）	「歯石」	（12-2参照）
「歯並び」	（12-4参照）		

▶ 4-4　治療に関する用語（第6章参照）

「安静」	（2-44参照）	「血清」	（2-58参照）
「輸血」	（5-14参照）		

▶ 4-5　検査で使われる用語（第7章関係）

「超音波検査」	（1-18参照）	「血液型」	（2-21参照）
「不規則抗体」	（2-22参照）	「血糖」	（2-27参照）
「尿蛋白」	（2-31参照）	「尿糖」	（2-32参照）
「HBs抗原」	（2-33参照）	「HCV抗体」	（2-34参照）
「HTLV−1抗体」	（2-35参照）	「B群溶血性連鎖球菌」	（2-37参照）

第12章

❖ コラム ── 人の命の始まりと終わり

　日本では法律で人の生命は出生（母体から出たとき）に始まると規定されています。胎児は法律上、人として扱われていません。ですから、中絶や死産の場合に警察が捜査に乗り出してくることはないのです。遺産相続の問題が出てくるのも出生からです。でも、生命の始まりをどう考えるかは倫理や道徳、個人の信念の問題として残ります。遺伝子などから胎児の状況がわかって、生むべきか悩むといった話は、今や小説の世界のことではなく現実のことになっています。

　では、人の生命の終わりはいつなのでしょうか。呼吸と心臓の停止、瞳孔散大の3つがそろった時が「死亡」ですが、特別の法律で脳死からの臓器移植が可能になっています。つまり、心臓が動いていても脳死ならば生き返ることはないので臓器の摘出を行い、それによって「死亡」に至っても刑法に引っかかることはないということです。

　人の「死」にも、医療技術の問題のほかに思想や信条の問題が残されています。心臓が動いていれば生きているととらえるのは社会通念だとして、ルール化して脳死を認めるべきではないと主張する人々がいる一方で、脳死を死亡とするかどうかは個人の選択の自由だとする人々もいます。こうなると、保守主義と自由主義の対立といった政治思想の問題になってきますので、ちょっと話がややこしくなります。

　ただ、多文化共生を標榜するなら、生命倫理の問題も、文化、宗教、思想が異なる多様な議論を受け止めるところから始めないといけないのでしょう。

　医学が発達すると、産むべきか産まざるべきかで悩み、死に関しても、延命治療をすべきか、自分で最後の形を考えておくべきか、臓器を提供したいが家族はどう思うかなどで悩む、そういう時代に入っているといえます。自分もいい年なので、そろそろ終わり方を考えないといけないのかもしれません。相談できるカウンセラーがほしいところです。（N）

第13章　通訳技術の基礎

本章では、医療通訳に最低限必要な基礎的な通訳技術と現場で求められる実践的な技術について記載する。

1　医療通訳に必要な語学力

「共通基準」では、医療通訳を行うために必要な語学力について、「通訳者が診療現場に患者として行った時、かわすであろう会話内容を母語、対象言語で言えること」としている。つまり、患者になって医療機関にかかったときに、習得言語で医療従事者と会話できるだけの語学力が必要という意味である。また、MICかながわの新人研修の際の募集条件では、「日本語と対象言語の両言語で、日常会話が十二分にできること」を掲げている。

通訳者によっては対象言語もしくは日本語のどちらか、自分の母語でない方の言語に、流ちょうさやイントネーションに不十分なところが残る可能性がある。そうした中にあっても、通訳の実践の中で誤解が生じないレベルの言語能力を持っている必要がある。

なお、本書では語学力を高めるための方法については記載していない。日本語が母語である人は習得言語の語学学校で、日本語が習得言語である人は日本語学校や日本語教室などでトレーニングを積んでほしい。

2　医療通訳の特徴

通訳とは、2言語間の橋渡しである。たとえば、日本語－中国語の通訳で言えば、日本語の話者と中国語の話者の間の意思疎通を可能にするものである。したがって、外国人向けの観光ガイドは、通訳とは言わない。それは、1言語による案内業務である。

医療通訳とは、医療現場で通訳をすることである。つまり日本語話者である医療従事者と外国語話者である患者やその家族の間で言葉の橋渡しをすることである。その範囲は、診察室の中にとどまらず、患者と同行して受診の受付から検査、医療相談、会計支払い、薬局での薬の説明まで含まれる。また、保健所や健診センターでのやり取り、往診や訪問看護で通訳する場合もある。

医療通訳は正確さが求められる。一見意味がないように感じられる言葉の中に重

要な診断の鍵が隠れていることもあることから、要約や付け足しをせずに語句を忠実に訳すことが原則である（注1）。診療場面によって異なる場合もあるが、通常、医師は患者の主訴（不調の訴えなど）と病歴、生活状況などを聞き取り、身体所見・検査所見などの情報を総合的に考え、自身の記憶にある診断ガイドラインと比較しながら、あまたある病気の中からどのような病気の可能性が高いか絞り込んでいく（注2）。そのため、通訳者は、医師の診断が正確な情報に基づいて行われるよう発言内容に忠実に通訳を行う必要がある。

　通訳の形態には、逐次通訳、要約通訳、同時通訳、ウィスパリング（聞き手の耳元でささやく同時通訳）、サイト・トランスレーション（文書を目で追いながら口頭で翻訳する方法）があり、それぞれ手法や用途が異なる。そのうち、逐次通訳が最も話者の発語した情報に忠実に言葉を伝達できる手法であることから、医療通訳は、通常、逐次通訳を採用している。

　逐次通訳は、発言を一定の長さで区切って、その都度、その発言内容を通訳するものだが、「一定の長さ」は、1文が10数秒といったものから、3～5分間のものまである。医療通訳は、含まれている情報の、忠実で漏れのない再現が重視されるため、短く文を区切って逐次通訳することが求められる。ベテランになると、より長い数10秒のひとまとまりの発言で区切って通訳できるようになるが、初級者では、すべての言葉が再現できる範囲の短い文節で区切って通訳する。

　医療通訳をコミュニティ通訳やパブリック・サービス通訳の範ちゅうに分類し、会議通訳やビジネス通訳と区別する場合がある。会議通訳やビジネス通訳は、利用者双方が比較的類似した職業・知識・文化等を共有していることが多い。それに対し、医療通訳は様々な社会階層の様々な文化習慣を持った人々が通訳利用者となることが多く、双方の理解を確実にするためには、より慎重な言葉の選択が必要になることが多い。

3　通訳技術の基礎

　医療通訳には通訳技術が必要である。通訳技術とは、相手の話を聞いて理解し、それを短期的に記憶して対象言語・母語で相手に伝える作業とそれに付随する技術である（「共通基準」参照）。相手の話を聞き理解する上では、集中力とリスニング力、理解力が必要である。記憶する上では、短期的に記憶を保持する力、それを助けるメモ取りの技術が必要である。最後に、もう一方の相手に伝える上では、十分な語彙、表現、構文、文法の力と発音や声の質など場面に応じた伝達力が求められるとしている。

　そこで、それらの「力」や「技術」についての説明と、それらを磨くための効果

的なトレーニング手法について、以下に概要を述べてみたい。

▶3-1　聞く力

　医療通訳では正確で漏れのない情報の再現が重視されるため、集中して会話を聞き取る力が要求される。これによって聞き漏らしを回避することが可能になる。また、正確さを求めるといっても、片方の話者の会話を直訳すればよいというわけではない。単に単語を別の言語に置き換える作業ではなく、その会話の意味をもれなく、分かり易く伝えることが必要である。原則は語順や文の順番をそのまま変えずに訳すことであるが、言語によっては、まず結論を訳してから、理由を説明する方が相手が理解しやすいこともあるだろうし（「結論＋理由」）、日本語のように「理由＋結論」という文章構成の言語もあろう。できるだけ聞き手側が理解しやすい訳出を試みるとともに、大切な情報は文頭で訳すという工夫も時には必要である。

　日本語のあいまいな表現の意味をくみ取り、聞き手が誤解しないような言葉を選んで訳出することも大切である。たとえば、「胸のレントゲンを撮影します」というとき、これは「肺（lung）」のことなのか、「乳房（breast）」のことなのかを考えて訳す必要がある。

　「聞く力」として、社会常識的な知識と話者の文化の知識、基礎的な医療知識も必要である。たとえば、「熱が出る」とは「体温が37度以上」のことであり、「38度」とは「体調的に苦しい体温」であること、「寒気」とは「熱が出たときの体調の変化」であるといった認識や知識を持っていないと発言の意味を理解できない。

　さらに、話の先行きに予測をつけることも有効である。「昨日から熱が……」と聞いた時点で、次に出てくる言葉は、体温を測った結果、熱が高いことを表す数値が登場する可能性、気分が悪いという訴えが語られるかもしれないと予測すると、会話の全体の意味を素早くとらえられることにつながる。

　全体の意味を認識的にとらえられたとしても、用語や言い回しの聞き間違いがあっては正確な通訳はできない。聞き間違いには、似ている言葉との取り違いと単なる勘違いの2つがある。「しんぞう」と「じんぞう」を聞き間違えたり、胃の内視鏡と大腸の内視鏡をうっかり取り違えたりするケースがある。これらを防ぐには、クイック・レスポンスというトレーニングが有効である。

　これは、聞いた単語の訳を素早く口から出す練習で、単語の意味を記憶にしっかりと定着させることで、言い間違いを減らすことができる。また瞬発力、単語力もつく。

【クイック・レスポンスの練習の例（英語）】
＜練習方法の例＞

まず、練習したい単語を15語程度選ぶ（腎臓、心臓、肺、肝臓など）。その単語を以下のように日本語と対訳を間(ま)（ポーズ）を入れながら録音する（もしくは録音してもらう）。
　「1. 腎臓」(2秒程度の間)「kidney」(2秒程度の間)「2. 心臓」(2秒程度の間)「heart」(2秒程度の間)「3. 肺」(2秒程度の間)「lung」(2秒程度の間)「4. 肝臓」(2秒程度の間)「liver」(2秒程度の間)……

＜練習の仕方＞
　まず、聞こえた単語をそのまままねて発音する。リピートすることで発音の取得に役立つ。かっこ内は練習者が発音するところ。
「1. 腎臓（腎臓）kidney（kidney）2. 心臓（心臓）heart（heart）3. 肺（肺）lung（lung）4. 肝臓（肝臓）liver（liver）……」
　次に、単語の対訳を言う。
「1. 腎臓（kidney）kidney（腎臓）2. 心臓（heart）heart（心臓）3. 肺（lung）lung（肺）4. 肝臓（liver）liver（肝臓）……」
　このほか、臓器名や病名、診療科名、検査名などでいろいろ試してみるとよいだろう。

▶3-2　記憶する力

　記憶力には、短期記憶と長期記憶がある。人間の短期記憶のキャパシティは、心理学者のジョージ・ミラーらの研究によって、一度に記憶できる単語数が5〜9であり、保持できる時間は約20秒であるとされている。したがって、医療通訳を逐次通訳で行うにしても、1文1文区切って行う場合は、この範囲で収まるかもしれないが、それ以上になると、上述のような意味をとらえる作業や後述するようなメモ取りが必要となる。
　また、短期記憶力を磨くことも重要であり、そのためには、リプロダクション（再生）というトレーニング手法が有効だと言われている。これは、文章を聞き終わった時点で、リピートする練習法である。初めは、短い文章をメモを取らずに、一語一句間違えずに言えるようにするとよい。慣れてきたら徐々に2文3文と長くしたり、メモを取りながらリピートすることで短期記憶力が鍛えられる。母語で練習してから対象言語に移る方がスムーズである。

▶3-3　メモ取り術（ノート・テイキング）

　短期記憶を補助するものがメモ取り（ノート・テイキング）である。以下に、MICかながわの医療通訳スタッフの実践例と通訳理論や通訳技術の文献（注3、注

4）を参考に、その目的と方法を述べる。

メモには二つの種類がある。一つは、会話の展開や意味を思い出すためのものである。「加えて……」や「でも・しかし、……」といった接続詞やキーワード・特徴的な用語をメモしておくと、会話全体の流れの方向や意味を思い出しやすい。もう一つは、記憶しにくい用語や混同しやすい語句をメモしておくものである。固有名詞や数字、専門用語などで、正確な通訳を行うためには不可欠な作業であり、短期記憶に保持しているうちにきちんとメモを取っておきたい。

メモ取り作業と記憶作業は同時に進行するため、メモ取りばかりに気を取られると、メモ取りも脳には負担になっているから、記憶作業のほうがおろそかになる。記憶作業がメイン作業でメモ取りはサブ作業であることを忘れないようにしたい。聞いた文章全部を速記のように書いていたのでは、話の流れを追うことができなくなるので、できるだけ要点や数字、名詞、通訳するときに使いたい表現などと略語や記号を組み合わせながら取るとよい。

また、知らない用語は話者にその場で確認するか辞書を引くようにする。

以下にメモ取り作業の効率的効果的な方法を紹介したい。まず、ノートの1ページを半分にして真ん中でタテに線を引き、左半分を上から下に使用していく。一番下まで来たら右半分に移り、上から下へ同じようにタテに使用していく。これは、ヨコにずらずら書いていくと、メモとメモの関係がわかりにくくなるためである。

次に、1文のメモが終わったら、文の終わりを示す「///」で区切る。通訳をし終えた部分は、分かり易いようにその下に横線を引き、次の1文は横線の下の空白スペースからメモする。接続詞は会話の流れの中で大切なので無視せずに、「そうは言っても／しかしながら」→「but」、「つまり」→「∴」、「それともう一つある」→「＋」など略語を使用してメモするとよい。

この略語を上手に利用することはスムーズな通訳につながる。記号は学生時代に習った化学（「酸素」は「O_2」、「二酸化炭素」は「CO_2」）や数式の記号（「同等」は「＝」、「無限大」は「∞」）を利用したり、独自に決めた記号を使ったりして自由に工夫してよい（図表9参照）。

図表9　メモ略語の例

用語	メモ略語
血液検査	blood T
血圧	BP
結果が出る	results
上が130、下が85	130／85
治療方針	治・方

用語	メモ略語
5日間	5d
1週間	1w
1時間	1h
後	ご
もし仮に……	if

用語	メモ略語
しかし	but
付け加えて	＋
増加	↑
減少	↓
変化無し	→
酸素	O_2

用語	メモ略語
同じ、等しい、同等	＝
ほぼ同じ	≒
違う、同じではない	≠
Aは60以上	$A \geq 60$
無限大	∞
わかった、了解した	OK

　以下にメモ取りの例を紹介する。例文を聞いてメモすると図表10のようになる。
【例文】「今日、追加で血液検査をします。ただし、結果が出るのは5日後になりますが、よろしいですか？」

図表10　メモ取りの例

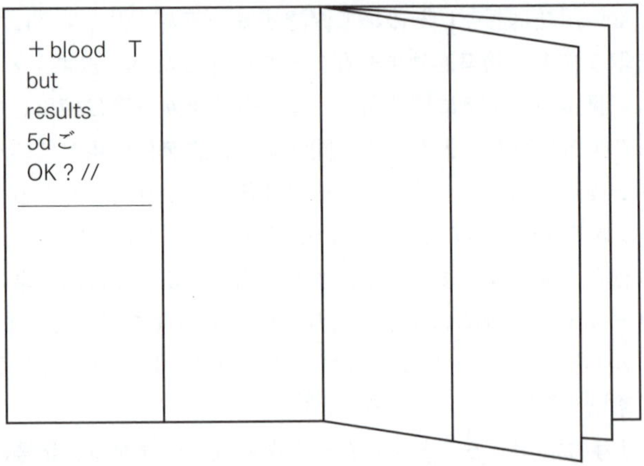

```
＋ blood T
but
results
5d ご
OK？//
```

　メモに必要な用具についても配慮したいことがある。ノック式ボールペンと書きやすいメモ帳、ノートを持参したい。また、筆記用具は予備があると安心である。そこに書いた内容は、たとえメモ書きであっても個人情報に該当することがあるため、他に流出することがないよう、自宅に持ち帰り、シュレッダーにかけるなど、廃棄処分には十分に注意したい。

▶3-4　伝える力
　伝達力は、一つには語彙力や表現力、構文力、文法力、もう一つには、場面に応じて発音や声の質を選択するなどの力（デリバリー）の2種類がある（「共通基準」参照）。

前者の語彙力は、社会常識的な知識を身につけることに加えて、第3章～第12章の医療用語を学ぶことで対応したい。表現力については、通訳利用者に聞こえるように、口ごもらないではっきりと、自信をもって発言することが大切である。か細い声や小さい声では、医療従事者だけでなく患者からも「本当に正しく通訳してくれているのだろうか」と疑問をもたれてしまい、信頼関係を失いかねない。また、日本語のように同音異義語がある言語の場合は、特に、アクセントやイントネーションにも注意したい。アクセントの置き所などによって違う言葉になってしまうからである。

　構文力や文法力は通常の語学学習と基本的に同じであるが、相手が理解しやすいように簡単な構文、1文も短めの訳出に努める。文法は、特に時制が大切である。日本語は、時制があいまいな言語なので、訳していて不安な時は、話者に確認する必要がある。

　デリバリーは、医療通訳では、会議通訳よりも重要度は低いものの、狭い診察室の中で相手のプライバシーを守るよう、不用意に大きな声で訳さない、待合室に背を向けてなるべく声が外に漏れないようにすることや、スピードも相手が理解しやすいようにゆっくりと、平易な単語を選んで話すことなどが特に大切である。

　話し方のトレーニングにシャドーイングという手法がある。これは、音声を聞きながら、そっくりそのまま口まねしながら影（シャドー）のようにリピートする方法で、リスニングの際の集中力アップと発音改善、デリバリーの向上にもつながる。以下に例を上げる。上列が録音音声で、網掛けの文章がリピートを表している。リピートは、録音音声よりワンテンポ遅れて始める。

【シャドーイングの例】
　循環器系の主な働きは、全身に血液を送り出すことです。血液循環は生命の維持
　　　　　　　　　　循環器系の主な働きは、全身に血液を送り出すことです。血
に欠かせないので、心臓が数秒以上停止しただけで、人は意識を失ってしまいます。
液循環は生命の維持に欠かせないので、心臓が数秒以上停止しただけで、人は意識
もっと長く血液の供給が停滞した場合は、生命が危険にさらされます。
を失ってしまいます。もっと長く血液の供給が停滞した場合は、生命が危険にさら

されます。

4　医療通訳の実践技術

次に、医療の現場で必要とされる実践的な対応技術について触れておきたい。

▶4-1　通訳の中断・内容確認

まず、重要なことは「通訳の中断・内容確認」である。「共通基準」では、これに関して「利用者の発言内容があいまいな場合に通訳を中断して、再度会話内容の確認ができること」と「必要に応じて辞書を引けること」の二つを挙げている。

一つ目については、たとえば、診察室で医師の会話の内容がわからない場合や医師が言った医学用語の意味がわからない場合には、あいまいなままで通訳したり、その用語を飛ばして通訳したりしないで、その場で通訳を中断して、「今、おっしゃったお話が分かりませんでした。もう一度、分かりやすくご説明いただけますでしょうか」、「○×とおっしゃった用語の意味を教えていただけますか」などと、医師に対して臆せず説明を要求できるようにならないといけない。

「それ」とか「この」が何を指しているのかわからない場合、どっちを指しているのか判断がつかない場合もあるだろう。あるいは、早口で聞き取りにくい場合もあるだろう。そうした場合に、「そこは、○○という意味でしょうか」とか、「もう少しゆっくり話していただけますでしょうか」、「短く切ってお話しいただけますでしょうか」などと確認したり注文をつけたりすることも大切である。

医療従事者は、みんながみんな話し上手とは限らない。患者への説明が論理的に展開されない場合もありうる。話していて、途中で気がついて前の話題に戻ったり、話の先が予測しづらかったりすることもある。その場合にも、前述のような内容確認をきちんと行っていけば、間違いのない通訳が可能となる。

医師の中には、会話を中断されることに対して快く思わない者もいると予想される。このため、通訳を始める前に、正確な通訳のためには医師側の協力が必要であることを説明し、通訳者が必要に応じて会話の中断や言葉の意味の確認などを行うことへの同意を取り付けておくことが望ましい。

中級以上のレベルになると、ある程度まとめて聞き取り、分からないところだけ確認することによって、よりスムーズな、テンポの良い通訳ができるようになる。だが、初級者レベルでは、時間はかかっても正確な通訳に心がける必要がある。

二つ目の「辞書引き」は、たとえば、診察室という時間が切迫する空間の中で、本当に辞書を引くことができるのか、という疑問もあるだろう。しかし、医療通訳者受け入れ経験のある医療従事者へアンケート（注5）を行ったところ、次のとおり、時間よりも正確な通訳を求めているという結果が得られた（図表11、12参照）。

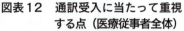

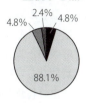 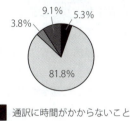

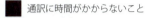
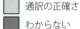

　医療通訳者を受け入れるに当たって重視すべき点を、「通訳時間の短かさ」と「正確さ」という、いわば二律背反の関係にある選択肢で回答を求めた。その結果、「通訳に時間がかからないこと」が医療従事者全体で約5％であったのに対し、「通訳の正確さ」は全体で約82％と、圧倒的に「通訳の正確さ」が重視されていることがわかった。この対照関係は、医師、看護師、助産師、医療ソーシャルワーカーの各内訳を見ても同様であった。

　この場合に必要な技術は、医療従事者に臨床の場面で「用語がわからないので辞書を引かせてください」と言えるかということだろう。その上で、辞書引きに慣れていること、素早く引けるようになっていることが重要である。電子辞書は、慣れてくれば紙の辞書よりも早く引けるだろう。言語によっては電子辞書が発売されていない場合もあるが、英語－対象言語のものはあるはずである。あるいは、自分でオリジナルのあいうえお順の「用語集」を作っておくというのも一つの方法である。
　患者等との会話においても、聞き取りにくい場合は、きちんと確認することが大切である。たとえば、日本に関西弁があるように、同じ国でも地域によってイントネーションや発音が異なる場合がある。もし、聞き取りに自信がない場合は、患者等に「少しゆっくり話してください」など、協力を求めておくとよいだろう。
　また、患者等に話す通訳者の対象言語についても、誤って聞き取られないよう、はっきりと発音し、場合によっては短縮形を使わないなどの配慮も必要だろう。たとえば、英語では「isn't」と言うよりはむしろ「is not」、「aren't」ではなく「are not」と言うくせを付けるとよいかもしれない。「〇×がないわけではない」などといった二重否定の言い回しも、できれば避けたほうがよいだろう。

もう一つ、医療通訳の現場で特に意識しておくべきことがある。それは、会話に含まれる細かなニュアンスに注意して訳すことである。通訳のトレーニングを受けていない家族や友人などの通訳にしばしば見られる問題で、話者の言葉のニュアンスを変えて話してしまうといったことがある。たとえば、医師が「あなたの病気は神経の進行性の難病であり、人工呼吸器を使わなければ、呼吸が止まってしまう危険が迫っています」と言ったことを「……将来、呼吸が困難になる可能性があります」と訳してしまった場合である。これでは、治療方針の決定の判断が遅れ、緊急事態を招いてしまうかもしれない。

　あるいは、重病などの場合、「突然の告知で患者が動揺するのではないか」といった配慮から、思わず病状説明の「厳しさ」を和らげて訳したくなることもあるが、通訳者の裁量でそうしたことを行ってはならない。また、医師の説明に配慮不足を感じたり、文化的な背景から説明の仕方が不適切であると感じることがあるかもしれない。そうした場合には、正確な訳を行った上で、後から医師と「より適切な説明」について話し合ってみるなどの方法が考えられる。ただし、ニュアンスの異なる通訳を行い、患者側と医療従事者側に認識のずれが生じたままで放置することは避けなければならない。

　ニュアンスに関連して、直接的・専門的な表現と婉曲的（持って回った）表現の違いにも気を配る必要がある。たとえ両方同じ意味になるとしても、変えないことが大切である。たとえば、医師が「ペニス」や「膣」といった直接的表現をしているのであれば、そのまま「penis」、「vagina」と訳すべきである。「private part」などと婉曲な訳をするのは、婉曲表現がなされた場合に限るべきである。

▶4-2　状況判断

　実践的技術の２点目は「状況判断」を挙げておきたい。それは、医療通訳者には「不測の事態に冷静に対応するなど、現場の経験から得られる知恵、臨機応変な対応」（「共通基準」参照）が必要とされるからである。

　不測の事態が発生するのは、現場においてである。現場とは、医療通訳の場合、診察室や検査室、病棟、医療相談室、会計窓口、待合スペースなどである。そうした医療機関の各種の場面において、患者と医療従事者との間を通訳する中で不測の事態に遭遇することがある。ただ、つきつめて言うと、そもそも「現場」とは、そういう性格を持っているところである。つまり、工事現場や教育現場でも、現場においては二度同じ状況になることはない。たとえば、接する患者が同じでも、そのときの体調や具合は微妙に過去のそれとは異なるだろう。また、現場では、起きたことから逃れることができないことが多い。

　そうした中で、どう対応するか。「現場では二度同じ状況になることはない」と

は言え、何とかその場をやりくりしないといけない。それには、過去の似たような状況から得た経験やノウハウがものを言う場合が多い。それは、マニュアルを読むことだけでは身につけられない、身体で覚える式の知恵や技かもしれないし、その場その場に最適な行為は何かを考えながら臨機応変に対応していくものかもしれない。

その意味で、医療通訳者として独り立ちするには、講座で学ぶだけでも、文章で著された知識を身につけるだけでも足りず、実習と現場経験が欠かせない。ただ、知識として、過去に現場でどのような事態が生じ、先人がそれにどう対応してきたかを予め身につけておくことは無駄ではない。

以下に、過去に医療通訳の現場で出会った「不測の事態」のうち、主なものを記載する。上述のとおり、これとまったく同じことは起こらないかもしれないが、似たような状況は起こりうるため、参考事例として知っておくことは、そうした場合の最適な行為は何かを考える際に役立つだろう。

(1) 医療従事者の不用意な発言

医師が「こんな忙しいときに言葉がわからなくて時間がかかる人なんて、勘弁してよ」と小声でつぶやいたとき、どうするべきか。あるいは「困ったな、治療費は払えるのかな、払わないで母国へ帰ってしまったら困るな」などと、偏見とも取れる発言をした場合、通訳者はどう対応すればいいのだろうか。

地域や団体により対応ルールは様々であろうが、「今の言葉は訳しますか」と尋ねることにより、話者に不用意な発言に対する注意喚起と、訳すかどうかの確認をしてから通訳する方法がある。ただ、医師があえて強く主張したい場合もある（例：服薬を守ってもらう場合の「あなたはこの薬を飲まないと死んでしまうのですよ、分かっていますか」など）。このような場合は、確認しつつ、正確に伝えるべきである。

(2) 医師の外国語

英語など外国語の会話に自信がある医師だと、医療通訳者がその場にいても、自ら外国語で対応する場合がある。ときとして、その外国語が患者には理解できなかったり、聞き取りにくかったり、難しい医学専門用語で説明したり、込み入った説明になると、突然日本語になったりすることがある。

こうしたケースでは、集中力を切らさず、自ら通訳している気持ちになって、話の流れを追いつつ、もし、修正や注意喚起が必要な場合は、その旨、申し出ないといけないだろう。患者が理解していないと感じたときは、患者に理解状況を確認する必要がある。また、突然、日本語会話に変わってしまった場合は、すぐに通訳し

ないといけない。

(3) 患者・家族の状況

　患者は、医師からの告知や治療方針をめぐって、急に泣き出したり、怒り出したりすることがある。医療通訳者は患者の友人・知人ではないため、「私がついているから大丈夫」と言ってなぐさめたり、「おこってはだめ」と諭したりすることは避けた方が無難だろう。ただし、第2章「対人援助の技術と心構え」や第15章「多文化に関する知識・理解」第6項「文化の違いを乗り越える方法」でも述べているように、受け止め態度、姿勢（受容）が必要になる。

　患者と一緒にいるとき、患者が急に痛みが激しくなって身もだえたり、具合が悪くなってしゃがみ込んでしまったりしたらどうするか。うめきに近い訴えになるかもしれないが、何とか話しを聞き取り、医療機関の中であれば医療従事者を呼んで、訴えを通訳する必要がある。

　患者の家族が何人も来ていて、医療従事者に対していっぺんに話し始めたときは、どうするか。まずは患者の家族に対して冷静さを求め、順番に話すよう、整理を促す必要があろう。

　いずれにしても、医療通訳者は医療従事者と同様に、こうした事態にも冷静に対応することが求められる。

(4) 通訳者自身の感情

　患者の大量出血を目の当たりにすると、気が動転してしまうかもしれない。大きなけがの傷口を見て気分が悪くなってしまうかもしれない。「夏を超えられないかもしれない」と悟った患者の気持ちに感情が揺さぶられてしまうかもしれない。不意にこうした状況に遭遇すると、気持ちが揺れて通訳行為に影響してしまうことがある。

　こうした場合には、あわてずに冷静に対応できるよう、心の準備が大切である。適応力には個人差もあるため、自分の心理の傾向を把握し、ストレスが生じたときの対処法を事前に考えておくとよい。深呼吸して冷静さを取り戻せる場合もあるが、いったん休息が必要な場合もある。自分の限度を超える場合には、その旨を医療従事者に伝えるとよい。

　また、患者の死亡に立ち会ったことによる精神的なショックが通訳業務終了後も続くことがあるかもしれない。こうした通訳業務によるストレス反応に対しては、一人で悩まず、カウンセリングを受けるか、所属する通訳業務組織があれば、その組織で対処する体制を整えていくことが重要である。

(5) 医療従事者の医療通訳者への要求

　医療機関では、医療通訳者に対して翻訳を依頼する場合が多々ある。これは医療機関側が通訳も翻訳も技術的に大差ないと思っているからであるが、実際は通訳技術と翻訳技術は異なる。したがって、その旨をきちんと説明して断る必要がある。どうしても文書の内容を患者が理解する必要があるときは、医療従事者に文書を読み上げてもらい、それを「通訳」するとよい。

　また、時として医療従事者は、医療通訳者を患者の友人・知人と勘違いして売店での物品購入や服の着脱など、雑用を要求することがある。その場の状況によって引き受けざるを得ない場合もあるが、基本的には、医療通訳者は通訳のために医療機関に来ているのであって、付添のために来ているのではないため、「それは自分の業務・役割ではない」と言い、断る必要がある。

▶4-3　その他の注意事項

　通訳する場合は、通訳者はその場の主役ではないため、派手な身振り手振りは控え目にしたい。

　文化的な背景や宗教上の戒律などによって、男性患者と女性医師、女性患者と男性医師の組み合わせが難しい場合がある。特に、泌尿器科や産婦人科などで問題となる。いずれのケースでも、医療従事者に文化的背景や宗教上の戒律の意味を説明して対応策を検討してもらうとよい。

　文化的背景から、国によっては、患者はあまり理解していないのに「理解した」、「わかりました」と言ってしまう傾向がある場合があるので注意したい。その場合には患者等に対して「分からないときは分からないとはっきり伝えてよい」とアドバイスするとよいだろう。

　検査結果の説明でよく登場する「陽性」と「陰性」は、それだけでは患者にとって良い結果なのか悪い結果なのかわからない場合がある。たとえば、抗体の有無を確認する場合は陽性が良い結果であり、ウイルスの有無を調べる場合は陰性が良い結果となる。医師の説明で単に陽性、陰性だけしか言わなかったときには、患者等が理解していない場合があり、医師に説明を求める配慮が必要となる。

[　注　]

　注1：社会福祉法人神奈川県社会福祉協議会かながわボランティアセンター[2002]「医療通訳ボランティアガイドライン」同センター

　注2：ローレンス.ティアニー・松村正巳[2009]『ティアニー先生の診断入門』医学書院

注3：ベルジュロ伊藤宏美・鶴田知佳子・内藤稔[2010]『よくわかる逐次通訳』東京外国語大学出版会
注4：水野真木子[2008]『コミュニティ通訳入門』大阪教育図書
注5：西村明夫編[2007]「在住外国人医療サービスに関する調査研究報告書」MICかながわ

❖ コラム ── 実践技術の学び方

　医療の現場で医療通訳者として臨機応変に対応できるようになるために必要なことを、本文ではごく簡単に記載しました。でも、本来は指導者や先輩に付いて現場対応の経験を重ね、身体で覚えていくのが一番なのでしょう。

　ドナルド・ショーンは、医師や弁護士が診断ガイドラインや判例などをもとに技術合理性によって行為する専門職であるのに対して、看護師やソーシャルワーカー、学校の教師などを、実践の中で臨機応変に対応していく専門職だとしています（佐藤学・秋田喜代美訳[2001]『専門家の智恵』ゆみる出版）。医療通訳者は後者に当たります。行為の中で対応策という「知」を見い出し、行為を振り返りながら「知」を自分の中に反映させ取り込んでいくからだそうです。

　こうなると、難しすぎて何を言っているのかわからなくなってしまいますが、書物を読んだり、人から話を聞いたりしただけでは学べないことは確かのようです。ただ、だからといって本書が不要というわけではありません。こうした「知」を身につけるには、本書に記載した「知」が不可欠なはずですから。実践の「知」と本書の「知」を行ったり来たりすることが重要なのでしょう。（N）

第14章　模擬通訳トレーニング

　医療通訳のトレーニングでは、特に模擬通訳（ロールプレイ）の手法が有効である。この方法は、本書でこれまで述べてきた知識と技術を実践に近い形で効果的に身につけることができるものである。ここでは、トレーニングの方法を解説するとともに、主な診療科における診察室等での会話をトレーニング・シナリオとして提示する。

1　模擬通訳トレーニングの方法

　このトレーニングは、学習者（トレーニングを受ける者）が通訳者役として模擬通訳にチャレンジする。講師陣は、日本人医療従事者役（日本語話者）と患者役（対象言語話者）、役を演じない専任の講師（患者役と兼ねることができる）の3人編成となる。1組の講師陣が教えられる模擬通訳の学習者の上限人数は10人程度としたい。

　この模擬通訳の大道具（会場設定）として、図表13のとおり、医師の診察机に見立てた長机や医師、患者、通訳者用のイスが必要となる。小道具として、医師用の白衣とパソコン、乳幼児のシナリオでは子どもに見立てた人形などがあると臨場感が出る。また、「注意書き」や「処方箋」、「お薬手帳」などの代わりとなるペーパー類を用意しておくとよい。講義用にはホワイトボードを用意したい。

図表13　模擬通訳の会場設定（診察室のケース）

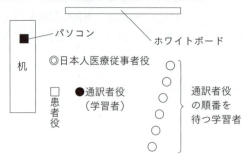

　進行は、1つのシナリオを2〜4つくらいに会話を区切り、その区切り毎に講師陣はアドバイスを行い、アドバイスの後、通訳者役の学習者を入れ替える。それに

よって、学習者の待ち時間を短くし、通訳者役の順番が来ていない学習者にも緊張感と集中力の維持が可能になるはずである。通訳していない学習者には、通訳者役を行っている学習者の通訳と講師のアドバイスを注意深く聞くように促す。講師は、場合によって通訳者役ではない学習者に対して「今の箇所で違った言い回しは考えられないか」など意見を求めたり、質問を行ったりしてもよいだろう。

また、同じシナリオを複数回使って、くり返しトレーニングしたい。学習者が慣れてきて、1回目ではできなかったことが2回目でできるようになり、学びが定着するためである。

日本人医療従事者役は、学習者の習熟度に応じて、わざと早口で長いセンテンスを一気にしゃべってしまうことも試みたい。通訳者役の学習者が会話を途中で止める、あるいは、「もう少しゆっくり話していただけると助かります」と依頼するなど、会話をコントロールする術を身につけられるようにする。

2　トレーニング・シナリオ

以下に、内科（シナリオ1）、整形外科（シナリオ2）、産婦人科（シナリオ3）、小児科（シナリオ4）、麻酔科（シナリオ5）、眼科（シナリオ6）、歯科（シナリオ7）、薬局（シナリオ8）における、患者等と医師あるいは薬剤師との会話を、シナリオとして掲載した。

シナリオはすべて日本語で記載してあるため、トレーニングにあたって、講師は事前に対象言語に翻訳しておく必要がある。その中で、本来外国語であるべき患者の会話部分について、ここでは日本語的な表現発想で記載しているため、それぞれの言語習慣に沿った訳文になるように翻訳に配慮が必要である。たとえば、中国語では、相手の質問に対して「そうですね、…」といった相づち的な言葉は使わないことが多い。あるいは「だいたい」といったあいまいな表現は使わないという。その場合は、そうした日本語の言い回しを省略したり修正したりして翻訳してほしい。

各シナリオの最後にシナリオ中に登場する医療関係用語のチェックポイントを記載してあるので参考にしてほしい。これらの用語を覚えていれば、トレーニングは比較的、円滑に進行するが、そうでなければ、その用語が登場したところで学習者が通訳できなくなり、止まってしまう。聞き慣れない用語については、その場で辞書を引くという訓練も必要だが、すべてにそうしていると、無駄な時間が増えてしまう。効率的にトレーニングを進行させるためには、学習者が本書の第3章から第8章及び第10章、第11章に掲載してある用語を覚えていることが望ましい。そうした対応が十分できない場合は、使用するシナリオに登場する用語をいくつか事前に学習者に通告しておくのも一つの方法だろう。

ただし、本書のシナリオは、若干難易度が高いレベルに属すると思われる。学習者のレベルに応じて、難しい用語を省いて使用するなどの修正をしてもよいだろう。また、下記のHPには、様々な場面のシナリオが掲載されているため、参照されたい。

- 自治体国際化協会［2003］「専門通訳ボランティア研修プログラム（医療編）」（HP：ホーム＞多文化共生＞多言語情報作成マニュアル）
- 岐阜県国際交流センター［2011］「医療通訳教本」（HP：ホーム＞GICについて＞刊行物）

①トレーニング・シナリオ1：内科（COPD／慢性閉塞性肺疾患）

［病院の呼吸器科診察室の場面］

医師：＜問診票を見ながら＞初めてのご受診ですね。どうしましたか。
> → 通訳者：対象言語で「初めてのご受診ですね。どうしましたか。」と通訳する。
> ＜以下同様に行う。＞

患者：はい、とにかく息が苦しい。＜息苦しい様子を演じる。＞
以前もちょっと風邪をひくと咳(せき)が長引いたり、息が苦しくなったりしましたが、今回は、今まで以上に息切れがひどくて、発作のようになると、夜も眠れないほどなんです。
> → 通訳者：患者の外国語を「はい、とにかく息が苦しい。以前もちょっと風邪をひくと咳が長引いたり、息が苦しくなったりしましたが、今回は、今まで以上に息切れがひどくて、発作のようになると、夜も眠れないほどなんです。」と訳す。
> ＜以下同様に行う。＞

医師：そうですか、それはたいへんですね。「今まで」とおっしゃいましたが、いつごろからですか。症状はどうでしたか。

患者：そうですね、7〜8年くらい前からかな。だいたい季節の変わり目に風邪を引いちゃったりすると、咳がひどくて、長く続いて、痰(たん)がからんで息が苦しくなります。階段を上る時は息が切れますし、息を吸う時よりは、吐いているときの方が苦しい。

＜学習者の交代＞
医師：ふだん、タバコを吸いますか。

患者：はい。
医師：いつから吸い始めたんですか。1日何本を吸いますか。今も吸っていますか。
患者：20歳から吸い始めて、多い時は1日1箱でしたが、最近は1日10本くらいですかね。今は風邪を引いているから、1日3、4本しか吸っていませんよ。
医師：では、ちょっと診察しましょうね。＜聴診器を当てる＞吸って、吐いて。はい、後ろを向いて。吸って、吐いて。……＜一人言で＞なるほどね……。そうですね、これからもっと詳しい検査をしなければならないんだけれども、おそらくCOPDでしょう。長期の喫煙による肺気腫や慢性気管支炎などが原因で、呼吸がだんだん苦しくなる病気です。今日はとりあえず、レントゲン写真と血液検査をしましょう。それから、スパイロメトリーという検査が必要ですが、すぐにできないので、今日、予約しておいてください。

> → 初級者の場合、こうした長い会話は、次のように、適当なところで医師に合図して止め、切りながら、逐次通訳を行うとよい。
> 医師：はい、後ろを向いて。吸って、吐いて。＜ここで通訳＞
> そうですね、これからもっと詳しい検査をしなければならないんだけれども、＜ここで通訳＞
> おそらくCOPDでしょう。＜ここで通訳＞
> 長期の喫煙による肺気腫や慢性気管支炎などが原因で、＜ここで通訳＞
> 呼吸がだんだん苦しくなる病気です。＜ここで通訳＞
> 今日はとりあえず、レントゲン写真と血液検査をしましょう。＜ここで通訳＞
> それから、スパイロメトリーという検査が必要ですが、＜ここで通訳＞
> すぐにできないので、今日、予約しておいてください。＜ここで通訳＞

＜学習者の交代＞
患者：はい、わかりました。でも、喘息（ぜんそく）でなくてよかった。
医師：いえ、いえ、COPDの病期は、第1期から第4期まであって、急性増悪（きゅうせいぞうあく）もあります。その1割ぐらいは喘息も合併しますので、もうちょっと検査の結果を見ましょう。
患者：分かりました。で、今日はお薬をいただけますか。なんとか、この息苦しさから解放されたい……。
医師：そうですね。薬は出しますが、それより、まず絶対に禁煙してください。禁

煙した上で、消炎剤と去痰薬(きょたんやく)を出しますから、1日3回、食後に飲んでください。もしご自身で禁煙ができなければ、禁煙外来にかかってみてください。ほかに分からないことがありますか。

患者：もし、そのなんとか「COPD」と診断された場合は、どういうことになるんですか。

医師：COPDというのは、たばこなどの影響で肺の中の肺胞が壊れてしまう病気なんです。いったん壊れた肺胞組織はもう修復できません。ただ、今ある状況をできる限り維持し、悪化を可能な限り最小に留めることを目指します。そのためにも、患者さんのご協力が必要です。一緒にがんばりましょう。

患者：はい、分かりました。よろしくお願いします。

［用語上のチェックポイント］

- 「どうしましたか」が適切に訳せるか。
- 「息が苦しい」→　第5章2-3（息苦しい）参照
- 「咳」→　第5章2-7参照
- 「息切れ」→　第5章2-2参照
- 「痰」→　第5章2-9参照
- 「COPD」がどのような病気か理解できているか。→　第4章1-7（慢性閉塞性肺疾患）参照
- 「肺気腫」がどのような病気か理解できているか。わからない場合、その場で辞書を引けるか。あるいは医師に意味を質問できるか。→　肺気腫：細気管支（第3章2-23参照）や肺胞（第3章2-24参照）がふくらみ破壊されるもの。呼吸ができなくなる。
- 「慢性気管支炎」→　第4章1-2（気管支炎）、第5章1-3（慢性）参照
- 「血液検査」→　第7章1-32参照
- 「スパイロメトリー」→　第7章1-15参照
- 「喘息」→　第4章1-6（気管支喘息）参照
- 「病期」を「病気」と誤解しないで訳せるか。
- 「急性増悪」がわからない場合、その場で辞書を引けるか。あるいは医師に意味を質問できるか。→　急性増悪：症状が急に悪化すること。
- 「合併」→　第5章1-6（合併症）参照
- 「消炎剤」→　第8章1-42参照
- 「去痰薬」→　第8章1-26（去痰剤）参照
- 「食後に飲む」→　第8章2-10（食後）参照

② トレーニング・シナリオ2：整形外科（腱鞘炎）

[病院の整形外科診察室の場面]

医師：こんにちは。おかけください。＜わざと通訳者用のいすを自分の横に置き＞通訳さんもこちらに座ってください。

> → こうした場合、通訳者は「申し訳ありません。よりよい通訳をするため、いすの位置をこちらの方に変えさせてください」と断っていすを正しい位置に動かす必要がある。

　　　今日はどうしましたか。

患者：こんにちは。よろしくお願いします。手首が痛くて夜も眠れないんです。

医師：いつからですか。

患者：1週間前からです。実は、最近、仕事が忙しくて朝から晩までずっとパソコンとにらめっこしているんです。そしたら、1週間前に突然、痛くなってきました。

医師：そうですか。ちょっと見せてください。＜患者の手をとって、触りながら＞右手の方が少し温度が高いですね。それに少し腫れています。ここは痛いですか。

患者：あ、いたたた。＜訳さなくてもよい＞
　　　特に親指を動かすと痛いです。先生、レントゲンを撮らなくてもいいですか。何か悪いものでもできたら怖いし。何かガングリオンとかいう病気もあるでしょう？

＜学習者の交代＞

医師：ご心配には及びませんよ。まず「ガングリオン」は悪性のものではなく、関節嚢や腱の近くにできる良性の嚢腫ですから。今、あなたの所見は、典型的な腱鞘炎のようですし、レントゲンは骨などを見るためのものですので、軟部組織の病変は見えないから、撮る必要はありません。

患者：そうですか。じゃ、どうすれば治るのですか。

医師：まずは、なるべく患部を安静にさせる必要があります。それから、炎症を抑える薬を出しますから。そうですね、2種類の消炎剤を処方しておきます。飲み薬と外用薬の湿布を1週間分、出しますね。それで様子を見ましょう。もし、症状が改善しなければ、ステロイドの局所注射もありますが、まあ、たいてい内服で治ります。

> → 初級者の場合、こうした長い会話は、適当なところで医師に合図して止め、切りながら、逐次通訳を行うとよい。

患者：分かりました。ありがとうございます。

[用語上のチェックポイント]
- 「腫れる」→　第5章1-25（腫れ）参照
- 「ガングリオン」がわからない場合、その場で辞書を引けるか。あるいは医師に意味を質問できるか。→　ガングリオン：関節の周辺などにゼリー状の物質が貯まってこぶができるもの。
- 「悪性」、「良性」がわからない場合、その場で辞書を引けるか。あるいは医師に意味を質問できるか。
- 「関節嚢」→　「関節包」（第3章5-11参照）のこと。
- 「腱」→　第3章7-21（アキレス腱）参照
- 「嚢腫」がわからない場合、その場で辞書を引けるか。あるいは、医師に意味を質問できるか。→　嚢腫：液体がたまってこぶになったもの。良性の腫瘍。
- 「所見」が訳せるか。→　所見：診療場面では、医師の判断による見解、考えのことをいう。
- 「腱鞘炎」→　第4章7-3参照
- 「軟部組織」がわからない場合、その場で辞書を引けるか。あるいは医師に意味を質問できるか。→　軟部組織：身体をつくる組織器官のうち、骨以外の筋肉や脂肪などの柔らかい組織。
- 「病変」→　第6章2-27（病変部）参照
- 「患部」→　第6章5-1参照
- 「安静にさせる」の意味が理解できるか。理解できない場合、医師に意味を質問できるか。→　第6章2-44（安静）参照
- 「炎症」→　第5章1-12参照
- 「消炎剤」→　第8章1-42参照
- 「外用薬」→　第8章2-1（外用）参照
- 「湿布」→　第8章1-5（湿布薬）参照
- 「様子を見ましょう」が適切に訳せるか。→　第6章2-42（経過観察）参照
- 「ステロイド」→　第8章1-45（ステロイド剤）参照
- 「局所」の意味が理解できるか。理解できない場合、医師に質問できるか。
- 「内服」→　第8章2-5参照

③トレーニング・シナリオ3：産婦人科（妊娠初期妊婦健診）

[病院の産婦人科診察室の場面]

医師：体の調子はいかがですか。

妊婦：お腹が空くと気持ちが悪くなります。それと、ちょっと疲れやすいかな。

医師：今日は〇月〇日で、最終月経日から計算すると、今日から妊娠第6週になります。つわりはもうちょっと続きますので、がんばって水分を十分に取るようにしてください。それから、前回の検査で少し貧血気味だったので、鉄分を多く含んだ食事を取るように。今日は「母子手帳」をもらってきましたか。

妊婦：はい。もらってきました。

医師：では、今日は「母子手帳」別冊の補助券※を使って、いろいろ検査しましょう。風疹抗体、梅毒、B型肝炎、C型肝炎、HIV、トキソプラズマ抗体、不規則抗体、成人T細胞白血病ウイルス（ATL）など検査項目が多いからね。それから内診もしますから、ついでに子宮がん検診もしておきましょう。では、内診室で待っていてください。

（※　自治体によって補助券方式ではない場合もある。）

＜学習者の交代＞

＜内診が終わって＞

妊婦：大丈夫ですか。

医師：はい、順調ですよ。赤ちゃんも順調に育っています。他に何か気になることがありますか。

妊婦：つわりであまり食べられないので、赤ちゃんの栄養は大丈夫でしょうか。話によると、葉酸をたくさん摂るといいとか。

医師：普通の食事でも大丈夫です。葉酸に関しては、妊娠のごく初期、第1週くらいが一番重要と言われていますので、今はもう普通の食事でいいでしょう。それから、食べ物は直接赤ちゃんに行くわけではなく、一旦お母さんの体に蓄えてから赤ちゃんに吸収されるので、それに、今、赤ちゃんは1センチぐらいしかないから、お母さんの備えで十分ですよ。この時期大事なのは風邪を引かないこと。この時期の赤ちゃんは薬などの影響を一番受けやすいから。

[　→　初級者の場合、こうした長い会話は、適当なところで合図して止め、切りながら、逐次通訳を行うとよい。　]

妊婦：はい、分かりました。ありがとうございました。

医師：では、次回までお大事に。

［用語上のチェックポイント］
- 「月経」の意味が理解できるか。→　月経：「生理」のこと。
- 「つわり」→　第5章6-6参照
- 「貧血」→　第4章9-1参照
- 「鉄分」がわからない場合、その場で辞書を引けるか。
- 「母子手帳」がわからない場合、その場で辞書を引けるか。
- 「風疹」→　第4章5-2参照
- 「抗体」→　第6章第2-13参照
- 「梅毒」→　第4章16-4参照
- 「B型肝炎、C型肝炎」→　第4章3-17（肝炎）参照
- 「トキソプラズマ」がわからない場合、その場で辞書を引けるか。あるいは医師に意味を質問できるか。　→　トキソプラズマ：単細胞生物（原虫）。人に感染する。妊婦が感染すると胎児に感染し、水頭症などを起こす。
- 「不規則抗体」→　第7章2-22参照
- 「白血病」→　第4章9-3参照
- 「内診」→　第6章4-5参照
- 「子宮がん」→　第4章6-12（子宮頸がん）、6-13（子宮体がん）参照
- 「葉酸」がわからない場合、その場で辞書を引けるか。あるいは医師に意味を質問できるか。→　葉酸：ビタミンBの一種。細胞の生成や身体の発育に重要な役割を果たすもの。

④トレーニング・シナリオ4：小児科（突発性発疹）

［病院の小児科診察室の場面］
＜幼児をかかえた母親が入室＞
医師：こんにちは。＜幼児を見て＞　おっ！、元気ですね。今日はどうしましたか。
　　　［　→　「元気」の意味は、健康という意味の「元気」ではないことに注意。　］
母親：こんにちは。そうですね、今の時間はけっこう元気ですけど。実は先生、3日前からずっと熱があって、休日救急病院につれて行ったけれど、いっこうによくならないので、ちょっと怖くなって、今日来ました。
医師：そうか。熱は何度でしたか。何か薬を飲ませましたか。
母親：さっき測ったのが38.8℃でしたが、昨日の夜は39.5℃でしたし、救急病院からもらった座薬を使っています。6時間ごとですが、ずっと使うわけにもいかないでしょう。救急の先生には、風邪かもしれないし、ほかの病気の可

能性もあるので、様子をよく見るようにと言われました。

> → 中級者向けには、わざと一気に早口で話してしまうことも訓練になる。

＜学習者の交代＞

医師：なるほど。では、ちょっと見せてください。あ〜ん、はい、喉(のど)がちょっと赤いですね。ちょっと服をあげて、＜聴診器を当てながら＞胸の音はきれいですよ。はい、後ろ向いて、うん、大丈夫ですね。ほかにどんな症状がありますか。咳(せき)とか鼻水とかありますか。食欲はどう？

母親：咳も鼻水もありませんが、ミルクの飲みは良くなくて、いつもグズつきます。そういえば、うんちもちょっとゆるくて、下痢っぽいかもしれません。

医師：もうちょっと顔を見せて。＜顔や首周りをよく調べる＞おっとっと、ここに赤い点々がありますね。お母さん、見えますか。これ、もしかしたら突発性発疹(ほっしん)かもしれないね。今まで高熱が続いて、ほかの症状もなく、わりと元気だったでしょう。もしかすると、あと1日か2日で、熱が下がるにつれて、全身に発疹が出るかもしれませんね。

＜学習者の交代＞

母親：突発性発疹って、何の病気ですか。どうすればいいんですか。

医師：だいたい赤ちゃんが最初にかかる病気の1つです。原因はヒトヘルペスウイルス6型による感染症ですが、はしかや水疱瘡のように感染力は強くはありません。でも、まだまだ分からないことが多い病気でもありますね。ウイルス性の病気ですので、特別な薬はありませんが、1週間ぐらいで治ります。ただ、まだ発疹は、はっきり出ていないし、ほかの感染症にかかっている可能性もあります。熱もあるし、下痢気味なので、水分補給をしっかりしてあげてください。あとは、様子をよく観察してください。変わったことがあったら、すぐにまた来てくださいね。

> → 初級者の場合、こうした長い会話は、適当なところで医師に合図して止め、切りながら、逐次通訳を行うとよい。

母親：分かりました。

医師：では、お大事に。

［用語上のチェックポイント］

- 「喉」→ 第3章12-4（口蓋垂・のどちんこ）参照
- 「胸の音はきれい」の意味が理解できているか。適切に訳せるか。→ 音がき

れい:「異常な音がない」の意味。
- 「点々」→「斑点」(第5章8-14参照)の意味。
- 「突発性発疹」→　第4章5-6参照
- 「ウイルス」の意味が理解できているか。→　第6章3-10参照
- 「感染症」→　第4章5-1 〜 5-13(子どもの病気・感染症)、10-1 〜 10-6(皮膚の病気・感染症)、16-1 〜 16-5(上記以外の感染症)参照
- 「はしか」→　第4章5-1参照
- 「水疱瘡」→　第4章5-4参照

⑤トレーニング・シナリオ5:手術前説明(麻酔の説明)

[病院の病棟の相談室の場面]

麻酔科医:こんにちは。〇〇さんですか。私は今回の手術の麻酔を担当させていただきます△△です。どうぞよろしくお願いします。
　　　　[　→　〇〇や△△は、適当な名前を当てはめて使用するとよい。　　　　]
患　　者:〇〇です。よろしくお願いします。
麻酔科医:入院早々で申し訳ありませんが、いくつか確認したいのと、説明が必要なので、通訳さんを通して、お話をさせていただきます。今回の手術はどんな手術かは聞きましたか。
患　　者:はい。肺腫瘍(しゅよう)の切除と聞いています。すごく緊張しています。もともと怖がりなんです。
麻酔科医:大丈夫ですよ。今回の麻酔は全身麻酔でいきます。まず、いくつか確認したいのですが、今までにここに書いてあるような大きな病気にかかったことがありますか。心臓病、腎臓病、肝臓病、糖尿病、喘息(ぜんそく)などですが……。

<学習者の交代>
患　　者:ありません。心臓も、腎臓も、肝臓も、健康診断で異常値が出たことはありません。糖尿病も喘息も持っていません。
麻酔科医:では、今まで手術をしたことや、抜歯をしたこと、麻酔したことがありますか。麻酔した時に何か具合が悪くなったことがありますか。気持ちが悪くなったり、気絶したりしたことは?　それから、入れ歯などありますか。
患　　者:手術したことはないけれど、歯を抜いたことがありますが、麻酔がなか

なか効かなかったことを覚えています。それと、差し歯があります。
麻酔科医：じゃ、全身麻酔は今回が初めてですね。
患　　者：はい、そうです。それで、全身麻酔はどうやりますか、注射ですか、それとも、なんか、ガスマスクみたいのをつけて薬を吸い込むのですか。

＜学習者の交代＞
麻酔科医：では、今から説明しますね。全身麻酔は静脈点滴で行いますが、人工呼吸にするために、気管挿管(そうかん)をしますし、おしっこを流すための導尿カテーテルも挿入します。
　　　　　まず、麻酔導入と言って、マスクをかぶって笑気というガスを吸入します。すると、すぐ眠くなってしまいます。眠ったら、気管挿管をしますので、まったく苦痛を感じないで済みますよ。手術の最中は、静脈を通して麻酔のコントロールをします。手術が終わって、麻酔から覚めたことを確認して、人工呼吸器の管を抜きます。
　　　　　麻酔が完全に覚めるまで、ベッドからの転落や手が無意志に動いて点滴などを抜いたりすることを防ぐため、身体を拘束することがあるかもしれません。ご了承していただけますでしょうか。
　　　　　それから、気管挿管により、気管や喉が傷ついてしまうことがあるかもしれません。
　　　　　[→　初級者の場合、こうした長い会話は、適当なところで合図して止め、切りながら、逐次通訳を行うとよい。]
患　　者：そうなると、どうなっちゃうのですか。

＜学習者の交代＞
麻酔科医：少し声が枯れたり、痛みがあったりするのですが、炎症を抑える薬を出しますので、2～3日で治ります。それ以外に何かわからないことや心配なことはありますか。
患　　者：麻酔する前に、何か注意することはありますか。
麻酔科医：はい。ここに前日のやるべきことが書かれていますので、後でゆっくり読んでください。あ、そうか、日本語が読めないか。通訳さん、翻訳をお願いね。
＜「麻酔の際の注意書き」に相当する資料を用意しておき、差し出す。＞
通　　訳：＜自分で受け答えを考える。＞
　　　　　[→　正解は「先生、翻訳は通訳とスキルが違うので、私の業務範囲外です。でも、先生が読み上げていただければ、それを通訳すること]

はできます」(あるいは、状況によって「翻訳は通訳とスキルが違うので、できませんが、読んであげることはできます。それでよいでしょうか」)と提案する。
　なお、通訳スキルと翻訳スキルの違いを専門外の者に説明できるようにしておく。

[用語上のチェックポイント]

- 「麻酔科医」→　第6章1-17「麻酔科」参照
- 「肺腫瘍」がわからない場合、その場で辞書を引けるか。
- 「切除」がわからない場合、その場で辞書を引けるか。→　第6章5-19(切除術)参照
- 「全身麻酔」と「局所麻酔」との違いを理解できているか。→　第6章5-13参照
- 「心臓病」、「腎臓病」、「肝臓病」の意味を理解できているか。→　各臓器に関する各種の疾患の総称
- 「糖尿病」→　第4章8-4参照
- 「喘息」→　第4章1-6(気管支喘息)参照
- 「抜歯」→　第6章9-4参照
- 「入れ歯」→　第6章9-1参照
- 「差し歯」がわからない場合、その場で辞書を引けるか。
- 「注射」→　第6章2-52(筋肉注射)、2-53(静脈内注射)参照
- 「静脈」の機能を理解しているか。→　第3章1-45参照
- 「点滴」→　第6章2-51参照
- 「人工呼吸」→　第6章3-42参照
- 「気管挿管」→　第6章2-54(気管内挿管)参照
- 「導尿」→　第6章2-62参照
- 「カテーテル」→　第6章2-32参照
- 「笑気」がわからない場合、その場で辞書を引けるか。あるいは医師に意味を質問できるか。
- 「吸入」→　第6章2-57参照
- 「拘束」の意味(どんなことをするのか)が理解できているか。わからない場合、医師に意味を質問できるか。
- 「炎症」→　第5章1-12参照

⑥トレーニング・シナリオ6：眼科（糖尿病性網膜症）

[病院の眼科診察室の場面]

医師：今日は、眼科、初めての受診ですね。私は眼科担当医の〇〇です。
患者：よろしくお願いします。＜震える声で＞先生、私の目は見えなくなるのでしょうか。
医師：いえいえ、落ち着いて話を聞いてください。＜カルテを見ながら＞△△さんは糖尿病がわかって、もう6年ですね。内科の先生から目の検診を勧められてきたんですね。なにか気になる症状がありますか。
患者：内科の先生から、きちんとしないと目が見えなくなると脅かされて、自分では全然何も感じないですが。

＜学習者の交代＞

医師：なるほど。確かに糖尿病の合併症に腎症、神経症と合わせて網膜症があります。一般的に、糖尿病になってから5年から10年後に発症するケースが多いですね。網膜症の初期は、自覚症状がほとんどないので、ついつい、大丈夫と思ってしまいますけれど、いったん発症してしまうと、治療しても視力の回復がなかなか思うようにいかないのが現実ですから、肝心なのは、血糖値をコントロールして、眼科の定期検診をきちんと受けることです。

　　[→ 初級者の場合、こうした長い会話は、適当なところで医師に合図して止め、切りながら、逐次通訳を行うとよい。]

患者：どういう検査をするんですか。
医師：今日は初めてなので、視力、眼圧、眼底など全面的に検査をします。それらの結果を見てから、必要に応じて蛍光眼底造影をするかどうかを決めましょう。

＜学習者の交代＞

患者：蛍光眼底造影は眼底検査のことですよね。視力と眼圧はわかりますが、眼底の検査はどういう意味がありますか。
医師：糖尿病性網膜症の特徴は、末梢血管の障害によって酸欠状態になった網膜が、病的に出血したり、血管が伸びたりしているので、眼底を見ることで、その病変は、どの程度、進んでいるのかがわかります。それで、目の中をよく見るために、眼底検査の前に散瞳するので、しばらくはピント調整能力が低下します。今日は車で来ていますか。

患者：いいえ、電車です。

医師：なら大丈夫ですね。今日、検査が終わったらそのまま帰っていいです。結果については、次回の診察時に説明します。

[用語上のチェックポイント]
- 「糖尿病」→ 第4章8-4参照
- 「内科」→ 第6章1-1参照
- 「検診」がわからない場合、その場で辞書を引けるか。
- 「合併症」→ 第5章1-6参照
- 「腎症」がわからない場合、その場で辞書を引けるか。あるいは医師に意味を質問できるか。→ 腎症：一般には糖尿病性腎症という。糖尿病によって腎臓の糸球体が障害を起こし、血液中の老廃物をろ過できなくなるもの。
- 「神経症」がわからない場合、その場で辞書を引けるか。あるいは医師に意味を質問できるか。→ 神経症：この場合、糖尿病性神経症のことを指している。糖尿病によって神経が障害を起こし、手足の先のしびれや痛み、力が入らなくなるなどの症状が出る。精神科領域の神経症とはまったく別の病気なので、混同しないように注意すること。
- 「網膜症」がわからない場合、その場で辞書を引けるか。あるいは医師に意味を質問できるか。→ 網膜症：一般には糖尿病性網膜症という。糖尿病によって網膜が障害を起こし、視力低下をきたす。進行すると失明する。
- 「自覚症状」→ 第5章1-8参照
- 「血糖値」→ 第7章2-27（空腹時血糖・血糖値）参照
- 「眼科」→ 第6章1-22参照
- 「視力」→ 第7章1-10（視力検査）参照
- 「眼底」→ 第7章1-12（眼底検査）参照
- 「蛍光眼底造影」がわからない場合、その場で辞書を引けるか。あるいは医師に意味を質問できるか。→ 蛍光眼底造影検査：血管に色素を注射し、眼底の毛細血管の様子を写真撮影するもの。
- 「末梢血管」→ 第3章1-43参照
- 「障害」→ 第6章2-26（障害がおこる）参照
- 「病変」→ 第6章2-27（病変部）参照
- 「散瞳」がわからない場合、その場で辞書を引けるか。あるいは医師に意味を質問できるか。→ 散瞳：瞳が拡大している状態。明るいところに出ても瞳孔が収縮しないため、非常にまぶしく感じる。

⑦ トレーニング・シナリオ7：歯科（歯周病）

[歯科クリニックの診察室での場面]

歯科医：こんにちは。今日はどうしましたか。
患　者：ものが噛めなくて困っています。前はなかったんですが、2〜3日前から歯にものが当たると痛くて……。
歯科医：冷たいものとか、熱いものとかの時はどうですか。しみますか。
患　者：熱い時はそれほどでもないですが、冷たい時はしみます。
歯科医：では、ちょっと見ましょう。椅子を倒しますから、楽にしてください。はい、口を開けて……、ちょっと冷たい風を当ててみますね。痛かったら、手を挙げてください。歯周ポケットを測るから、ちょっとチクッとするかもしれないよ。……なるほど、だいぶ深いですね。しかも、ぐらぐらしていますね。
　　　　はい、ちょっと口をゆすいだら、レントゲン写真を撮りましょう。パノラマとデンタル両方を撮ります。

[　→　初級者の場合、こうした長い会話は、適当なところで医師に合図して止め、切りながら、逐次通訳を行うとよい。　]

＜学習者の交代＞
＜撮影を終えて＞
患　者：何がどうなっていますか。
歯科医：そうですね。パノラマ写真の方では、あっちこっちに歯石が見られて、う〜ん、歯槽骨も下がってきていますね。特に右下の大臼歯はひどいかなぁ……。
　　　　えっと、こちらのデンタルを見てください。骨は歯根の半分ぐらいまで下がってきているでしょう。だから、歯を支えきれなくなって、歯がグラついて、ものを噛むときに力が入らないんですね。いわゆる歯周病です。
患　者：歯槽膿漏ですか。歯を抜かなければならないですか。……できれば抜きたくないですが……。
歯科医：いえいえ、まだ初期段階ですので、まずは、何回かに分けてスケーリングで歯石をきれいに取りましょう。それから、歯科衛生士さんに歯磨きの方法を教わって、プラークコントロールをしましょう。
患　者：薬を飲まなくてもいいんですか。
歯科医：ええ、まだ薬剤治療はいりません。これから定期的に歯の健康チェックを

　　　　しに来てくださいね。
患　者：はい、分かりました。よろしくお願いします。

[用語上のチェックポイント]
- 「しみます」、「しみる」が訳せるか。→　しみる：空気や液体などに触れて、刺すような痛みを感じること。
- 「歯周ポケット」がわからない場合、その場で辞書を引けるか。あるいは医師に意味を質問できるか。→　歯周ポケット：歯と歯茎の間のすき間
- 「チクッとする」が訳せるか。→　チクッとする：針で皮膚を軽く突いた時のような痛み。
- 「パノラマ写真」と「デンタル写真」の意味がわかるか。→　パノラマ写真：機械が顔のまわりを回転してスキャン撮影するもの。上下の歯列と両側の顎関節を1枚のレントゲン写真におさめるので、全体的な病気の発見ができる。　→　デンタル写真：一般的に見る小さなレントゲン写真で、1枚に3～4本の歯が映っているもの。小さい虫歯や歯根の状況を細かく見ることができる。
- 「歯石」→　第5章12-2参照
- 「歯槽骨」→　第3章14-6参照
- 「臼歯」がわからない場合、その場で辞書を引けるか。
- 「骨は歯根の半分くらいまで下がってきている」の状況や意味が理解できているか。
- 「歯周病」→　第4章15-1参照。
- 「スケーリング」の意味を理解できているか。わからない場合、医師に質問できるか。→　スケーリング：スケーラーという器具で歯石を取ること。
- 「プラークコントロール」の意味を理解できているか。わからない場合、医師に質問できるか。→　プラークコントロール：歯磨きやデンタルフロス、定期的な歯科クリーニングなどの方法で歯垢を減らすこと。

⑧トレーニング・シナリオ8：薬局

[病院窓口～院外薬局の場面]

＜病院窓口の場面：病院窓口スタッフが処方箋を出しながら＞
病院窓口スタッフ：〇〇さんですか。お名前を確認してください。間違いないですね。
患　者：はい、〇〇です。

病院窓口スタッフ：今日はお薬が出ていますね。院外処方ですので、外の薬局でも
　　　　　　　　　らってください。
＜病院の外にある薬局の場面＞
薬剤師：処方箋と保険証をこの箱＜受付にある箱＞に入れてください。お名前が呼
　　　　ばれるまでお待ちください。改めて確認しますけど、今までなにか薬を飲
　　　　んでアレルギーを起こしたことがありますか。
患　者：はい。さっき、お医者さんにも言いましたが、テトラサイクリンに対して
　　　　アレルギーがあります。

＜学習者の交代＞
薬剤師：わかりました。では、お待ちください。
＜薬ができ上がる。＞
　　　　お待たせしました。今日は全部で5種類のお薬が出ています。炎症を抑え
　　　　る薬が2種類。この白い錠剤と黄色いカプセルがそうです。1日2回2錠
　　　　ずつ、朝晩食後に服用してください。こちらの白い錠剤は、抗生物質で、
　　　　ホスホマイシン・カルシウム剤です。この粉末は、胃腸の調子を整えてく
　　　　れる薬で、吐き気をおさえられます。この2種類（抗生物質と胃腸薬）は、
　　　　1日3回1つずつ、食後に飲んでください。
　　　　それから、こちらは鎮痛剤で、頓服薬(とんぷくやく)です。
　　　　⎡→　初級者の場合、こうした長い会話は、適当なところで合図して止
　　　　⎢　　め、切りながら、逐次通訳を行うとよい。
　　　　⎢→　実際の現場では、患者に母国語で服用方法をメモしてもらうとよ
　　　　⎣　　い。
患　者：こんなにたくさんあるのですか。忘れそうです。

＜学習者の交代＞
薬剤師：それぞれ1週間分がありますからね。
　　　　こちらは「お薬手帳」になります。それで今日出した薬は全部こちらの
　　　　シールに書いてあります。ここに貼りましょう。薬は必ず指示どおりに飲
　　　　んでください。頓服以外は使い切ってください。
患　者：症状がなくなっても、止めたらダメですか。
薬剤師：そうですね。症状はなくなっても、菌がまだ残っている場合がありますし、
　　　　薬を途中でやめたり、でたらめに飲んだりすると、耐性が出やすいですか
　　　　ら、自分で判断するのは、避けていただきたいと思います。
　　　　それから、薬を飲むと眠くなることがありますので、車の運転は控えてく

ださい。

患　者：わかりました。ありがとうございます。

［用語上のチェックポイント］

- 「院外処方」→　第8章2-4（処方）参照
- 「処方箋」→　第8章2-20参照
- 「アレルギー」→　第6章2-5参照
- 「テトラサイクリン」がどのようなものか理解できているか。わからない場合、その場で辞書を引けるか。あるいは薬剤師に意味を質問できるか。→　テトラサイクリン：抗生物質の一種。
- 「炎症」→　第5章1-12参照
- 「錠剤」→　第8章1-7参照
- 「抗生物質」→　第8章1-30参照
- 「ホスホマイシン」がどのようなものか理解できているか。わからない場合、その場で辞書を引けるか。あるいは薬剤師に意味を質問できるか。→　ホスホマイシン：抗生物質の一種。ホスミンという商品名で販売されている。
- 「粉末」→　第8章1-3（粉薬）参照
- 「胃腸の調子を整える」が適切に訳せるか。
- 「吐き気」→　第5章4-12（吐く、嘔吐）、第8章1-50（吐き気止め）参照
- 「食後」→　第8章2-10参照
- 「鎮痛剤」→　第8章1-49参照
- 「頓服薬」→　第8章1-22参照
- 「お薬手帳」→　第8章2-22参照
- 「耐性」→　第8章2-3参照

❖ コラム ── ニワトリを超える方法

　「ニワトリは三歩歩くと忘れる」と言います。我が身に置き換えると、たとえば、講演会で良い話を聞いても会場から1歩出ると、「今、何の話だったっけ」となってしまいます。これでは本当にニワトリ以下ですね。

　何とかニワトリを超える方法はないものかと、ある教育学の先生にお尋ねしたところ、「成人への教育は、学びの定着が難しい。講師が一方的に話せば3分で終わる内容を、30分かけて受講者に自ら考えさせないとだめ」とのこと。立派な研修カリキュラムと分厚いテキストがあっても、研修の方法を間違えると、ニワトリ以下になってしまうということでしょう。

　そこで、たどり着いた方法がグループ討議でした。4、5人を1組にして、討論テーマを設定しグループ内で議論、その結果を発表してもらうという方法です。その際に重要なことは、全員が議論に参加して自ら考えるということです。放っておくと、声の大きい人や押しの強い人だけの議論になってしまうので、いくつかルールをつくります。

　まず、係を決めます。司会進行係、記録係、発表者の3人ですが、残りの人たちは、うなずき係になります。人の話にうなずく役で、ソーシャルワークの世界では「受容」に当たるのかもしれません。これは議論を活性化させます。

　次に、発言に関してルールを決めます。①全員が必ず発言すること、②話は簡潔に、③1回の発言で話す内容は1つにすること、「それからもう一つ」と言って話題を転じないこと、④人の発言を途中でさえぎらないこと、途中で割り込んで話を引き取らないこと、最後までうなずきながら聞くこと、⑤人の発言内容に賛成できない場合であっても、「それはなかなか工夫されたおもしろい提案だね。だけど……」と言って良い面を見つけて一度は受け止めること、の5点です。

　もちろん、すべての学習テーマに適用できるわけではありませんが、学びを定着させる一つの方法としておすすめします。10年前に作成した自治体国際化協会「専門通訳ボランティア研修プログラム」（本章第2項参照）でもこの方法を随所に取り入れています。（N）

第15章　多文化に関する知識・理解

　この章では、そもそも外国人とはどのような人々のことを言うのか、日本で生活する上でどのような制約があるのか、日本人と外国人との違いは何か、その違いはどのようにしたら乗りこえられるのかなどについて考えたい。

　具体的には、在留資格の概要、「文化」や「アイデンティティ」について説明していく。これらは、外国人患者の発言や行動、思い、意識のもとになっているものである。そうした知識を身につけ、「何を言おうとしているのか」、「なぜそんな言動をとるのか」を理解することは、的確なコミュニケーションを確保する上で欠かせないものである。

　また、医療通訳を行う上で身につけておくべき知識として、文化の違いとともに、出身国と日本の医療事情の違いにも触れておきたい。この違いには、患者の医療に対する考え方や知識の違いと医療制度の違い、医療従事者の医療実践スタイルの違いの3つがある。それらは、さらにそれぞれ国や地域によって多様な違いがあるため、ここでは、代表的な例をまとめて述べるにとどめたい。

　なお、在住外国人の在留資格やその生活背景、多文化事情、医療事情については、『外国人診療ガイド』（注1）で詳しく紹介してあるので参照されたい。

1　在住外国人のアウトライン

　医療通訳の利用者は、片方は医療従事者だが、もう片方は多くの場合、外国人である。では、「外国人」とは、どのような人たちなのだろうか。図表14のとおり、大きく分けると、日本に住んでいる「在住外国人」と観光やビジネスで短期に日本を訪れる「訪日外国人」の2つになる。

　在住外国人は、さらに在留資格によって、いくつかのタイプに分けられる。その中でも、特別永住者（太平洋戦争前・戦中に朝鮮半島と台湾から日本に移住した人とその子孫を対象とした在留資格である。そのうち大多数を占めるのが在日韓国朝鮮人である）とそれ以外の人とは、歴史や生活背景が大きく異なるが、医療通訳の利用者は、多くの場合、特別永住者以外の人である。

　この他、医療通訳の利用者には外国出身の日本国籍取得者や中国帰国者（第二次世界大戦終結の混乱の中で中国に残された女性や子どもを「中国残留邦人」といい、そのうち日本に永住帰国した人々を「中国帰国者」という）など、外国由来の日本人も少なくない。

図表14　医療通訳の利用者の構成

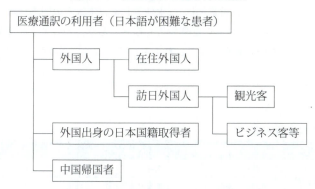

2　在留資格のアウトライン

　外国人が日本に滞在するためには「在留資格」が必要である。具体的には、出入国管理及び難民認定法（以下「入管法」という）で規定された27種類の在留資格のいずれかを取得する必要がある（図表15に主な在留資格を掲げた。特別永住者は別の法律によって規定されている）。

　医療通訳として在留資格の知識が求められる理由は、患者の生活背景に在留資格が密接に関係しているからである。たとえば、国際結婚の外国人女性が療養中に離婚を余儀なくされると「日本人の配偶者等」という在留資格の要件を失う可能性がある。けがをして外国料理のコックを続けることができなくなれば、「技能」という在留資格の要件を失い、他の職種に就くことは許されず、在留期間を超えてそのまま日本に滞在すると不法滞在者となってしまう。

　このように、外国人は在留資格の制約から逃れられず、その生活を大きく左右する。よりよい通訳を行うためには、患者が示す態度や意思の背景を知っておくことが必要だが、在留資格はその根本をなしているのである。

　27種類の在留資格は、大きく分けて、①特定範囲の中で就労が認められている在留資格、②就労が認められていない在留資格、③就労活動に制限がない身分・地位に基づく在留資格の3種類がある（図表15参照）。

　①特定範囲の中で就労が認められている在留資格は、たとえば、外国料理レストランの料理長は「技能」、中学校や高校の語学教師は「教育」、研究機関の研究者は「研究」、通訳者は「技術・人文知識・国際業務」といったものである。その在留資格が許容する活動の範囲内でしか就労はできない。たとえば、「研究」は研究業務としての就労しかできず、研究機関を辞めて飲食店の店員になることはできない。

　②就労が認められない在留資格は、「研修」や旅行者の「短期滞在」などである。

「留学」もこの範ちゅうに入るが、許可を受ければ一定時間数内で働ける。

　③身分・地位に基づく在留資格は、「永住者」や日本人との国際結婚で得られる「日本人の配偶者等」、「永住者の配偶者等」などであり、どのような職業にも就ける。「永住者」の資格は最初から得られるものではなく、日本在住年数10年以上（「日本人の配偶者等」の場合など短期の特例あり）などの要件をクリアしないと許可されない。

図表15　主な在留資格

カテゴリー	在留資格	内容
①特定範囲の中で就労が認められているもの	教授	大学の教授・講師など
	経営・管理	企業の経営者・管理者
	医療	医師、歯科医師、薬剤師、看護師
	研究	政府機関や企業の研究者
	教育	小・中・高校の語学教師
	高度専門職	ポイント制による高度人材
	技術・人文知識・国際業務	理科系の技術者、企業の語学教師、デザイナー、通訳など
	興行	歌手、ダンサー、俳優、プロスポーツ選手
	技能	外国料理のコック、パイロットなど
	特定技能	特定産業分野の各業務従事者
	技能実習	技能実習生
	特定活動	ワーキングホリデイ、EPAによる看護師等候補生など
②就労が認められていないもの	短期滞在	観光、短期商用、親族・知人の訪問など
	留学※	大学・短大・高等専門学校、各種学校の学生、高校生、日本語学習生など
	研修	開発途上国からの研修生
	家族滞在※	就労外国人等が扶養する配偶者・子
③就労活動に制限がない身分・地位に基づくもの	永住者	法務大臣から永住許可を受けた者
	日本人の配偶者等	国際結婚の人、その両者の実子や特別養子
	永住者の配偶者等	永住者の配偶者と実子
	定住者	インドシナ難民、難民、日系3世を含む

※　資格外就労許可を受ければ一定時間内（アルバイトやパート）で働くことは可能（風俗営業は不可）

　在留資格の取得、更新（多くの在留資格には期間の定めがある）などの手続きは、法務省の行政機関である入国管理局で行われる。全国に8つ、北は札幌入国管理局から南は福岡入国管理局まであり、それぞれの入国管理局には支局や出張所が設け

られている。そのうち、仙台、東京、横浜、名古屋、大阪、神戸、広島、福岡には「外国人在留総合インフォメーションセンター」が設置されていて、日本語のほかいくつかの外国語で問い合わせに答えられる体制を整えている。在留資格に関して詳しいことを知りたいときは、そこに電話あるいは訪問して聞いてみるとよい。

3 文化とは

　以上、在住外国人のアウトラインを学んできたが、次に、在住外国人の考え方や習慣などを理解するために多文化知識について考えてみたい。そのため、まず、そもそも「文化」とはどのようなものなのかを見ていきたい。「文化」という言葉は、一つには文化施設や新聞の文化欄と言うように、芸術に関わるものに限定した狭義の定義がある。もう一つには、社会的にまとまりのある価値観、考え方、習慣、行動様式、言語などまで含めた広い意味の定義もできる。人々が「文化」と言うときは、狭い意味の定義から広い意味の定義までの間のどこかを意味して言っていることになろう。ただ、医療通訳に必要な「文化」の知識は後者のほうである（注2）。

　そうした価値観や習慣、行動様式、言語などを意味する「文化」について、もう少し説明を加えておきたい。文化共生学を提唱する浜本・森（注3）によると、ヨーロッパでの話という限定付きだが、原始時代、人間が狩猟や魚を採ることで暮らしていたときには、社会的なまとまりとしての「文化」はなかった。その後、耕作を覚え、定住し、集団で生活をするようになると、集団の決めごとが必要になり、そこから文化が芽生えてきたとする。英語では文化を culture というが、耕作は cultivate といい、非常に近い関係にあるという。

　なお、文化と似た言葉に「文明」という言葉がある。「文化」が精神的、理念的な側面を持つ言葉であるのに対して、「文明」は物質的、技術的な進化、繁栄を言い表す言葉である（注4）。たとえば「エジプト文明」とは、エジプトが物質的に豊かになり、繁栄したことを指す。文化とは異なった意味であることがわかるだろう。

　文化には「進んだ文化」と「遅れた文化」があるのだろうか。第二次世界大戦以前の帝国主義時代にはこの考えが一般的だった。先進国の文化は進んでおり、遅れている文化を持つ国々を支援し、進んだ文化に変えていかなければならないという考えのもとに植民地をつくり、その支配を正当化していた。いわゆる優れた文化が劣った文化を導いていくというものである。

　この考えに一石を投じたのが第一次世界大戦前後に登場した文化人類学である。そのパイオニア的存在がポーランド系イギリス人のマリノフスキーと言われている。当時、未開の地と考えられていたニューギニア島の東にあるトロブリアンド諸島に

計5年間住み、キリウィア語という現地の言葉を覚え、参与観察という手法で現地を調査した。その結果、その地方独特の「クラ交換」という「文化」を見い出す。その著『西太平洋の遠洋航海者』（注5）はこの分野の古典的文献となっている。その後、M．ミード（注6）、R．ベネディクト（注7）などによって、優れた研究が次々に発表され学界の注目を集めた。そこでわかったことは「文化に差異はあるが優劣はない」という結論である（注8）。これが、現在の考えの潮流となっている。

4　多文化共生

　多文化の知識を学ぶ上で、社会的に定着してきた「多文化共生」という言葉を理解することが欠かせない。それは「異なった文化、多様な文化を尊重し、そうした文化を持つ人々と共に生き生きと暮らすこと」といった意味で使われている。マジョリティの政府や人々がマイノリティの人々の文化を否定・排除せず尊重し、生活において同化させようとすることなく、異なるものは異なったままで共に社会を築いていこうというものである。

▶4-1　多文化共生の先行事例（欧米の状況）

　欧米では、多文化共生という言葉より、政治のあり方や政治制度の分野の用語である多文化主義（マルチカルチュラリズム）という言葉が広く使われている。人種差別撤廃運動が「黒人も白人と同じに扱ってほしい」と主張するのに対して、多文化主義は「同じにしないでほしい、違いを認めてほしい」という主張になる。

　多文化主義の実践例としては、カナダのそれがよく引き合いに出される。そこでは、フランス系文化圏であるケベック州の独立問題を背景に、異なった文化を分離して別に国をつくるのがよいのか、一つの国の中で英国系文化とフランス系文化という2つの文化の共存を図るのがよいのかという問題が出発点としてあり、そこから多様な文化との社会統合を考える議論が展開されてきた。そのほか、白豪主義から白人以外の移民の受入に転換したオーストラリアの多文化主義も注目に値する。

　それらの移民国家と呼ばれる国々以外では、EU諸国の移民政策の動向が参考になる。たとえば、ドイツのトルコ移民問題、フランスのマグレブ諸国（アルジェリア、チュニジア、モロッコなど北アフリカの旧フランス植民地諸国）からの移民問題などである。これらヨーロッパの事例は、第二次世界大戦後の経済復興や高度経済成長の過程の中で大量の非熟練労働者を海外に求めた結果、その労働者たちが定住化し、家族を呼び寄せてコミュニティを形成したという経緯をたどっている。そうした中で異なった文化を受け入れる政策や言語習得の義務化と支援など、社会統

合に向けた政策を展開してきた。

しかし、経済が停滞し、失業率も高まるなど生活不安が広がると、イスラム系やアジア系移民に対する排斥運動も活発化し、ヨーロッパ統合、EU化への反感や不安も重なり、移民に対する攻撃（集団暴行、殺人事件）や反移民・反EUを訴える極右政党が議席を確保するなど、多文化主義に揺らぎが見られるようになっている（注9）。

▶4-2 日本の多文化共生の歴史

日本の多文化共生の歴史を見ると、最初にアイヌ民族の同化の問題を取り上げる必要がある。アイヌの人々は、明治時代に元々自分たちの土地であった北海道の地を開拓者に奪われ、生活が困窮し、「野蛮で和人に比べて劣っている」と差別され続けている歴史を持っている。現在、アイヌ民族の人口はおよそ5万人から6万人と言われている。国はアイヌ文化振興法に基づき補助金を交付してアイヌの伝統と文化を普及、振興しているが、「先住民」ではなく「少数民族」として扱ってきた。権利面の対応では、アイヌ民族の訴える北海道の奪われた土地返還の要求は、課題として受け止めていない。

なお、問題を相対化するわけではないが、先住民の問題は、北米大陸の先住民族（インディアンと蔑視されてきた民族）、オーストラリアのアボリジニ、ニュージーランドのマオリの問題などがあり、今なお的確な解決策を探り当てられていない。

多文化共生を考えるとき、在日韓国朝鮮人の民族差別の闘いの歴史をおさえなければならない。今日の日本の多文化共生の定着は、在日韓国朝鮮人の二世の人々による1970年代以来の民族差別との闘いが大きく影響している。多文化共生の取組は、国ではなく地方自治体によって始められたものだが、そのきっかけが在日韓国朝鮮人による国籍条項の撤廃への訴えであろう。こうした運動を受けて、先進的な地方自治体が、自治体の権限でできることに取り組んできた。たとえば、無年金者への福祉給付金の支給、生活実態調査の実施、地方公務員の採用における条件付き国籍条項の撤廃などである。さらに、川崎市では1996年に外国人の声を市政に反映させるため「外国人市民代表者会議」を設置した。その会議での議論をリードしたのが在日韓国朝鮮人の委員の面々だったが、その思いは在日韓国朝鮮人だけでなく、すべての外国人市民の生活がよりよくなるようにしたいというものだった。その後1998年にスタートした「外国籍県民かながわ会議」でも状況は同様であった。そこでの議論を踏まえて外国人のアパートへの入居差別に真っ先に取り組んだのも在日韓国朝鮮人の委員だった。

なお、多文化共生という言葉に対して在日韓国朝鮮人の一部の人たちからは、「民族差別がまだ終わっていない中で、多文化共生という聞こえの良い言葉を使用

するのは、差別の問題を見えにくくしている」という批判もある。こうした声にも正面から向き合っていく必要があるだろう。

次におさえておきたいのが1980年代のインドシナ難民の受入である。地域的な片寄りはあるが、日本にとって日本語ができない異なる文化の人々を大量に受け入れた最初の経験であった（注10）。

1980年代の後半には、好景気の中で労働力不足を補うために短期滞在の在留資格で入国したイラン人やパキスタン人などの非正規滞在者の問題が顕著になっていった（注11）。非正規滞在者は公的医療保険に加入できないことや小規模零細企業に資格外就労で雇用されるケースが多く、労災保険にも加入（労災保険は在留資格の有無を問わない）していなかったりと、病気やけがの際に支払いの問題が生じていた。

1990年代にはバブル経済による労働力不足を補うために、入管法改正によって日系南米人が大量に来日し、工場の派遣（請負）労働者として働くようになった。日系南米人は、浜松市や鈴鹿市、豊田市、群馬県大泉町、太田市など工場が多い地域に集住しており、どこも生活上の問題が生じていた。そこで、それらの地域の地方自治体が共同で「外国人集住都市会議」を設置、各地域共通の課題を議論し、国に対して支援策の拡充や制度改正などを働きかけた。在住外国人の問題を国に気づかせ、政策発動を行わせた点で、この集住都市会議の意義は大きいと思われる。

多文化共生には上述のような経緯があったわけだが、多文化共生という言葉を生み広めたのは、阪神淡路大震災の際に災害弱者となった被災地の在住外国人を支援したボランティアのグループであった。

現在、多文化共生の取組には、①日本語学習支援、②学校での子どもの支援、③災害時支援、④日本人への多文化理解促進（各国の歴史や文化の紹介、民族の料理、舞踊、衣装の紹介など）、⑤医療の支援、⑥生活相談、⑦行政情報の提供などが、地方自治体やNPOによって展開されている。

▶4-3　多文化共生の難しさ

多文化共生は、多文化主義と同様、上述のような取組によっても十分に達成されない難しい問題を抱えている。そもそも、異なっている点を重視しながら、本当に共に社会をつくっていけるのか、という問いである。たとえば、犬を食材とした民族料理は動物愛好家にとっては許されざる行為と映るかもしれない。その問いを解くカギは、寛容であるとか、日本人の持つ和の精神とも言われているが、社会全体でそうした認識に至るには、相当の時間を要することも確かなようである。

一方で、どんな文化も尊重すべきなのかという文化相対主義への対応が求められる。例えば、男女差別を是とする文化があったとしたら、異なる文化として尊重す

べきなのだろうか。社会正義の普遍原理を求めようとすれば、答えは否である。が、何が許されて何が許されないのか、その線引きが難しいところでもある。

5　国家・国籍・人のアイデンティティ

　多文化共生を考えるとき、国家とは何か、国籍とはどのようなものなのかについても考えておく必要がある。それらと個人のアイデンティティとの関係は、どうなっているのかについても認識しておきたい。

　まず、国家についてだが、一般的に国家とは「境界内の領域（国土）において、そこに住む様々な思惑を持つ人々が一緒に生活できるよう、秩序と安定を保つために、人々に対して統制力や強制力をもつ組織」ということになる。その社会の秩序を保つために、国家は、立法と行政、司法の権限を持ち、国家以外の組織や団体には、そうした権限を持たせないようにする（注12）。

　なお、こうしたことから日本国という「国家」が成立したのは、明治政府が誕生して以来と言われている。江戸時代、あるいはもっとさかのぼって神代の時代には、日本は存在したが、ここでいう「国家」として存在したのではないということだろう。

　次に、国籍についてだが、法務省のHPには「国籍とは、人が特定の国の構成員であるための資格」と記載されている。国籍は国民であるための資格ということだろう（注13）。つまり、国家の成立は、領土とともに国民の存在が前提になる。

　そうした中で、在住外国人の存在をどう考えるのか。彼ら彼女らの国籍は外国にあるのだから、居住国の構成員ではないということになるが、その国に住み生活する上で、納税や法令順守の義務を果たす一方、人としての基本的な人権が保障され、市民としての権利や行政サービスを受けられる存在でもある。つまり、在住外国人のとらえ方は、国民かどうかという視点ではなく、居住し生活する「市民」という視点を重視するということだろう（注14）。

　最後に国家や国籍と個人のアイデンティティとの関係を述べたい。哲学者の鷲田清一は、アイデンティティとは「自分が誰であるかの根拠となるもの」（注15）と述べている。つまり「自分らしさ」と言えるかもしれない。ただ、その形成は、生まれ育った文化の中ではぐくまれ、そうした文化の価値観や習慣、生活様式に大きく影響されている。世界の多くの国では、一つの国の中に多数派の人々とは異なる文化のアイデンティティを持つ人々が、少数派だが一定数、存在する状態になっている。国内の社会の秩序と安定を考えたとき、国家の選択する道は、人のアイデンティティを多数派のそれに合わせるよう同化策を講じるか、多文化共生の方向をめざすかのどちらかになる。これは、異なるアイデンティティを持つ人がその国の国

籍を有していても、同じことである。そして世界の潮流は後者の多文化共生の方向である（注16）。

　日本の状況については、単一民族主義が主流となっていた中で二重国籍を認めず、外国籍の住民は日本社会において「権利はほしいが国籍を取得することで自分のアイデンティティを国家に否定されるようなことはしたくないという感情の狭間で駆け引きをしなくてはならない」（注17）状態といえる。

6　文化の違いを乗り越える方法

　多文化主義や多文化共生の原理において、簡単には解決しない難しい問題を抱えるにしても、医療通訳を実践するために当面考えることは、どうしたら異なる文化と上手にお付き合いしていけるのか、ということだろう。それには、文化人類学や異文化コミュニケーション学の分野で、古くから理論と技術が開発されていることから、それらをもとに文化の違いを乗り越える方法を述べていきたい。

▶6-1　感情制御

　文化が異なる人々と接すると、その考え方や習慣、態度に違和感を感じる場合がある。その原因が文化の違いにあるのだと気がつかないときは、戸惑ったり怒ったりと感情が揺れ動くことがある。たとえば、約束の時間に遅れてくる人に対して「失礼な人だ」とか「マナーを知らない人だ」などと思ってしまう。しかし、その人の属する文化で「約束の時間」とは「その時間にプラス30分まで含まれるもの」とされていたらどうだろうか。電車の乗車口にきちんと並ぶ文化と並ばない文化、自動車の車線変更で割り込みがマナー違反と見なされる文化と見なされない文化など、日常生活でもいろいろな場面で文化の違いに出会うだろう。

　そうしたときに必要な対処法をいくつか述べてみたい。まず、「人はみな同じだから、わかり合える」という思い込みを捨て去ることから始まる。実際は、人はみな違う。だから理解するのにもそれ相当の努力が必要である、という認識を持っておく必要がある（注18）。

　次に、揺れ動きそうな感情をコントロールし、判断を保留することが必要である（注19）。感情的にならないこと、そして「失礼な人だ」とか「マナーを守らない育ちの悪い人だ」とか、あるいは「頭が悪いのではないか」、「性格が悪い人だ」などと決めつけないことである。違和感を感じても、社会階層や能力、性格などのせいだと即断しないことが大切である。

　その上で、「共感力（エンパシー）」を発揮することが大事だろう。これは、相手の横に立って感じる「同情（シンパシー）」とは区別され、ものの見方や境遇を共

有し相手の内面で感じるような行為であるという（注20）。

▶6-2　自分を知ること
　文化の違いを受け入れるためには、まず、自分の文化、つまり自分が身につけている価値観、習慣、生活様式がどんなものであるのかを知っておくこと、そしてその文化は自分の地域でしか通用しないもので、世界的、普遍的なものではないことを自覚しておくことが求められる。そうすれば「違和感」に出会ったとしても他者の文化であることに気がつくはずである。
　その上で、違いを受けとめる「受容」という心の動きが必要である。受容には、自己の感情の「傾向」をおさえておく必要がある（注21）。自分の常識では測れないものに出会ったときに、自分の感情はどんな反応を示すのかを予め知っておくと、出会ったときに心の準備が整いやすいという。これを「自己覚知」という。たとえば、覚醒剤常用者に対してわき上がる自身の感情が「嫌悪感」だとわかっていれば、覚醒剤に頼る人に出会ったときに感情に流されることを防ぐことができる。
　これを文化の異なった人とのコミュニケーションに応用すれば、たとえば、時間を守らない人に出会ったときにも、自分の感情を制御し、その人を受けとめることができるだろう。

▶6-3　多文化の知識
　予め多文化の知識を身につけておくことも異なる文化の人々とのコミュニケーションには重要である。文化人類学者のE・T・ホールは、世界の国々の文化を比較して、高文脈（ハイ・コンテキスト）文化と低文脈（ロー・コンテキスト）文化があるという（注22）。高文脈文化の国は、言葉ですべてを伝えなくても状況や話の文脈を察してお互いのコミュニケーションが成り立つが、低文脈文化の国では、すべての状況を言葉で伝えないとコミュニケーションが成り立たないというものである。たとえば、日本は、昔から個人の自律を追求するのではなく和をもって尊しとする文化が尊重され、また、一つの民族の文化が支配的であることから共有する情報が多い。つまり、「言わなくても分かる」という高文脈文化に属することになる。一方、移民国家や多民族国家は「言葉できちんと伝えないと分かり合えない」低文脈文化になる。日本人の話を低文脈文化の国の人が聞くと、いつ、だれが、どこへなど、いろいろな言葉が省略されている場合（日本人同士であれば、その場の状況で分かってしまう）があり、理解するのはなかなか難しいということになる。
　また、同じくホールは時間の観念についても、モノクロニックな時間（M・タイム）観念を持つ文化と、ポリクロニックな時間（P・タイム）観念を持つ文化があると述べている（注23）。M・タイムの人、たとえばアメリカ人は、計画やスケ

ジュールをあらかじめ作って、それに固執し、ひとつずつ物事を片付けていくが、ラテン・アメリカや中東のようなP・タイムの人は、その時々に起こる複数のことを同時に考えて時間の使い方を決める。たとえば、アメリカ人と約束した商談の時間に親しい人が突然来訪したら、そちらとの話し合いを優先し、当たり前のようにアメリカ人を待たせることになる。閉店直後に飛び込んできた遠来の客に対して、閉店時間だからと入店を断るのがM・タイムの人で、遠路はるばる来てくれたことを理由に店に入れるのがP・タイムの人であるという（注24）。

　こうした文脈や時間観念に注目した体系の違いを知っておくのも、異なる文化を理解することを助けてくれるだろう。

　ただ、実際の文化の様相は、こうした単純化したモデルでは語れないほど多様で種類が多い。したがって、文化の違いを理解するためには、習得言語（第二言語）が使用されている国々の文化を、すべては不可能としても、典型的なものだけでも学んでおくとよいだろう。

　いくつかの国の文化の特徴を見てみよう。たとえば、「さっぱりしていて大ざっぱ、普通の知り合いにも親類同様に親切であるといった国民性が見られ、生活状況は都会出身か地方出身か、富裕層か低所得層かで大きく異なるといった特徴をもち、多数の少数民族が存在する」、「親切、広い国土による地域差があり、家族のきずなを大切にし、国民の90％はカトリック教徒だが教会へはそれほど行かない、夕食の時間帯が遅く、量が多い、肉食が多い、デザートは超甘い」、「サービス精神旺盛でノーと言えない国民性があり、直前キャンセルが多く、時間観念は今、ここを重視し、将来はその時に考えるべきという認識を持っている」、「何事も心配いらない、大丈夫と考えがちな国民性があり、遠慮して本当のことを言わない傾向もうかがえ、王室を非常に敬い、名前が長いのでニックネームで呼び合う」などが上げられる。こうした簡単な知識は持っておきたい。

　ただし、その国の人の全体的な傾向は、そう言えたとしても、実際に出会う人が、すべてそれに当てはまるかどうかはわからない。したがって、これらの過信は禁物であり、むしろ、個々人は「人それぞれ」と思っていた方が無難かもしれない。あるいは、同じ国の中でも地域地域によって文化は異なるものである。たとえば、ラテン系の人で日本人より几帳面な人もいる。自身の宗教上、タブーとされた食べ物を、住んでいる国の習慣に合わせて食べている人もいる。出身国の地域の習慣によってタブーとはされていない場合もある。

▶6-4　柔軟性（相対化と複数化）

　相手を理解するためには、「違い」に注目する一方で、同じ土俵を探すことも必要である。文化的なアイデンティティだけではなく、アイデンティティは複数ある

ということを意識しておきたい。同じ女性同士であるとか、同じ職業につく者同士であるとかに注目し、そこに接点を見出して理解を深めることも大切であろう。

精神科医の桑山紀彦は、在住外国人に対する精神疾患の診察では、「カルチャーフリー」（文化解放的）と「カルチャーバインド」（文化結合的）という2つの考え方があるという（注25）。前者は、患者の文化的背景を加味させず、一人の人間個体として診る立場であり、後者は出身国固有の文化的背景を加味する立場である。その上で実際の精神分析を考えると、後者の立場で診察を行うことはそれほど多くないと述べている。

この枠組みで異文化コミュニケーションの方法を考えると、カルチャーバインドに考える場合に必要なものは、前項までで述べてきた文化の違いに対応する感情制御や多文化に関する知識ということになる。その一方で、カルチャーフリーに考える場合に必要なものとして、アイデンティティの複数性がある。また、実際の医療の場面でのコミュニケーションとしては、まず「医師‐患者関係」が相互信頼の中できちんと構築されていることが基本（注26）であり、他人に対する思いやり、偏見を持たないことや差別しないことといった在住外国人だから特別に配慮するということではないものが多くあることに気づくだろう。

7　異文化コミュニケーションのストレス

異なる文化を持つ人と接するとき、同じ文化を持つ人のときよりも上述のような技術と知識を動員しないといけない場合があり、その分だけ精神的に負担がかかることがある。行き違いによるトラブルのリスクも頭をよぎることもあるだろう。E・T・ホールは「国外にいるアメリカ人は、ラテン・アメリカや中東にみられる、ポリクロニックな時間体系にぶつかったとき、心理的にさまざまなストレスを感じる」と述べている（注27）。

こうしたストレスは、上に述べた異文化コミュニケーションに必要な技術と知識を自然な形で活用することで、多くは防げると思われる。しかしながら、ケースによっては、異文化への戸惑いや在住外国人への否定的な感情を抱いてしまうこともあるかもしれない。そうした場合における対処法を以下に3つほど掲げた。

一つは、「人」とは何かについて根本から考えることである。哲学から話を引くことになるが、そもそも自分の文化と異なる文化が存在することの意味は何だろうか。自己のアイデンティティにどう関係するのだろうか。この問いの答えを突き詰めて考えると、他者がいて初めて自分を認識するということ、つまり、自分自身を認識するためには自分と異なる他者がどうしても必要であるということ（注28）に行き当たる。在住外国人との文化の違いだけではなく、異なる文化は、男女の違

いや出身地域の違い、年齢の違いなど日常生活の中に広く存在している。

違いにストレスを感じたときは、違いは人として存在する上で必要なものなのだということを思い起こしたい。

二つ目は、人は傷ついている人を見過ごせない本性を備えているというケアへの指向があることを上げたい。心理学者のギリガンは、子どもの道徳観念の発達過程で、それまでの男子の発達度に比べて女子のそれは遅い、未熟だという主流説に対して、男子は正義感を重視し、女子は正義感よりも相手への思いやりや配慮を重視するためにそう見えるだけだと主張した。子ども同士のケンカを解決するとき、正義という基準で白黒つける方法と、白黒ははっきりつかないかもしれないが、全員が傷つかず収まる方法があり、前者が男子の採用する方法で、後者が女子のそれだという（注29）。この説は女子について強調しているが、人は皆多かれ少なかれ、傷つけ合うことを避けよう、傷ついている人がいれば助けようという性分が備わっているのではないだろうか。たとえば、駅のホームから人が転落したら、人はとっさに何とかしなくては、助けなくてはと思うだろう。

患者の持つ異なる文化に接して面食らったとき、それでもケアへの指向は「本性」として内面に存在し消えないものだ、ということを思い出したい。

三つ目は、文化の違いを論理的に説明する力を身につけることである。医療通訳を行うとき、異文化のストレスは自分自身だけでなく、医療従事者も抱くかもしれない。逆に医療従事者の行動様式や価値観に対して、患者と一緒に違和感を抱くこともあろう。こうなると、文化の違いによる自分の中のストレスは、ますます増長してきてしまう。

そうした場合、前項までに述べてきた知識をフルに活用して「なぜ、そんなことを言っているのか」を説明するとよい。たとえば、患者が肌を見せたがらない場合、伏し目がちにして医師の顔を見ない場合は、宗教的な意味、習慣としての行為、尊敬の念の表現方法なのだといった理由を説明したい。その上で日本に在住しながらも日本のルールや習慣に合わせられない理由を説明できる力が必要となる。この説明力によって、自分の頭の中の整理も可能となるし、周囲の人も納得するのではないだろうか。

8　患者の医療に対する考え方や知識の違い

日本で生まれ育った人は、生活する中で、あるいは実際に医療機関にかかる中で「医療というのはこういうものだ」という認識を自分の内に確立し、程度の差はあるが医療に関する基礎的な知識が身についていくものである。

たとえば、「具合が悪くなったら医者へ行くべき」といった考えや「お医者様の

言うとおりにしないといけない」、「大きな病院は混雑していて当たり前」、「医者は忙しいものだ」、「薬はきちんと決められたとおりに飲まないといけない」、「予防接種を受けないとこわい感染症にかかるかもしれない」、「どこが悪ければどこの診療科にかかったらいいのか、だいたいの見当はつく」などだが、おそらく、こういった認識や知識が世界の常識だと思っているだろう。

しかし、在住外国人の認識や知識は、多種多様である。たとえば、医者にかかる習慣があまりない国があり、そうしたところでは本当に重症化してからかかる傾向にあるという。その原因としては、医療機関への漠然とした不安であったり、薬が高価であったりすることが考えられる。

また、学校教育が十分でない地域や日常生活の中で医療のことが登場しない地域では、自分の身体の器官の名称や機能、あるいは一般的な病気のことも知らない場合がある。肝臓と腎臓の違い、静脈と動脈の違い、高血圧症や脳梗塞といったよく聞く病気のことなど、全般的に医療に関する知識が不足している人もいる。

処方された薬でも、病気が治ってきたと感じたら自己判断で服薬を中止してもかまわないし、反対に、なかなか良くならなければ薬を増量して飲んでも大丈夫と思っている人もいる。一方で、医師の言った治療方針や検査方針は、必ずしもそのとおりに受諾する必要はなく、決定権は自分にあるのだから、自分の判断で決めるべきと認識している人もいる。

このような違いがあることを予め分かっていれば、「なぜもっと早く医者にかからなかったのか」、「なぜ、その患者は医師の話していることをきちんと理解できないのか」といった疑問も自ずと解けてくるだろう。

9 医療制度の違い

医療制度も国によってまちまちである。つい、母国の医療制度をベースにものごとを考えてしまう、そうした在住外国人も少なくない。

たとえば、公的医療保険制度を見てみると、日本は国民皆保険制度であり、種類はいくつかあるが、そのどれかに加入しないといけない。在住外国人についても3か月を超えて滞在する場合は、加入が義務づけられている。それに対して、米国は任意加入であり、多くの場合、民間会社の保険商品を購入することになる。また、そもそも医療保険自体が無い国もあり、保険の意味がわからないという場合もある。あるいは、保険制度はあっても普及していない国、英国のように医療費は税金を主な財源としていて無料の国などもある。公的医療保険制度が整っている国でも、自己負担が日本のように3割ではない国や無料の国などもあり様々である。

治療費の支払い方法も日本と異なる場合が少なくない。国によっては完全前払い

制で、診察、検査の都度、事前にお金を払うという。病棟での看護のスタイルも異なる。日本では看護師等に任せておけば入院生活が完結するが、国によっては家族が生活面（トイレ、歯磨き、洗髪など）のケアをしないといけないところもある。したがってそのような国の病院では、家族の宿泊は自由であり、食事の持ち込みも普通に行われている。

　貧富の差が大きい国などでは、大都市の病院は先進国並みの設備と医師のレベルが保たれているものの、地方都市は病院の設備が老朽化し、医師の数が極端に不足している場合がある。帰国しての治療を勧められない地域もあるということになる。こうした地域では公立病院のほうが医療水準が低く、民間病院のほうが高い場合がある。また、大きい病院ほど良い病院で、小さい病院はレベルが低いと見なされているという。在住外国人にときおり見られるケースであるが、公立病院や小さな病院に行きたがらないというのは、こうした母国の「常識」から来るものだろう。

　薬についても違いがある。日本は売薬には強い規制がかかっていて限定的なものしか自由に購入できない。したがって、処方箋なしに処方薬（医師が処方する薬）を薬局で購入することができない場合が大半である。これに対して、制度上は日本と同様であっても、実際には処方薬を町の薬局で処方箋なしに購入できる国がある。また、日本の薬はドラッグラグといって開発されてから国に承認されるまで時間がかかることで有名であり、他の国ではすでに使用されている薬が日本では未承認であったりすることがよくある。母国で服用していた薬がそうした薬であれば、日本の医師はそれが何の薬か理解できない、あるいは公式データがないということになり、医師も患者も大いに戸惑うことになる。

10　医療実践スタイルの違い

　在住外国人から「日本の医師は、はしょって説明している」、「きちんと対応してくれていないと感じる」という不満めいた感想を聞くことがよくある。その根底には、「医師は、納得するまで説明してくれるものだ」という母国の医療実践スタイルの「常識」がある。日本人であれば、医師は多忙であり、医師の言うことには従うものだという「常識」がある。医師のほうでもその反応に慣れているために、スタイルを変える必要を感じない。暗黙のうちに患者－医師関係が成立していることになる。

　ただ、日本の医師は、決してはしょって対応しているわけではない。患者を診断する場合には、世界中のどの医師も行うように患者の愁訴（つらいという訴え）や病歴、検査などの結果と、病気の診断基準として定められている症状、検査結果とを頭の中で瞬時に照らし合わせる。まず命にかかわる病気がどうかチェックし、当

てはまらなければ、その次に危ない病気かどうかチェックする。このように重大な病気から順に消去していき、最後に残った病気で確定させる（注30）。しかし、日本の医師は多くの場合、こうした診断にいたる過程をあまり詳しく語らないため、母国の「常識」が日本の「常識」と異なるような在住外国人の場合は、日本の医療実践スタイルに戸惑うことになる。

　たとえば、確定診断にいたらなくても重大な病気ではないことがわかっていれば、経過観察でも問題ない場合があるが、在住外国人にとっては「しばらく様子を見ましょう」と言われると、お金をとられるのに病気を治してくれないと考えてしまう。

　そのほかの在住外国人の不満としては「患者が話せないような威圧的な態度をとる医師がいる」というものも少なくない（注31）。あるいは、肌の黒いアジア人へ尊大な態度をとる医師がいるという話も聞く。差別意識が表に出ているのか、あるいは、多くを語らない日本の医師は、どうも「えらそう」に見えてしまうのか。前者であれば人権問題だが、医療通訳者として、こうした場合にどうふるまうべきかも問われることになる。

　また、薬に関しては、日本では副作用のことや自然治癒力を活かすことを考えて、最初から強い薬を処方することを避けようとする傾向があるが、海外では強い薬を短期間、処方するという方法を採る国もある。こうした国の外国人は「日本の薬は弱くて効き目が薄い」と思ってしまう。的確かつ論理的な説明が求められるところだろう。

[注]

注1：西村明夫[2009]『外国人診療ガイド』メジカルビュー社

注2：「文化」の定義については、文化を研究テーマとしている文化人類学では「それぞれの社会の個別的な特性をひとまとまりのものとして表現する包括的な概念」（盛山和夫［2007］『リベラリズムとは何か　ロールズと正義の論理』勁草書房）としている。その文化人類学者のE・T・ホールはその機能に注目して「それはわれわれすべてがその中で形成され、それとは知らぬうちに、われわれの日常生活を規制しているものである」と述べている（エドワード・T・ホール[1959]（國弘正雄・長井善見・齋藤美津子訳[1991]）『沈黙のことば－文化・行動・思考』南雲堂）。

注3：浜本隆志・森貴史［2008］『文化共生学ハンドブック』関西大学出版部

注4：前同

注5：寺田和夫・増田義郎訳［1996］『西太平洋の遠洋航海者』中央公論社（中公バックス世界の名著71）

注6：M. ミード[1928]（畑中幸子・山本真鳥訳［1976]）『サモアの思春期』蒼樹書房

注7：R. ベネディクト[1946]（長谷川松治訳[2008]）『菊と刀』講談社学術文庫

注8：前出：盛山［2007］

注9：政治原理としての多文化主義には未解決の問題も多い。たとえば、移民の母国愛と住んでいる国への忠誠心との折り合いの問題、同じ文化を共有する共同体や絆を重視する考え（コミュニタリアニズム）と個人を重視する考え（リベラリズム）との対立関係（盛山[2007]、ウィル・キムリッカ[1995]（角田猛之・石山文彦・山崎康仕監訳［2009]）『多文化時代の市民権－マイノリティの権利と自由主義－』晃洋書房、チャールズ・テイラー［1996］「多文化主義・承認・ヘーゲル」『思想』1996年1月号、チャールズ・テイラー、J. ハーバーマス他（佐々木毅・辻康夫・向山恭一訳［2007]）『マルチカルチュラリズム』岩波書店）やイスラム教文化とキリスト教文化の対立関係（内藤正典[2004]『ヨーロッパとイスラーム』岩波新書）などである。

注10：田中宏［2008］『在日外国人』岩波新書

注11：工藤正子［2008］『越境の人類学』東京大学出版会、樋口直人・稲葉奈々子・丹野清人・福田友子・岡井宏文［2007］『国境を越える』青弓社

注12：マックス・ウェーバー（（中山元訳）『職業としての政治／職業としての学問』日経BP社）は「国家に固有なものは暴力の行使」であるといい、萱野（萱野稔人[2005]『国家とはなにか』以文社）は「物理的暴力が国家のもとでは正当なものとして独占される」という。国家が行使する暴力だけが正当化され、そのほかの団体や人々の暴力は許されない。つまり、国家とは暴力が正当化される唯一の存在であるということになる。

注13：国籍という概念が誕生したのは、国民による国家、つまり国民国家が18世紀のヨーロッパで誕生してからである。

注14：欧米やオーストラリアの「移民」は、移り住んだ国の構成員たる資格を取得した国民であり、外国籍ではない（本書における「移民」の定義は「はじめに」の［用語の定義］を参照されたい）。

注15：鷲田清一、2011年6月11日朝日新聞

注16：この方向についてウィル・キムリッカ[1995]は「グローバリゼーションは、文化的に均質な国家という神話をよりいっそう非現実的なものにし、各国の多数派に多元性と多様性をもっと受け容れるよう強いてきたのである」と説明している。

注17：吉富志津代[2008]『多文化共生社会と外国人コミュニティの力』現代人

　　　　文社
注18：久米昭元・長谷川典子[2011]『ケースで学ぶ異文化コミュニケーション』有斐閣選書
注19：八代京子・荒木晶子・樋口容視子・山本志都・コミサロフ喜美[2011]『異文化コミュニケーションワークブック』三修社
注20：前同
注21：F．P．バイステック[1957]（尾崎新訳[2005]）『ケースワークの原則』誠信書房
注22：エドワード・T・ホール[1976]（岩田慶治・谷泰訳[1980]）『文化を超えて』TBSブリタニカ
注23：前同
注24：末田清子・福田浩子[2011]『コミュニケーション学』松柏社
注25：桑山紀彦[1996]『国際結婚とストレス』明石書店
注26：日下隼人・佐伯晴子[2004]『話せる医療者』医学書院
注27：前出：ホール［1976］
注28：鷲田清一[2010]『「聴く」ことの力』阪急コミュニケーションズ
注29：キャロル・ギリガン[1982]（岩男寿美子監訳、生田久美子・並木美智子訳[1986]）『もうひとつの声』川島書店
注30：尾藤誠司編[2007]『医師アタマ─医師と患者はなぜすれ違うのか？』医学書院、ローレンス・ティアニー・松村正巳[2009]『ティアニー先生の診断入門』医学書院
注31：西村明夫編［2007］「在住外国人医療サービスに関する調査研究報告書」MICかながわ

❖ コラム —— 学校へ行こう

　外国人相談窓口で「仕事がない。就職先を探してほしい」という相談が持ち込まれると、とりあえず「ハローワークに行ってください。仕事を紹介してくれます」と答えます。

　でも実は、ハローワークで何を探すかが重要なのです。職種や待遇のことですが、往々にして好きな職種、希望する待遇では見つからないことが多いものです。「では、お金がもらえれば何でもいいや」となりますが、ここでのおさえるべきポイントは、「正社員」と「キャリア・アップ（技術や技能、ノウハウ、経験が身につくこと）」です。正社員ならば給料が安い会社でも健康保険や年金に加入でき、長く働くことが保証され、結婚、出産、子どもの教育など人生設計が立ちます。キャリア・アップは、会社の倒産や人員整理にあって転職を余儀なくされても「経験者」として見てくれるということを意味します。アルバイトや短期の労働では得られないものなのです。

　そうは言っても簡単には正社員になれないという場合には、ハローワークに相談して「学校」へ通わせてもらいましょう。その間の生活費は必要ですが、正社員への確率はぐっと高くなります。この場合の学校とは、高校とか大学ではなく、職業技術校のことです。年齢制限もなく、金属加工や溶接、電気工事、木工、自動車整備、介護福祉、調理など、4か月から2年まで、いろいろなコースがそろっています。卒業に当たって学校の指導員が就職先を探してくれるので、ブラック企業へ就職、なんて心配も要りません。

　個人的には、学校でコンピュータ制御機器による金属加工を1年間学んで中小製造業に就職し、そこでしっかりスキルを身につけ、社長からベトナムへの工場進出を任される、というストーリーが、夢があっていいなと思います。ただ、学校にも入学試験があるので、これに受かれば、ですが。（N）

プラスアルファの用語の訳例

第3章 身体の組織とその機能［プラスアルファの用語］

▶a．後頭部（こうとうぶ）
（英）occiput；back of the head　　（中）枕部；后脑勺　　（コ）후두부
（ス）región occipital　　（ポ）região occipital　　（イ）kepala bagian belakang

▶b．みぞおち
（英）epigastrium；pit of the stomach　　（中）胸口窝　　（コ）명치
（ス）epigastrio；boca del estómago　　（ポ）epigastro；boca do estômago
（イ）ulu hati

▶c．脇腹（わきばら）
（英）flank　　（中）腰；侧腹部　　（コ）옆구리　　（ス）flanco　　（ポ）flanco
（イ）ketiak

▶d．冠動脈（かんどうみゃく）
（英）coronary artery　　（中）冠状动脉　　（コ）관상동맥
（ス）arteria coronaria　　（ポ）artéria coronária　　（イ）arteri koroner

▶e．心房中隔（しんぼうちゅうかく）
（英）interatrial septum　　（中）房间隔　　（コ）심방중격
（ス）tabique interauricular　　（ポ）septo interatrial
（イ）sekat serambi jantung

▶f．糸球体（しきゅうたい）
（英）glomerulus　　（中）肾小球　　（コ）사구체　　（ス）glomérulo
（ポ）glomérulo　　（イ）glomerulus

▶g．間脳（かんのう）
（英）diencephalon　　（中）间脑　　（コ）간뇌　　（ス）diencéfalo

（ポ）diencéfalo　　（イ）diensefalon

▶h．粘膜（ねんまく）
（英）mucosa；mucous membrane　　（中）粘膜　　（コ）점막
（ス）mucosa；membrana mucosa　　（ポ）mucosa　　（イ）mukosa

▶i．前歯（まえば）
（英）front tooth　　（中）门牙；前牙　　（コ）앞니　　（ス）diente frontal
（ポ）dente frontal；incisivo　　（イ）gigi depan

▶臼歯（きゅうし）
（英）molar　　（中）磨牙；大牙　　（コ）구치　　（ス）molar；muela
（ポ）molar　　（イ）gigi geraham

▶奥歯（おくば）
（英）back tooth　　（中）后牙　　（コ）어금니　　（ス）diente posterior
（ポ）dente no fundo da boca　　（イ）gigi molar

▶親知らず（おやしらず）
（英）wisdom tooth　　（中）智齿　　（コ）사랑니
（ス）muela del juicio　　（ポ）siso　　（イ）geraham bungsu

第4章　覚えたい病気の知識［プラスアルファの用語］

▶a．膵炎（すいえん）
（英）pancreatitis　　（中）胰腺炎　　（コ）췌염；췌장염　　（ス）pancreatitis
（ポ）pancreatite　　（イ）pankreatitis；radang pankreas

▶b．尿路結石（にょうろけっせき）
（英）urinary calculus；urinary stone　　（中）尿路结石　　（コ）요로결석
（ス）cálculos urinarios　　（ポ）cálculos urinários；cálculos nas vias urinárias
（イ）batu saluran kemih

▶c．腎盂腎炎（じんうじんえん）
（英）pyelonephritis　　（中）肾盂肾炎　　（コ）신우신염　　（ス）pielonefritis

（ポ）pielonefrite　　（イ）pielonefritis

▶ d．プール熱（ぷーるねつ）、咽頭結膜熱（いんとうけつまくねつ）
（英）pharyngoconjunctival fever　　（中）红眼病、腺病毒结膜炎
（コ）인두결막염　　（ス）fiebre faringoconjuntival　　（ポ）adenovírus
（イ）demam faring konjunktivitis

▶ e．乳糖不耐症（にゅうとうふたいしょう）
（英）lactose intolerance　　（中）乳糖不耐；乳糖消化不良　　（コ）유당불내증
（ス）intolerancia a la lactosa　　（ポ）intolerância à lactose
（イ）intoleransi laktosa

▶ f．突き指（つきゆび）
（英）sprained finger；jammed finger　　（中）手指戳伤
（コ）손가락을 삐다　　（ス）esguince de dedo；luxación de dedo
（ポ）torção de dedo　　（イ）jari terkilir

▶ g．肉離れ（にくばなれ）
（英）muscle strain；pulled muscle　　（中）肌肉撕裂　　（コ）근육파열
（ス）desgarro muscular　　（ポ）distenção muscular
（イ）keseleo otot, otot tegang

▶ h．硬膜下血腫（こうまくかけっしゅ）
（英）subdural hematoma　　（中）硬膜下血肿　　（コ）경막하혈종
（ス）hematoma subdural　　（ポ）hematoma subdural
（イ）hematoma subdural

▶ i．斜視（しゃし）
（英）strabismus；squint　　（中）斜视；斜眼　　（コ）사시　　（ス）estrabismo
（ポ）estrabismo　　（イ）juling

▶ j．注意欠如・多動性障害（ちゅういけつじょ・たどうせいしょうがい）、ＡＤＨＤ、注意欠如多動症（ちゅういけつじょたどうしょう）
（英）ADHD；attention deficit hyperactivity disorder　　（中）注意欠缺多动症
（コ）주의결함；다동성장애

（ス）TDAH；trastorno por déficit de atención con hiperactividad
（ポ）transtorno do déficit de atenção e hiperatividade
（イ）gangguan hyperaktivitas defisiensi perhatian

▶k．内耳炎（ないじえん）
（英）labyrinthitis；otitis interna；inflammation of the inner ear　　（中）内耳炎
（コ）내이염　　（ス）laberintitis　　（ポ）otite interna
（イ）radang telinga dalam

▶l．網膜色素変性症（もうまくしきそへんせいしょう）
（英）retinitis pigmentosa　　（中）视网膜色素变性　　（コ）망막색소 변형증
（ス）retinitis pigmentosa　　（ポ）retinite pigmentosa；retinose pigmentar
（イ）retinitis pigmentosa

▶m．肺気腫（はいきしゅ）
（英）emphysema；pulmonary emphysema　　（中）肺气肿　　（コ）폐기종
（ス）enfisema pulmonar　　（ポ）enfisema pulmonar
（イ）enfisema paru-paru

▶n．糖尿病性腎症（とうにょうびょうせいじんしょう）
（英）diabetic nephropathy　　（中）糖尿病性肾病　　（コ）당뇨병성 신증
（ス）nefropatía diabética　　（ポ）nefropatia diabética；nefrose diabética
（イ）nefropati diabetes

▶o．糖尿病性網膜症（とうにょうびょうせいもうまくしょう）
（英）diabetic retinopathy　　（中）糖尿病性视网膜病变　　（コ）당뇨병성 망막증
（ス）retinopatía diabética　　（ポ）retinopatia diabética
（イ）retinopati diabetes

第5章　症状・病状などの用語・言い回し［プラスアルファの用語］

▶a．刺すような痛み（さすようないたみ）
（英）stabbing pain　　（中）刺痛；针扎样疼痛　　（コ）찌르는 듯한 통증
（ス）dolor punzante　　（ポ）dor em pontado
（イ）nyeri seperti ditusuk-tusuk

▶b．焼けるような痛み（やけるようないたみ）
（英）burning pain　　（中）灼痛；火烧样疼痛　　（コ）타는 듯한 통증
（ス）dolor quemante　　（ポ）dor em ardência　　（イ）nyeri seperti terbakar

▶c．持続する痛み（じぞくするいたみ）
（英）persistent pain　　（中）持续性疼痛　　（コ）지속 되는 통증
（ス）dolor persistente　　（ポ）dor persistente　　（イ）nyeri yang menetap

▶d．高揚感（こうようかん）
（英）elation；euphoria　　（中）亢奋；情绪高涨　　（コ）고양감
（ス）elación；euforia　　（ポ）sensação exaltada　　（イ）kegembiraan；euforia

▶e．気分が悪い（きぶんがわるい）
（英）feel sick；feel nauseous　　（中）心情不好；心烦；不舒服
（コ）기분이 나쁘다［精神的な時］；속이 안 좋다［胃の調子が悪い時］
（ス）sentirse mal；indispuesto　　（ポ）sentir mal；estar indisposto
（イ）merasa sakit；merasa mual

▶f．かすれ声（かすれごえ）、（声）がかすれる
（英）hoarseness　　（中）声音嘶哑　　（コ）허스키한 목소리；목소리가 쉬다
（ス）voz ronca；enronquecer　　（ポ）voz rouca、enrouquecer
（イ）suara serak

▶g．腫瘍（しゅよう）
（英）tumor　　（中）肿瘤　　（コ）종양　　（ス）tumor　　（ポ）tumor
（イ）tumor

▶h．良性（りょうせい）、悪性（あくせい）
（英）benign、malignant　　（中）良性、恶性　　（コ）양성、악성
（ス）benigno、maligno　　（ポ）benigno、maligno　　（イ）jinak、ganas

▶i．嚢腫（のうしゅ）
（英）cyst　　（中）囊肿　　（コ）낭종　　（ス）quiste；cistoma
（ポ）cisto　　（イ）kista

プラスアルファの用語の訳例

▶j．急性増悪（きゅうせいぞうあく）
（英）acute exacerbation　　（中）急转恶化；骤变　　（コ）급성악화
（ス）exacerbación aguda　　（ポ）agravamento agudo　　（イ）eksaserbasi akut

▶k．胃腸の調子（いちょうのちょうし）
（英）gastrointestinal condition　　（中）肠胃的状态　　（コ）위장상태
（ス）condición gastrointestinal
（ポ）condição de estômago e intestinos；condição gastrointestinal
（イ）kondisi saluran cerna

第6章　治療とその過程で使われる用語［プラスアルファの用語］

▶a．自己判断（じこはんだん）
（英）self-judgment　　（中）自我判断　　（コ）자기판단
（ス）juzgar por si mismo　　（ポ）decidir si mesmo；auto-julgamento
（イ）penilaian sendiri

▶b．培養（ばいよう）
（英）culture　　（中）培养　　（コ）배양　　（ス）cultivo　　（ポ）cultura
（イ）biakan；pemeliharaan

▶c．高温多湿（こうおんたしつ）
（英）hot and humid　　（中）高温多湿　　（コ）고온다습
（ス）temperatura y humedad alta　　（ポ）temperatura alta e muita umidade
（イ）udara panas dan lembab

▶d．禁物（きんもつ）
（英）should be avoided；prohibited　　（中）禁忌；忌讳　　（コ）금물
（ス）prohibido；tabú　　（ポ）coisa proibida　　（イ）harus dihindari；dilarang

▶e．既往歴（きおうれき）
（英）past medical history　　（中）既往史　　（コ）기왕력；병력
（ス）antecedente médico　　（ポ）história clínica do doente
（イ）riwayat kesehatan

▶f．骨髄移植（こつずいいしょく）
（英）bone marrow transplant；bone marrow transplantation　　（中）骨髓移植
（コ）골수이식　　（ス）transplante de médula ósea
（ポ）transplante de medula óssea　　（イ）transplantasi sumsum tulang

▶g．在宅医療（ざいたくいりょう）
（英）home care；home medical care　　（中）上门诊疗※　　（コ）재택의료
（ス）cuidados a domicilio　　（ポ）tratamento médico em casa
（イ）perawatan medis di rumah

▶h．訪問看護（ほうもんかんご）
（英）home-visit nursing　　（中）上门护理※　　（コ）방문간호
（ス）enfermería domiciliaria
（ポ）cuidados de enfermagem a domicílio；a enfermeira que visita a casa de paciente；assistência médica domiciliar；uma enfermeira irá até a casa de paciente
（イ）perawat yang datang kerumah；perawat dengan rawat kunjung

▶i．母子健康手帳（ぼしけんこうてちょう）、母子手帳
（英）mother and child health handbook　　（中）母子手册※
（コ）모자 건강수첩；산모수첩　　（ス）libreta sanitaria materno-infantil
（ポ）caderneta de saúde da mãe e da criança、caderneta da mãe e do filho
（イ）buku catatan kesehatan ibu dan anak

▶j．差し歯（さしば）
（英）post crown　　（中）固定义齿；固定假牙　　（コ）의치　　（ス）corona
（ポ）pivô　　（イ）pemasangan gigi buatan

▶k．身体拘束（しんたいこうそく）
（英）medical restraint　　（中）肢体固定　　（コ）신체구속
（ス）restricción física　　（ポ）restrição corporal
（イ）penahanan tubuh；medical restraint

▶l．所見（しょけん）
（英）findings　　（中）所见；体征；表象　　（コ）소견　　（ス）observación

（ポ）observação　　（イ）observasi；pengamatan

▶m．局所（きょくしょ）
（英）local　　（中）局部　　（コ）국소　　（ス）local
（ポ）uma parte do corpo　　（イ）lokal；daerah；bagian terkena

▶n．院内学級（いんないがっきゅう）
（英）classroom in a hospital　　（中）病房教室※　　（コ）병원학교
（ス）aula hospitalaria　　（ポ）aula dentro do hospital
（イ）ruang kelas di rumah sakitt

第7章　検査で使われる用語［プラスアルファの用語］

▶a．クラミジア抗原
（英）chlamydia antigen　　（中）衣原体抗原　　（コ）클라미디아 항원
（ス）antígeno de clamidia　　（ポ）antígeno de Clamídia
（イ）antigen klamidia

▶b．子宮頸がん検査、パップスメア
（英）cervical cancer screening；Pap smear　　（中）宫颈癌筛查；宫颈涂片检查
（コ）자궁경부암 검사, 자궁경부 세포진검사
（ス）detección de cáncer cervical、papanicoláu
（ポ）exame preventivo do câncer de colo uterino、Papanicolau
（イ）pemeriksaan kanker serviks；tes Pap smear

▶c．ＨＩＶ抗体
（英）HIV antibody　　（中）免疫缺失病毒抗体；艾滋病病毒抗体　　（コ）HIV 항체
（ス）anticuerpo contra el VIH　　（ポ）anticorpo de HIV　　（イ）antibodi HIV

▶d．健康診断（けんこうしんだん）、検診（けんしん）
（英）health checkup；medical examination　　（中）体检；查体
（コ）건강진단, 검진　　（ス）chequeo médico　　（ポ）exame médico
（イ）pemeriksaan kesehatan

▶e．陰性（いんせい）、陽性（ようせい）
（英）negative、positive　　（中）阴性、阳性　　（コ）음성,양성
（ス）negativo、positivo　　（ポ）negativo、positivo
（イ）negatif、positif

第8章　薬に関する用語［プラスアルファの用語］

▶a．分解（ぶんかい）
（英）decomposition　　（中）分解　（コ）분해　　（ス）descomposición
（ポ）descomposição　　（イ）dekomposisi；penguraian

▶b．ローション（ろーしょん）
（英）lotion　　（中）乳液　　（コ）로션　　（ス）loción　　（ポ）loção
（イ）losion；pembersih

▶c．酵素（こうそ）
（英）enzyme　　（中）酶　　（コ）효소　　（ス）enzima
（ポ）fermento；enzima　　（イ）enzim

▶d．成分（せいぶん）
（英）ingredient　　（中）成分　　（コ）성분　　（ス）componente
（ポ）ingrediente　　（イ）bahan

▶e．ジェネリック薬、後発薬（じぇねりっくやく、こうはつやく）
（英）generic drug　　（中）非专利药　　（コ）제네릭 의약품
（ス）medicamento genérico　　（ポ）medicamento genérico　　（イ）obat generik

▶f．添加物（てんかぶつ）
（英）additive　　（中）添加剂　　（コ）첨가물　　（ス）aditivo　　（ポ）aditivo
（イ）bahan tambahan

▶g．禁忌（きんき）
（英）contraindication；should be avoided　　（中）禁忌（症）　　（コ）금기
（ス）contraindicación　　（ポ）contra-indicação

（イ）kontra indikasi；hindari pemakaian

▶h．鉄分（てつぶん）
（英）iron　　（中）鉄※　　（コ）철분　　（ス）hierro　　（ポ）ferro
（イ）besi

▶i．葉酸（ようさん）
（英）folic acid　　（中）叶酸　　（コ）엽산　　（ス）ácido fólico
（ポ）ácido fólico　　（イ）asam folat

▶j．院外処方（いんがいしょほう）
（英）prescription outside the hospital　　（中）院外处方※　　（コ）원외처방
（ス）prescripción externa　　（ポ）prescrição externa
（イ）resep dokter di luar rumah sakit

※　中国の制度やシステムと異なるので、使用する際には具体的な説明が必要である。

執筆者等

執筆者（各章五十音順）

第1章　倫理・心得……沢田貴志（前文を除く）、西村明夫

第2章　対人援助の技術と心構え……鶴田光子

第3章　身体の組織とその機能……岩本弥生、岩元陽子、Yoshiko A. Oshiro（大城良子）、金用嬋、沢田貴志、塩屋アンヘリカ、西垣幸代、西村明夫、原美雪、細野紀代子、三木紅虹、森崎理加、Yaya RAMLI、Yuni Elsa Hadisaputri

第4章　覚えたい病気の知識……岩本弥生、岩元陽子、Yoshiko A. Oshiro（大城良子）、金用嬋、沢田貴志、塩屋アンヘリカ、西垣幸代、西村明夫、原美雪、細野紀代子、三木紅虹、森崎理加、Yaya RAMLI、Yuni Elsa Hadisaputri

第5章　症状・病状などの用語・言い回し……岩本弥生、岩元陽子、Yoshiko A. Oshiro（大城良子）、柿田くみ子、金用嬋、沢田貴志、塩屋アンヘリカ、中澤奈穂子、西垣幸代、西村明夫、原美雪、細野紀代子、三木紅虹、森崎理加、八鍬美冴、山里喜代子、吉田潤子、Yaya RAMLI、Yuni Elsa Hadisaputri

第6章　治療とその過程で使われる用語……岩本弥生、岩元陽子、Yoshiko A. Oshiro（大城良子）、金用嬋、沢田貴志、塩屋アンヘリカ、鈴木万里子、田中圭、西垣幸代、西村明夫、原美雪、細野紀代子、三木紅虹、森崎理加、八鍬美冴、矢島行子、Yaya RAMLI、Yuni Elsa Hadisaputri

第7章　検査で使われる用語……岩本弥生、岩元陽子、Yoshiko A. Oshiro（大城良子）、柿田くみ子、金用嬋、沢田貴志、塩屋アンヘリカ、西垣幸代、西村明夫、原美雪、細野紀代子、三木紅虹、森崎理加、八鍬美冴、Yaya RAMLI、Yuni Elsa Hadisaputri

第8章　薬に関する用語……岩本弥生、岩元陽子、Yoshiko A. Oshiro（大城良子）、柿田くみ子、金用嬋、沢田貴志、塩屋アンヘリカ、西垣幸代、西村明夫、原美雪、細野紀代子、三木紅虹、森崎理加、Yaya RAMLI、Yuni Elsa Hadisaputri

第9章　予防接種・法定伝染病の用語……沢田貴志、西村明夫

第10章　医療機関のしくみと受診時の注意事項……岩本弥生、岩元陽子、Yoshiko A. Oshiro（大城良子）、金用嬋、沢田貴志、塩屋アンヘリカ、鈴木クリスチーナ、鶴田光子、西垣幸代、西村明夫、原美雪、細野紀代子、三木紅虹、Gilles-Abuloph Nicolas Frew、Yaya RAMLI、Yuni Elsa Hadisaputri

第11章　医療費に関する知識……井出みはる、岩本弥生、岩元陽子、Yoshiko A. Oshiro（大城良子）、柿田くみ子、金用嬋、沢田貴志、塩屋アンヘリカ、鈴木クリスチーナ、鶴田光子、西垣幸代、西村明夫、原美雪、細野紀代子、三木紅虹、Yaya RAMLI、Yuni Elsa Hadisaputri

第12章　母子保健のしくみ……西村明夫

第13章　通訳技術の基礎……沢田貴志、西村明夫、森田直美、Gilles-Abuloph Nicolas Frew

第14章　模擬通訳トレーニング……三木紅虹

第15章　多文化に関する知識・理解……西村明夫

執筆協力

聖路加国際大学看護学部　准教授　五十嵐ゆかり
伊藤行政書士事務所　行政書士　歯科衛生士　伊藤陽子
慶応大学病院脳神経外科　医師　George Henrique Ito
社会福祉法人青丘社　社会福祉士　金成美
翰林大学日本学科　兼任教授　国際会議通訳士　崔寿那
北里大学医療衛生学部　非常勤講師　医師　三浦左千夫
さくらシステムサービス　代表　三田地道明
ボリビア・サンタクルス赤十字診療所総合内科　医師　山城ジョニー

編集責任

一般社団法人日本公共通訳支援協会（Cots）　代表理事　西村 明夫

参考資料

医療通訳共通基準（抜粋）

発行年月　　2010年10月15日
発行者　　　医療通訳の基準を検討する協議会
（構成団体）　特定非営利活動法人多文化共生センターきょうと
　　　　　　特定非営利活動法人多言語社会リソースかながわ（MICかながわ）
（事務局）　特定非営利活動法人多文化共生センターきょうと
E-Mail　　　info@tabunka-kyoto.org

■　医療通訳の基準を検討する協議会とは？

目　　的　　医療通訳を派遣している全国の団体によって活用できる医療通訳に関する共通基準を検討し、策定することを目的とする。
設　　立　　2010年5月
構成団体　　特定非営利活動法人多文化共生センターきょうと、特定非営利活動法人多言語社会リソースかながわ（MICかながわ）
会　　長　　西村明夫　MICかながわ　プログラム・アドバイザー（当時）

1　基準策定の目的

　医療通訳に関わる個人及び医療通訳派遣システムを運用する機関や団体（以下「派遣機関・団体」という。）が、学習や育成、到達目標の設定、採用選考等における1つの「目安」として共通して活用できる基準を設定するものである。

5 共通基準の項目と説明

大項目	中項目	小項目	説明
知識	患者背景・多文化に関する知識・理解	患者等の生活背景	・在留資格制度や患者等の生活状況、日本語理解が不十分な患者等の医療場面での困難な状況などに関する知識・理解
		患者等の出身国・地域の文化	・患者等の出身国・地域の宗教、習慣、価値観の違いに関する知識・理解
		患者等の出身国・地域の医療	・患者等の出身国・地域の医療制度、医療実践スタイル（日本との違い）に関する知識・理解
		支援機関・団体に関する知識	・各種支援機関・団体など、患者等をサポートする機関の情報
	医療に関する知識	身体の組織とその機能	・身体器官のしくみに関する知識
		基礎的な医学用語	・基礎的な病気とその症状に関する用語（問診で使用される程度）の知識
		検査・治療方法に関する基礎知識	・主な検査方法や治療方法、投薬・服用方法に関する基礎知識
		保健衛生に関する基礎知識	・感染症対策、予防接種などに関する基礎知識
		医療機関における受診の流れ	・受付、診察、検査、治療、会計、薬処方など受診の流れに沿った患者等の動きに関する知識
		患者の心理	・病気になったときの人間の心理（怒り、不安等）
		医療従事者の役割と傾向	・医師、看護師、医療ソーシャルワーカーなど医療従事者の種類と役割に関する知識 ・日本における医療従事者の医療実践スタイルに関する認識
		医療保険・保健福祉制度	・各種健康保険制度、出産一時金、公費負担制度、海外旅行傷害保険などに関する知識
	所属機関・団体、医療通訳全体に関する知識・理解（派遣機関・団体に所属する場合）	所属機関・団体の使命に関する知識・理解	・所属機関・団体の使命、組織構成、活動内容に関する知識
		派遣制度・事業に対する知識・理解	・医療通訳派遣の制度・事業の内容、派遣ルール、医療通訳者サポート機能に関する知識
		医療通訳の現状と課題	・医療通訳に関する全国的な取組の現状と課題のアウトライン

大項目	中項目	小項目	説明
技術	語学力	日本語・対象言語の基礎力	・通訳者が診療現場に患者として行った時、かわすであろう会話内容を母語、対象言語で言えること
	通訳技術（※1）	相手の話を聞く	・集中力・リスニング力（聴解力）
		理解する	・話の内容を的確に理解する力
		記憶する	・短期的に記憶を保持する力、それを助けるメモとりの技術
		伝える	・十分な語彙、表現、構文、文法力 ・発音や声の質、場面に応じた伝達力
技術	実践的技術	通訳の中断・内容確認	・利用者の発言内容があいまいな場合に通訳を中断して、再度会話内容の確認ができること ・必要に応じて辞書を引けること
		状況判断	・不測の事態に冷静に対応するなど、現場の経験から得られる知恵、臨機即応の対応
	コミュニケーション・スキル	対人援助（※2）の基礎技術	・相手が話しやすい、落ち着いた態度で接すること（傾聴） ・温かい視線、身体言語（非言語的コミュニケーション）に気を配ること ・適正な席・位置を確保できること

※1 通訳技術は「相手の話を聞き」それを「理解し」、短期的に「記憶し」、対象言語（もしくは母語）で相手に「伝える」作業とそれに付随する技術であるため、小項目の掲載順はその順序に従っている。
※2 「対人援助」とは、社会福祉分野で使用されている用語概念。

大項目	中項目	説明
倫理	基本的な人権の尊重	・国籍、人種、民族、宗教、信条、年齢、性別及び性的指向、社会的地位、経済的状態、ライフスタイル、文化的背景、身体的精神的状態、健康問題の性質等にかかわらず、すべての人をかけがえのない存在として尊重し、公平に対応すること
	守秘義務	・職務上知り得た患者情報等の秘密の保持
	プライバシーの尊重	・患者等の意に反して患者等のプライバシーに踏み込まないこと
	中立・客観性	・通訳の業務範囲を守り、利用者に対して自らの意見をさしはさんだり、助言したりしないこと ・通訳に自分の価値観や主観を混ぜないこと
	正確性	・上記の知識と技術の各項目に記載されたことを最大限に生かすこと ・通訳は、忠実かつ正確に行うとともに、患者等の背景や文化について考慮すること ・自らの専門能力を自覚し、それを超える通訳業務となる場合は、その旨、利用者に申し出ること
	専門性の維持・向上	・通訳能力の維持、向上に努めること ・常に通訳者として必要な新しい制度の理解やより深い知識の習得に努める意欲をもつこと
	信頼関係の構築	・通訳者は利用者を尊重し、利用者が話しやすい態度を保つこと ・相手を思いやる気持ちを持つこと
	利用者との私的な関係の回避	・利用者と個人的な関係を構築しないこと ・通訳者は、人間関係上もしくは感情面などで公平な通訳が難しいと感じる依頼は、引き受けないこと ・その立場を利用して、利用者から個人的な恩恵を受けないこと
	医療従事者、支援団体や専門家との連携・協力	・医療従事者や関係者との連携・協力関係を大切にすること ・患者等からの相談などを一人で抱え込まないこと
	健康の保持増進	・業務と私生活とのバランスを保つなど、通訳者自身の心身の健康保持と増進に努めること
	品行の保持	・社会人として時間の厳守、清潔さの保持、服装への配慮(業務時は清楚な服装、香水をつけない)など節度と礼儀を守ること
通訳者が所属する機関・団体の義務	通訳者の育成	・研修・スキルアップの機会を提供すること
	通訳者の保護	・通訳者に過剰な負担を与えないこと ・適切な感染予防対策をとり、通訳者に肉体的精神的負荷がかからないように配慮すること
	社会に対する責任	・医療通訳に理解のある医療機関の拡大に努めるとともに、社会的認識を深める取組を行うこと

8 共通基準の利用要領
　① この共通基準は、医療通訳の発展・普及のために利用する場合に限り、複写、転用、加除修正を妨げない。
　② ①の利用においては、出典を明記するものとする。派遣機関・団体がこの共通基準を加除修正して独自に基準を作成した場合は、事務局にその旨の連絡を行うものとする。
　③ ①の利用を含め、この共通基準を商業的に使用する場合は、事務局の許可を得るものとする。

索引

よみかた	用語名	章	番号	掲載ページ
あ行				
あーるえい	ＲＡ（リウマチ因子）	7	2	26	263

よみかた	用語名	章	番号	掲載ページ
あーるえい	ＲＡ（リウマチ因子）	7	2	26	263
あきゅうせい	亜急性	5	1	2	162
あきれすけん	アキレス腱	3	7	21	83
あきれすけんだんれつ	アキレス腱断裂	4	7	5	133
あくせいりんぱしゅ	悪性リンパ腫	4	9	2	138
あくび	あくび	5	2	1	172
あざ	あざ	5	8	1	185
あし	脚	3	1	28	42
あし	足	3	1	35	43
あしくび	足首	3	1	33	42
あしのこう	足の甲	3	1	40	44
あしはくせん	足白癬・水虫（みずむし）	4	10	4	140
あたま	頭	3	1	10	37
あとぴーせいひふえん	アトピー性皮膚炎	4	10	7	141
あぶみこつ	アブミ骨	3	11	10	93
あぽくりんかんせん	アポクリン汗腺	3	6	9	77
あめーば	アメーバ	6	3	1	220
あるこーるいぞんしょう	アルコール依存症・アルコール使用障害（あるこーるしようしょうがい）	4	12	1	147
あるつはいまーびょう	アルツハイマー病	4	11	9	147
あるぶみん	アルブミン	7	2	7	258
あれるぎー	アレルギー	6	2	5	206
あれるぎーせいびえん	アレルギー性鼻炎	4	13	2	151
あんせい	安静	6	2	44	215
い	胃	3	2	5	51
いえん	胃炎	4	3	2	110
いがあれる	胃が荒れる	5	4	2	176
いかいよう	胃潰瘍	4	3	3	110
いがん	胃がん	4	3	4	111
いきぎれ	息切れ	5	2	2	172
いきぐるしい	息苦しい	5	2	3	173
いくせいいりょう	育成医療、更生医療	11	2	6	323
いし	医師	10	2	1	306
いしきこんだく	意識混濁	5	9	1	189
いじめ	いじめ	6	8	4	242
いしゅく	萎縮	5	1	11	164
いじょうこうどう	異常行動	5	9	2	189

よみかた	用語名	章	番号		掲載ページ
いじょうぞうしょく	異常増殖	6	2	1	205
いしょく	移植	6	5	15	235
いっかせい	一過性	5	1	4	162
いでんし	遺伝子	6	2	2	205
いびき	いびき	5	2	4	173
いぶつ	異物	6	3	19	224
いぶつかん	（目の中の）異物感	5	11	1	194
いりょうそーしゃるわーかー	医療ソーシャルワーカー	10	2	13	309
いれうす	イレウス・腸閉塞（ちょうへいそく）	4	3	6	112
いれば	入れ歯	6	9	1	243
いれんとげんけんさ	胃レントゲン検査	7	1	27	253
いんけい	陰茎・ペニス	3	3	6	60
いんとう	咽頭	3	12	5	96
いんとうがん	咽頭がん	4	13	7	152
いんないかんせん	院内感染	4	16	1	155
いんのう	陰嚢	3	3	3	59
いんふぉーむどこんせんと	インフォームド・コンセント	6	2	35	213
いんぷらんと	インプラント	6	9	2	243
いんふるえんざ	インフルエンザ	4	1	3	106
ういるす	ウイルス	6	3	10	222
うがい	うがい	6	3	26	226
うがいぐすり	うがい薬	8	1	17	284
うしんしつ	右心室	3	2	3	4	48
うしんぼう	右心房	3	2	3	2	48
うっけつ	うっ血	5	3	1	175
うつびょう	鬱病	4	12	5	149
うで	腕	3	1	14	38
うむ	膿む・化膿（かのう）	5	1	5	162
うんどうりょうほう	運動療法	6	3	27	226
えいえすおー	ＡＳＯ	7	2	25	263
えいえすてぃ	ＡＳＴ（ＧＯＴから名称変更）	7	2	11	259
えいえふぴー	ＡＦＰ（α-フェトプロテイン）	7	2	39	268
えいえるてぃ	ＡＬＴ（ＧＰＴから名称変更）	7	2	10	259
えいえるぴー	ＡＬＰ	7	2	9	258
えいず	ＡＩＤＳ・エイズ	4	16	3	156
えいちしーぶいこうたい	ＨＣＶ抗体	7	2	34	266
えいちでぃーえるこれすてろーる	ＨＤＬ（善玉）コレステロール	7	2	18	261

索引

409

よみかた	用語名	章	番号	掲載ページ
えいちてぃえるぶいわんこうたい	ＨＴＬＶ－１抗体	7	2	35	266
えいちびーえすこうげん	ＨＢｓ抗原、ＨＢｓ抗体（ＨＢｓこうたい）	7	2	33	266
えいようし	栄養士	10	2	9	308
えいでぃーえる	ＡＤＬ（日常生活動作）	6	8	3	242
えきかりんぱせつ	腋窩リンパ節	3	9	2	86
えくりんかんせん	エクリン汗腺	3	6	8	76
えし	壊死	6	2	17	208
えすしーしーこうげん	ＳＣＣ抗原	7	2	44	269
えすじけっちょう	Ｓ字結腸	3	2	16	53
えっくすせんしゃしん	Ｘ線写真・レントゲン検査	7	1	19	251
えなめるしつ	エナメル質	3	14	1	101
えむあーるあいけんさ	ＭＲＩ検査	7	1	21	251
えむあーるえいけんさ	ＭＲＡ検査	7	1	22	252
えるでぃーえるこれすてろーる	ＬＤＬ（悪玉）コレステロール	7	2	19	261
えんけいだつもうしょう	円形脱毛症	4	10	10	142
えんげしょうがい	嚥下障害	5	4	3	176
えんし	遠視	5	11	2	194
えんしょう	炎症	5	1	12	164
えんしょうはんのう	炎症反応	7	2	24	263
えんずい	延髄	3	10	7	89
えんぶんせいげん	塩分制限	6	3	31	227
おうかくまく	横隔膜	3	2	25	55
おうこうけっちょう	横行結腸	3	2	14	52
おうだん	黄疸	5	4	4	177
おうはんぶ	黄斑部	3	13	14	100
おかゆ	おかゆ	6	3	36	228
おかん	悪寒	5	1	39	170
おくすりてちょう	お薬手帳	8	2	22	296
おさえつけるようないたみ	押さえつけるような痛み	5	1	35	169
おしり	おしり・臀部（でんぶ）	3	1	27	41
おしん	悪心	5	4	1	176
おたふくかぜ	おたふく風邪・流行性耳下腺炎（りゅうこうせいじかせんえん）	4	5	3	122
おでき	おでき	5	8	2	185
おむつ	おむつ	6	2	31	212

よみかた	用語名	章	番号		掲載ページ
おやゆび	親指	3	1	19	40
おりもの	おりもの	5	6	1	181
おろ	悪露	5	6	2	182
おんねつりょうほう	温熱療法	6	3	28	226
か行					
かいごほけん	介護保険	11	4	3	327
がいじ	外耳	3	11	3	92
がいじどう	外耳道	3	11	6	93
かいしん	回診	6	2	36	213
かいせん	疥癬	4	10	6	141
がいそくそくふくじんたい	外側側副靭帯	3	5	7	72
がいそくはんげつばん	外側半月板	3	5	10	73
かいちょう	回腸	3	2	9	51
がいよう	外用	8	2	1	292
がいらい	外来	6	2	37	213
かうんせりんぐ	カウンセリング	6	8	1	242
かがくこつ	下顎骨	3	4	5	64
かがくぶっしつ	化学物質	6	3	18	224
かがくりょうほう	化学療法	6	3	38	228
かかと	踵	3	1	36	43
かぎゅう	蝸牛	3	11	12	94
かく	かく・かきむしる	5	8	3	185
かくたんけんさ	喀痰検査	7	1	8	248
かくまく	角膜	3	13	4	98
かくり	隔離	6	3	39	229
かこうけっちょう	下行結腸	3	2	15	53
かさかさ	かさかさ	5	8	4	186
かぜ	風邪	4	1	1	105
かた	肩	3	1	13	38
かたこり	肩こり	5	7	1	184
かっけつ	喀血・肺からの血を吐く（はいからのちをはく）	5	2	5	173
がっぺいしょう	合併症	5	1	6	163
かつまく	滑膜	3	5	12	73
かてーてる	カテーテル	6	2	32	212
かび	かび	6	3	16	224
かふく	下腹	3	1	26	41
かぶれ	かぶれ	5	8	5	186
かふん	花粉	6	3	17	224

よみかた	用語名	章	番号		掲載ページ
かふんしょう	花粉症	4	13	3	151
かゆい	かゆい	5	8	6	186
かゆみどめ	かゆみ止め	8	1	23	285
かよう	下葉	3	2	2	3	47
かろう	過労	6	2	18	209
かろりーせいげん	カロリー制限	6	3	33	227
かわさきびょう	川崎病	4	5	14	125
がんあつけんさ	眼圧検査	7	1	13	249
かんえん	肝炎	4	3	17	116
がんか	眼窩	3	4	2	64
がんか	眼科	6	1	22	204
かんかん	汗管	3	6	7	76
かんがん	肝がん	4	3	19	116
かんきのうけんさ	肝機能検査	7	1	34	255
がんけん	眼瞼	3	13	1	97
かんこう	汗孔	3	6	6	76
かんこうへん	肝硬変	4	3	18	116
かんごし	看護師	10	2	2	306
かんごじょしゅ	看護助手	10	2	5	307
かんこつ	寛骨	3	4	14	67
かんじだびょう	カンジダ病	4	10	5	140
かんせつくう	関節腔	3	5	14	74
かんせつなんこつ	関節軟骨	3	5	13	73
かんせつほう	関節包	3	5	11	73
かんせつりゅうまち	関節リュウマチ	4	7	8	134
かんせん	乾癬	4	10	8	142
かんせん	感染	6	3	11	222
かんぜんかんご	完全看護	6	2	38	213
かんせんしょうよぼうほう	感染症予防法	11	2	2	321
かんぞう	肝臓	3	2	18	53
がんていけんさ	眼底検査	7	1	12	249
かんぶ	患部	6	5	1	232
かんぽう	漢方	8	1	1	281
がんまじーてぃーぴー	γ-GTP	7	2	12	259
きおくがない	記憶が無い	5	9	3	189
きかん	気管	3	2	1	47
きかんし	気管支	3	2	22	54
きかんしえん	気管支炎	4	1	2	105

よみかた	用語名	章	番号		掲載ページ
きかんしかくちょうざい	気管支拡張剤	8	1	24	285
きかんしぜんそく	気管支喘息	4	1	6	107
きかんせっかい	気管切開	6	5	16	235
きかんないそうかん	気管内挿管	6	2	54	217
ききょう	気胸	4	1	8	107
きげんがわるい	機嫌が悪い	5	1	40	170
きしょうじ	（朝の）起床時	8	2	8	293
きずあと	傷痕	5	8	7	186
きずぐちを○はりぬう	傷口を○針縫う	6	5	17	236
きせいちゅう	寄生虫	6	3	2	220
きそたいおん	基礎体温	6	4	1	231
きどうかくほ	気道確保	6	2	55	218
きぬたこつ	キヌタ骨	3	11	9	93
きのうふぜん	機能不全	6	2	16	208
ぎぶすこてい	ギブス固定	6	5	24	237
きぶんがしずむ	気分がしずむ	5	9	4	189
きぶんがすぐれない	気分がすぐれない	5	9	5	190
きゅういん	吸引	6	2	56	218
きゅうせい	急性	5	1	1	161
きゅうにゅう	吸入	6	2	57	218
きゅうにゅうやく	吸入薬	8	1	2	281
きょう	橋	3	10	6	89
きょうこつ	胸骨	3	4	8	65
きょうさく	狭窄	5	1	13	164
きょうさにゅうとつきん	胸鎖乳突筋	3	7	2	79
きょうしんざい	強心剤	8	1	25	286
きょうしんしょう	狭心症	4	2	2	108
きょうせん	胸腺	3	8	5	84
きょうつい	胸椎	3	4	11	2	66
きょうはくしんけいしょう	強迫神経症・強迫性障害（きょうはくせいしょうがい）	4	12	2	148
きょうまく	強膜	3	13	17	100
きょくしょますい	局所麻酔	6	5	10	234
きょたんざい	去痰剤	8	1	26	286
きんし	近視	5	11	3	194
きんしかんざい	筋弛緩剤	8	1	27	286
きんにくちゅうしゃ	筋肉注射	6	2	52	217
くうきかんせん	空気感染	6	3	12	223
くうちょう	空腸	3	2	8	51

よみかた	用語名	章	番号		掲載ページ
くうふくじけっとう	空腹時血糖・血糖値（けっとうち）	7	2	27	264
くしゃみ	くしゃみ	5	2	6	173
くすりゆび	薬指	3	1	22	40
くち	口	3	1	9	37
くび	首	3	1	4	36
くもまく	クモ膜	3	10	13	90
くもまくかくう	クモ膜下腔	3	10	15	91
くもまくかしゅっけつ	くも膜下出血	4	11	4	145
くらくらする	（頭が）くらくらする	5	9	6	190
くるぶし	踝	3	1	34	43
くるまいす	車いす	6	2	33	212
くれあちにん	クレアチニン	7	2	13	260
けいかんさつ	経過観察	6	2	42	214
けいかんえいよう	経管栄養	6	3	37	228
けいこつ	脛骨	3	4	25	69
けいせいげか	形成外科	6	1	14	203
けいせいじゅつ	形成術	6	5	25	238
けいつい	頸椎	3	4	11	1	66
けいれん	けいれん	5	1	14	164
げか	外科	6	1	11	202
げきしょうか	劇症化	5	1	7	163
げきつう	激痛	5	1	36	170
げけつ	下血	5	4	5	177
げざい	下剤	8	1	31	287
けつあつけんさ	血圧検査（血圧測定）	7	1	3	246
けつえきがた	血液型	7	2	21	262
けつえきけんさ	血液検査	7	1	32	255
けっかく	結核	4	1	5	106
けっかん	血管	3	1	41	44
げっけいいじょう	月経異常	4	6	6	128
けっしょうこうかん	血漿交換	6	3	40	229
けっしょうばんすう	血小板数	7	2	2	256
けっせい	血清	6	2	58	218
けっせん	血栓	6	2	19	209
けっちゅうあみらーぜ	血中アミラーゼ	7	2	16	260
けっちゅうさんそのうど	血中酸素濃度	7	2	47	270
けっとうこうかやく	血糖降下薬	8	1	28	286
けつにょう	血尿	5	5	1	180

索引

よみかた	用語名	章	番号	掲載ページ
げっぷ	げっぷ	5	4	6	177
けつべん	血便	5	4	7	177
けつぼう	欠乏	5	1	28	168
けつまく	結膜	3	13	3	98
けつまくえん	結膜炎	4	14	1	153
げねつやく	解熱薬	8	1	32	287
げり	下痢	5	4	8	177
げりじ	下痢時	8	2	17	295
げりどめ	下痢止め	8	1	29	286
けんいんりょうほう	けん引療法	6	5	26	238
げんえん	減塩	6	3	32	227
げんかく	幻覚	5	9	7	190
けんこうこつ	肩甲骨	3	4	7	65
げんごちょうかくし	言語聴覚士	10	2	10	308
げんごりょうほう	言語療法	6	6	2	240
けんしょうえん	腱鞘炎	4	7	3	132
けんじょうとっき	剣状突起	3	4	10	65
けんたいかん	倦怠感・だるさ	5	1	41	171
げんちょう	幻聴	5	9	8	190
こうあつざい	降圧剤	8	1	33	287
こういしょう	後遺症	6	2	20	209
こういるすやく	抗ウイルス薬	8	1	34	287
こううつざい	抗うつ剤	8	1	35	287
こうがい	口蓋	3	12	3	96
こうがいすい	口蓋垂・のどちんこ	3	12	4	96
こうがん	睾丸・精巣（せいそう）	3	3	2	59
こうぎょうこざい	抗凝固剤	8	1	36	288
こうけつあつしょう	高血圧症	4	2	1	108
こうけっかくやく	抗結核薬	8	1	37	288
こうげん	抗原	6	2	12	207
こうさい	虹彩	3	13	7	98
こうしけっしょう	高脂血症	4	8	5	136
こうじのうきのうしょうがい	高次脳機能障害	4	11	6	146
こうじゅうじじんたい	後十字靭帯	3	5	6	72
こうじょうせん	甲状腺	3	8	4	83
こうじょうせんきのうこうしんしょう	甲状腺機能亢進症	4	8	1	135
こうじょうせんきのうていかしょう	甲状腺機能低下症	4	8	2	135

よみかた	用語名	章	番号	掲載ページ
こうしんきんざい	抗真菌剤	8	1	38	288
こうせいぶっしつ	抗生物質	8	1	30	287
こうたい	抗体	6	2	13	207
こうたんぱくしょく	高タンパク食	6	3	34	227
こうちょく	硬直	5	1	15	165
こうてきいりょうほけん	公的医療保険	11	1	1	317
こうとう	喉頭	3	12	7	96
こうとうきん	後頭筋	3	7	11	81
こうないえん	口内炎	4	13	6	152
こうねんきしょうがい	更年期障害	4	6	7	129
こうひすたみんやく	抗ヒスタミン薬	8	1	39	288
こうふあんやく	抗不安薬・精神安定剤（せいしんあんていざい）	8	1	40	288
こうまく	硬膜	3	10	12	90
こうまくがいますい	硬膜外麻酔	6	5	11	234
こかんせつかいはいせいげん	股関節開排制限	5	7	2	184
こきてすと	呼気テスト	7	1	7	247
こきゅうきか	呼吸器科	6	1	3	200
こし	腰	3	1	24	41
こつきりじゅつ	骨切り術	6	5	32	239
こっせつ	骨折	4	7	2	132
こつそしょうしょう	骨粗鬆症	4	7	9	134
こつばん	骨盤	3	4	12	67
こつばんい	骨盤位	5	7	3	182
こなぐすり	粉薬	8	1	3	281
こまく	鼓膜	3	11	7	93
こめかみ	こめかみ	3	1	6	37
こゆび	小指	3	1	23	41
こるせっとそうちゃく	コルセット（腰部）装着	6	5	27	238
これら	コレラ	4	3	11	114
こんすい	昏睡	5	9	9	191
こんせんこう	根尖孔	3	14	7	102
こんちりょうほう	根治療法	6	2	46	215
	さ行				
さいきかんし	細気管支	3	2	23	54
さいきん	細菌	6	3	4	221
さいきんせいずいまくえん	細菌性髄膜炎	4	5	8	123
さいけんほう	再建法	6	5	28	238
ざいたくさんそりょうほう	在宅酸素療法	6	3	41	229

よみかた	用語名	章	番号		掲載ページ
さいはつ	再発	6	2	21	209
さぎょうりょうほう	作業療法	6	6	3	240
さぎょうりょうほうし	作業療法士	10	2	11	309
さこつ	鎖骨	3	4	6	65
ざこつ	坐骨	3	4	17	68
さしんしつ	左心室	3	2	3	10	50
さしんぼう	左心房	3	2	3	8	49
さぽーたーそうちゃく	サポーター装着	6	5	29	239
さむけ	寒気	5	1	42	171
ざやく	坐薬	8	1	4	282
さんかくきん	三角筋	3	7	3	79
さんせんべん	三尖弁	3	2	3	3	48
ざんにょうかん	残尿感	5	5	2	180
さんはんきかん	三半規管	3	11	11	94
さんふじんか	産婦人科、産科（さんか）、婦人科（ふじんか）	6	1	10	202
じ	痔	4	3	16	115
しーあーるぴー	ＣＲＰ（Ｃ反応性タンパク）	7	2	23	263
しーいーえい	ＣＥＡ	7	2	42	268
しーえい125	ＣＡ１２５	7	2	40	268
しーえい19-9	ＣＡ１９－９	7	2	41	268
しーてぃけんさ	ＣＴ検査	7	1	20	251
しか	歯科	6	1	23	204
じかい	耳介	3	11	1	92
しがいせん	紫外線	6	7	1	241
じかくしょうじょう	自覚症状	5	1	8	163
じかん	耳管	3	11	13	94
しかんぶ	歯冠部	3	14	8	103
しきそちんちゃく	色素沈着	5	8	8	187
しきゅう	子宮	3	3	10	61
しきゅうがいにんしん	子宮外妊娠	4	6	1	127
しきゅうきんしゅ	子宮筋腫	4	6	10	130
しきゅうけいがん	子宮頸がん	4	6	12	130
しきゅうけいぶ	子宮頸部	3	3	11	61
しきゅうたいがん	子宮体がん	4	6	13	131
しきゅうないまくしょう	子宮内膜症	4	6	11	130
しげき	刺激	6	2	50	216
しけつ	止血	6	5	2	232
しこう	歯垢、プラーク（ぷらーく）	5	12	1	196

417

よみかた	用語名	章	番号	掲載ページ
しこつ	指骨	3	4	26	69
じこめんえき	自己免疫	6	2	8	206
しこり	しこり	5	1	16	165
しこんぶ	歯根部	3	14	9	103
ししゅうびょう	歯周病	4	15	1	155
ししょう	視床	3	10	3	88
ししょうかぶ	視床下部	3	8	1	83
ししんけい	視神経	3	13	13	100
ししんけいにゅうとう	視神経乳頭（盲点）（もうてん）	3	13	12	99
しずい	歯髄	3	14	3	102
しせき	歯石	5	12	2	197
しぜんちゆ	自然治癒	6	2	43	215
しそうこつ	歯槽骨	3	14	6	102
した	舌	3	12	2	95
じたくりょうよう	自宅療養	6	2	47	216
しつがいこつ	膝蓋骨	3	4	23	69
しつかんせつ	膝関節	3	5	3	71
しっきん	失禁	5	5	3	181
しっくはうすしょうこうぐん	シックハウス症候群	4	16	6	157
しっしん	失神	5	9	10	191
しっぷやく	湿布薬	8	1	5	282
しにく	歯肉	3	14	5	102
じびいんこうか	耳鼻咽喉科	6	1	21	204
しびれ	しびれ・麻痺（まひ）	5	1	43	171
じふてりあ	ジフテリア	4	5	10	124
しふら	ＣＹＦＲＡ・シフラ	7	2	46	269
じへいしょう	自閉症	4	12	9	150
しぼうかん	脂肪肝	4	3	20	117
しみ	しみ	5	8	9	187
じむすたっふ	事務スタッフ	10	2	14	310
しやけんさ	視野検査	7	1	11	249
しゃっこつ	尺骨	3	4	21	68
じゅうけつ	（目の）充血	5	11	4	195
しゅうしんぜん（まえ）	（夜の）就寝前	8	2	12	294
じゅうてん	充填	6	9	3	243
じゅうとく	重篤	5	1	9	163
じゅうにしちょう	十二指腸	3	2	6	51
じゅうにしちょうかいよう	十二指腸潰瘍	4	3	5	111

索引

よみかた	用語名	章	番号			掲載ページ
しゅかんせつ	手関節	3	5	2		71
しゅこんこつ	手根骨	3	4	28		70
しゅじゅつ	手術	6	5	3		232
しゅっけつ	出血	5	1	18		165
しゅっけつじかんてすと	出血時間テスト	7	1	33		255
しゅっさんいくじいちじきん	出産育児一時金	11	3	2		325
しゅようまーかー	腫瘍マーカー	7	2	38		267
じゅんかんきか	循環器科	6	1	4		201
しょうえんざい	消炎剤	8	1	42		289
しょうがい	障害	6	2	26		210
しょうかきか	消化器科	6	1	5		201
じょうがくこつ	上顎骨	3	4	4		64
しょうかざい	消化剤	8	1	43		289
しょうかたい	松果体	3	8	3		83
じょうこうけっちょう	上行結腸	3	2	13		52
しょうこうねつ	猩紅熱	4	5	9		124
しょうこつ	踵骨	3	4	29		70
じょうざい	錠剤	8	1	7		282
しょうしたい	硝子体	3	13	11		99
しょうちょう	小腸	3	2	7		51
しょうどく	消毒	6	5	4		233
しょうどくやく	消毒薬	8	1	41		289
しょうにいりょうひじょせい	小児医療費助成	11	2	4		322
しょうにか	小児科	6	1	9		202
しょうのう	小脳	3	10	8		89
じょうみゃく	静脈	3	1	45		45
じょうみゃくないちゅうしゃ	静脈内注射	6	2	53		217
しょうやく	生薬	8	1	18		284
じょうよう	上葉	3	2	2	1	47
じょうわん	上腕	3	1	15		39
じょうわんこつ	上腕骨	3	4	19		68
じょうわんさんとうきん	上腕三頭筋	3	7	13		81
じょうわんにとうきん	上腕二頭筋	3	7	5		79
じょきんりょうほう	除菌療法	8	2	2		292
しょくご	食後	8	2	10		293
しょくじりょうほう	食事療法	6	3	29		226
しょくぜん	食前	8	2	9		293
しょくちゅうどく	食中毒	4	3	10		113

よみかた	用語名	章	番号		掲載ページ
しょくどう	食道	3	2	4	50
しょくどうがん	食道がん	4	3	1	110
しょくよくふしん	食欲不振・食欲がない	5	4	9	178
じょさいどう	除細動	6	3	45	230
じょさんし	助産師	10	2	3	306
しょち	処置	6	2	59	219
しょっかん	食間	8	2	11	294
しょっくじょうたい	ショック状態	5	1	17	165
しょほう	処方	8	2	4	292
しょほうせん	処方箋	8	2	20	295
しりょくけんさ	視力検査	7	1	10	248
しりょくていか	視力低下	5	11	5	195
しれつきょうせい	歯列矯正	6	9	5	244
しろっぷ	シロップ	8	1	6	282
じんう	腎盂	3	2	32	56
しんかぶつう	心窩部痛・みぞおちの痛み（みぞおちのいたみ）	5	4	16	179
しんきんこうそく	心筋梗塞	4	2	3	109
しんけいないか	神経内科	6	1	7	201
しんけいぶろっく	神経ブロック	6	2	60	219
じんこうかんせつ	人工関節	6	5	30	239
じんこうこきゅう	人工呼吸	6	3	42	229
じんこうこきゅうき	人工呼吸器	6	3	43	230
じんこうこつ	人工骨	6	5	31	239
じんこうじゅせい	人工授精	6	4	2	231
しんこうせい	進行性	6	2	15	208
しんしつちゅうかく	心室中隔	3	2	3	12	50
しんしゅつえき	滲出液	5	8	10	187
じんしょうたい・ちんしたい	Zinn小帯・チン氏帯	3	13	9	99
じんじょうみゃく	腎静脈	3	2	34	56
しんぞう	心臓	3	2	3	48
しんぞうかてーてるけんさ	心臓カテーテル検査	7	1	24	252
じんぞう	腎臓	3	2	28	55
じんぞうないか	腎臓内科	6	1	6	201
しんたいしょうがい	身体障害	4	16	7	158
じんたいそんしょう	じん帯損傷	4	7	4	133
しんちぐらふぃ	シンチグラフィ・ラジオアイソトープ検査	7	1	25	252
じんつう	陣痛	5	6	4	182

よみかた	用語名	章	番号	掲載ページ
しんでんずけんさ	心電図検査	7	1	17	250
じんどうみゃく	腎動脈	3	2	33	56
しんぴ	真皮	3	6	2	75
しんふぜん	心不全	4	2	4	109
じんふぜん	腎不全	4	4	2	119
じんましん	じんま疹	4	10	9	142
しんりょうないか	心療内科	6	1	19	203
しんりょうほうしゃせんぎし	診療放射線技師	10	2	8	308
すいしょうたい	水晶体	3	13	8	99
すいぞう	膵臓	3	2	20	54
すいぞうがん	膵臓がん	4	3	24	118
ずいまく	髄膜	3	10	11	90
すいみんやく	睡眠薬	8	1	44	289
すてろいどざい	ステロイド剤	8	1	45	289
すとれす	ストレス	6	8	2	242
すとれっちゃー	ストレッチャー	6	2	34	212
すね	脛	3	1	32	42
すぷれー	スプレー、噴霧薬（ふんむやく）	8	1	8	282
せいかつしゅうかん	生活習慣	6	3	22	225
せいかつほごのいりょうふじょ	生活保護の医療扶助	11	2	1	320
せいかん	精管	3	3	4	59
せいかんせんしょう	性感染症	4	16	2	156
せいきくらみじあかんせんしょう	性器クラミジア感染症	4	6	9	129
せいけいげか	整形外科	6	1	13	202
せいさんざい	制酸剤	8	1	46	290
せいしんか	精神科	6	1	20	204
せいしんほけんせいど	精神保健制度	11	2	3	321
せいたい	声帯	3	12	6	96
せいたいそしきけんさ	生体組織検査	7	1	31	254
せいりげんしょう	生理現象	6	2	29	211
せいりふじゅん	生理不順	5	6	5	182
せき	咳	5	2	7	174
せきずい	脊髄	3	10	9	90
せきずいますい	脊髄麻酔・腰椎麻酔（ようついますい）	6	5	12	234
せきつい	脊椎	3	4	11	66
せきどめ	せき止め	8	1	47	290

索引

よみかた	用語名	章	番号	掲載ページ
せっかい	切開	6	5	5	233
ぜっかじょう	舌下錠	8	1	9	282
ぜつがん	舌がん	4	13	8	153
せっけっきゅうすう	赤血球数	7	2	3	257
ぜっしょく	絶食	6	3	30	227
せっしょくしょうがい	摂食障害	4	12	8	150
せつじょじゅつ	切除術	6	5	19	236
ぜったいあんせい	絶対安静	6	2	45	215
せっぱくりゅうざん	切迫流産	4	6	3	127
せめんとしつ	セメント質	3	14	4	102
ぜんがんぼう	前眼房	3	13	6	98
ぜんきょきん	前鋸筋	3	7	6	80
ぜんけいこつきん	前頸骨筋	3	7	10	80
せんけいりんぱせつ	浅頸リンパ節	3	9	1	86
せんこつ	仙骨	3	4	13	67
ぜんじゅうじじんたい	前十字靭帯	3	5	5	72
せんしょくたい	染色体	6	3	5	221
ぜんしんますい	全身麻酔	6	5	13	235
せんそけいりんぱせつ	浅鼠径リンパ節	3	9	3	86
ぜんちたいばん	前置胎盤	4	6	4	128
せんてんせい	先天性	6	3	6	221
せんてんせいたいしゃいじょう	先天性代謝異常	4	5	16	126
ぜんとうきん	前頭筋	3	7	1	79
せんぷくきかん	潜伏期間	6	3	15	223
ぜんめい	喘鳴	5	2	8	174
せんもう	せん妄	5	9	11	191
ぜんりつせん	前立腺	3	3	5	60
ぜんりつせんえん	前立腺炎	4	4	3	119
ぜんりつせんがん	前立腺がん	4	4	4	119
ぜんりつせんひだいしょう	前立腺肥大症	4	4	5	120
そううつびょう	躁鬱病・双極性障害（そうきょくせいしょうがい）	4	12	6	149
ぞうえいざい	造影剤	7	1	26	253
ぞうげしつ	象牙質	3	14	2	101
ぞうけつざい	造血剤	8	1	48	290
そうごうないか	総合内科	6	1	2	200
そうこれすてろーる	総コレステロール	7	2	17	261
そうたんかん	総胆管	3	2	27	51

よみかた	用語名	章	番号		掲載ページ
そうたんぱく	総蛋白	7	2	6	257
そうびりるびん	総ビリルビン	7	2	8	258
そうぼうきん	僧帽筋	3	7	12	81
そうぼうべん	僧帽弁	3	2	3	9	49
そくかんせつ	足関節	3	5	4	71
そくこんこつ	足根骨	3	4	31	70
そんしょう	損傷	6	2	23	210
た行					
たいおんそくてい	体温測定	7	1	2	246
たいがいじゅせい	体外受精	6	4	3	231
だいきょうきん	大胸筋	3	7	4	79
たいじゅうかんり	体重管理	6	2	49	216
たいじょうほうしん	帯状疱疹	4	10	1	139
だいじょうみゃく	大静脈	3	2	3	1	48
たいしょうりょうほう	対症療法	6	2	48	216
たいせい	（薬剤の）耐性	8	2	3	292
だいたいこつ	大腿骨	3	4	22	69
だいたいしとうきん	大腿四頭筋	3	7	9	80
だいたいにとうきん	大腿二頭筋	3	7	17	82
だいちょう	大腸	3	2	10	52
だいちょうえん	大腸炎	4	3	9	113
だいちょうがん	大腸がん	4	3	14	115
だいちょうきん	大腸菌	6	3	7	221
だいちょうぽりーぷ	大腸ポリープ	4	3	13	114
だいでんきん	大殿筋	3	7	14	81
だいどうみゃく	大動脈	3	2	3	13	50
だいどうみゃくべん	大動脈弁	3	2	3	11	50
だいのう	大脳	3	10	1	88
だいのうずいしつ	大脳髄質	3	10	1	2	88
だいのうひしつ	大脳皮質	3	10	1	1	88
だうんしょう	ダウン症	4	5	17	126
たちくらみ	立ちくらみ	5	3	2	175
だっきゅう	脱臼	4	7	1	132
だっすいしょうじょう	脱水症状	5	1	19	166
だつもう	脱毛	5	8	11	187
だつりょくかん	脱力感	5	1	44	171
だに	ダニ	6	7	2	241
たん	痰	5	2	9	174

索引

よみかた	用語名	章	番号		掲載ページ
たんかん	胆管	3	2	26	55
たんじゅんへるぺす	単純ヘルペス	4	10	2	139
たんせきしょう	胆石症	4	3	21	117
たんのう	胆嚢	3	2	19	53
たんのうえん	胆嚢炎	4	3	22	117
たんのうぽりーぷ	胆嚢ポリープ	4	3	23	118
たんぱくしつ	タンパク質	6	3	35	228
ちあのーぜ	チアノーゼ	5	2	10	174
ちこつ	恥骨	3	4	16	67
ちつ	腟	3	3	12	61
ちつようざい	腟用剤	8	1	19	284
ちゅうかんせつ	肘関節	3	5	1	71
ちゅうじ	中耳	3	11	4	92
ちゅうじえん	中耳炎	4	13	4	152
ちゅうしゃやく	注射薬	8	1	20	285
ちゅうしゅこつ	中手骨	3	4	27	70
ちゅうすい	虫垂	3	2	12	52
ちゅうすいえん	虫垂炎	4	3	7	112
ちゅうせいしぼう	中性脂肪	7	2	20	262
ちゅうそくこつ	中足骨	3	4	30	70
ちゅうどく	中毒	6	3	21	225
ちゅうのう	中脳	3	10	5	89
ちゅうよう	中葉	3	2	2	2	47
ちょうおんぱけんさ	超音波検査、エコー	7	1	18	250
ちょうこつ	腸骨	3	4	15	67
ちょうしん	聴診	7	1	1	246
ちょうちふす	腸チフス	4	3	12	114
ちょうりょくけんさ	聴力検査	7	1	9	248
ちょくちょう	直腸	3	2	17	53
ちょくちょうがん	直腸がん	4	3	15	115
ちりょうこうか	治療効果	6	2	61	219
ちんつうざい	鎮痛剤・痛み止め（いたみどめ）	8	1	49	290
ついかんばん	椎間板	3	4	11	4	66
ついかんばんへるにあ	椎間板ヘルニア	4	7	6	133
つうふう	痛風	4	8	6	137
つかれやすい	疲れやすい	5	1	45	172
つちこつ	ツチ骨	3	11	8	93
つちふまず	土踏まず	3	1	37	43

よみかた	用語名	章	番号	掲載ページ
つべるくりんはんのうけんさ	ツベルクリン反応検査	7	1	35	255
つまさき	つま先	3	1	38	43
つめ	爪	3	1	39	43
つめもの	詰め物	5	12	3	197
つよいふあんかん	強い不安感	5	9	12	191
つる	（足が）つる	5	7	3	184
つわり	つわり	5	6	6	183
て	手	3	1	18	40
てあしくちびょう	手足口病	4	5	5	122
てぃーぴーえい	ＴＰＡ	7	2	45	269
ていおうせっかい	帝王切開	6	4	4	231
ていけっとうじ	低血糖時	8	2	18	295
ていこうりょく	抵抗力	6	2	6	206
てきしゅつ	摘出	6	5	18	236
てくび	手首	3	1	17	40
てんい	転移	6	2	3	205
てんかん	てんかん	4	11	10	147
てんがんやく	点眼薬	8	1	10	283
でんきめす	電気メス	6	5	6	233
てんじやく	点耳薬	8	1	12	283
でんせんせいのうかしん	伝染性膿痂疹、とびひ	4	10	3	140
てんてき	点滴	6	2	51	217
てんびやく	点鼻薬	8	1	11	283
どうき	動悸	5	3	3	175
どうこう	瞳孔	3	13	5	98
とうごうしっちょうしょう	統合失調症	4	12	7	150
とうこつ	頭骨	3	4	1	64
とうこつ	橈骨	3	4	20	68
とうせき	透析	6	3	44	230
どうにょう	導尿	6	2	62	219
とうにょうびょう	糖尿病	4	8	4	136
とうひ	頭皮	3	10	10	90
どうみゃく	動脈	3	1	44	44
どうみゃくこうか	動脈硬化	5	1	20	166
どくそ	毒素	6	3	20	224
とけつ	吐血・胃からの血を吐く（いからのちをはく）	5	4	10	178
とっぱつせいほっしん	突発性発疹	4	5	6	123
とふ	塗布	6	5	7	233

よみかた	用語名	章	番号	掲載ページ
どらいあい	ドライアイ	4	14	2	153
とんぷくやく	頓服薬	8	1	22	285

な行

よみかた	用語名	章	番号	掲載ページ
なーすこーる	ナースコール	6	2	39	214
ないか	内科	6	1	1	200
ないじ	内耳	3	11	5	92
ないしきょうけんさ	内視鏡検査	7	1	29	254
ないしゅっけつ	内出血	5	8	12	187
ないしん	内診	6	4	5	232
ないそくそくふくじんたい	内側側副靭帯	3	5	8	72
ないそくはんげつばん	内側半月板	3	5	9	73
ないふく	内服	8	2	5	292
ないぶんぴついじょう	内分泌異常	5	1	21	166
なかゆび	中指	3	1	21	40
なみだ	涙	5	11	6	195
なんこう	軟膏	8	1	13	283
なんちょう	難聴	4	13	1	151
なんまく	軟膜	3	10	14	91
にきび	にきび	5	8	13	188
にじゅうにみえる	（ものが）二重に見える	5	11	7	195
にとろぐりせりん	ニトログリセリン	8	1	51	291
にぶいいたみ	鈍い痛み・鈍痛（どんつう）	5	1	37	170
にほんのうえん	日本脳炎	4	5	7	123
にゅういん	入院	6	2	40	214
にゅういんじょさん	入院助産	11	3	1	324
にゅうがん	乳がん	4	6	16	131
にゅうぼう	乳房	3	1	12	38
にょう	尿、お小水（おしょうすい）、おしっこ	5	5	4	181
にょうかん	尿管	3	2	29	55
にょうけんさ	尿検査	7	1	4	247
にょうさん	尿酸	7	2	15	260
にょうせんけつ	尿潜血	7	2	30	265
にょうそちっそ	尿素窒素	7	2	14	260
にょうたんぱく	尿蛋白	7	2	31	265
にょうとう	尿糖	7	2	32	265
にょうどう	尿道	3	2	31	56
にんしん	妊娠	5	6	7	183

よみかた	用語名	章	番号		掲載ページ
にんしんこうけつあつしょうこうぐん	妊娠高血圧症候群	4	6	5	128
ねっせいけいれん	熱性痙攣	4	5	15	126
ねっちゅうしょう	熱中症	4	16	8	158
のうかすいたい	脳下垂体	3	8	2	83
のうかん	脳幹	3	10	4	89
のうこうそく	脳梗塞	4	11	2	144
のうしゅっけつ	脳出血	4	11	3	145
のうしゅよう	脳腫瘍	4	11	5	145
のうしんけいげか	脳神経外科	6	1	12	202
のうそっちゅう	脳卒中	4	11	1	144
のうはけんさ	脳波検査	7	1	16	250
のうりょう	脳梁	3	10	2	88
のどのかわき	のどの渇き	5	4	11	178
のみぐすり	飲み薬	8	1	14	283
	は行				
ぱーきんそんびょう	パーキンソン病	4	11	8	146
はい	肺	3	2	2	47
はいえん	肺炎	4	1	4	106
はいがん	肺がん	4	1	9	108
はいきのうけんさ	肺機能検査、スパイロメトリー	7	1	15	250
ばいきん	ばい菌	6	3	8	222
はいけつしょう	敗血症	4	9	4	138
はいじょうみゃく	肺静脈	3	2	3	7	49
はいどうみゃく	肺動脈	3	2	3	6	49
はいどうみゃくべん	肺動脈弁	3	2	3	5	49
ばいどく	梅毒	4	16	4	156
ばいぱすしゅじゅつ	バイパス手術	6	5	20	236
はいほう	肺胞	3	2	24	54
はきけどめ	吐き気止め	8	1	50	290
はく	吐く・嘔吐（おうと）	5	4	12	178
はくどうするいたみ	拍動する痛み	5	1	38	170
はくないしょう	白内障	4	14	3	154
はくり	はく離	5	1	22	166
はしか	はしか・麻疹（ましん）	4	5	1	121
はしもとびょう	橋本病	4	8	3	136
はしょうふう	破傷風	4	16	5	157
はすい	破水	5	6	8	183
はっかん	発汗	5	1	23	167

よみかた	用語名	章	番号	掲載ページ
はっけっきゅうすう	白血球数	7	2	1	256
はっけつびょう	白血病	4	9	3	138
ばっし	抜糸	6	5	8	233
ばっし	抜歯	6	9	4	243
はっせいひんど	発生頻度	6	2	22	210
ぱっちてすと	パッチテスト	7	1	36	256
はつねつ	発熱	5	1	24	167
はつねつじ	発熱時	8	2	19	295
はな	鼻	3	1	3	36
はなぢ	鼻血	5	10	1	193
はなづまり	鼻づまり	5	2	11	174
はなみず	鼻水	5	2	12	175
はならび	歯並び	5	12	4	197
ぱにっく	パニック	5	9	13	192
はむすとりんぐきん	ハムストリング筋	3	7	15	81
はらがはる	腹が張る・膨満感（ぼうまんかん）	5	4	13	179
ばりうむ	バリウム	7	1	28	253
はりぐすり	貼り薬	8	1	16	284
ぱるすおきしめーたー	パルスオキシメーター	7	1	14	249
はれ	腫れ	5	1	25	167
はんげつばんそんしょう	半月板損傷	4	7	7	134
はんけんようきん	半腱様筋	3	7	18	82
はんてん	斑点	5	8	14	188
はんまくようきん	半膜様筋	3	7	16	82
ぴーえすえい	ＰＳＡ	7	2	43	269
びーぐんようけつせいれんさきゅうきん	B群溶血性連鎖球菌	7	2	37	267
ぴーてぃえすでぃ	ＰＴＳＤ・心的外傷後ストレス障害（しんてきがいしょうごすとれすしょうがい）	4	12	4	149
ひかそしき	皮下組織	3	6	3	75
ひきつけ	ひきつけ	5	1	26	167
びくう	鼻腔	3	12	1	95
ひこつ	腓骨	3	4	24	69
びこつ	鼻骨	3	4	3	64
びこつ	尾骨	3	4	18	68
ひざ	膝	3	1	30	42
ひじ	肘	3	1	16	39

よみかた	用語名	章	番号	掲載ページ
ひしせん	皮脂腺	3	6	5	76
びせいぶつ	微生物	6	3	3	221
ひぞう	脾臓	3	2	21	54
ひだい	肥大	5	1	27	167
ひとさしゆび	人差指	3	1	20	40
ひとぱぴろーまういるす	ヒトパピローマウイルス（HPV）	7	2	36	267
ひにょうきか	泌尿器科	6	1	8	201
ひねる	ひねる	5	7	5	185
ひびがはいる	ひびが入る	5	7	4	184
ひふか	皮膚科	6	1	18	203
ひふがん	皮膚がん	4	10	11	142
ひふくきん	腓腹筋	3	7	19	82
ひまつかんせん	飛沫感染	6	3	13	223
ひまん	肥満	6	3	23	225
ひゃくにちぜき	百日咳	4	5	11	124
ひょうひ	表皮	3	6	1	75
びょうへんぶ	病変部	6	2	27	211
ひらめきん	ヒラメ筋	3	7	20	82
びらん	びらん	5	1	29	168
ひんけつ	貧血	4	9	1	137
ひんにょう	頻尿	5	5	5	181
ふあんじ	不安時	8	2	15	294
ふうしん	風疹・三日ばしか（みっかばしか）	4	5	2	121
ふきそくこうたい	不規則抗体	7	2	22	262
ふくくう	腹腔	3	2	35	58
ふくくうきょう	腹腔鏡	6	5	21	237
ふくくうきょうけんさ	腹腔鏡検査	7	1	30	254
ふくこうがん	副睾丸・精巣上体（せいそうじょうたい）	3	3	1	59
ふくさよう	副作用	8	2	6	293
ふくじん	副腎	3	8	6	84
ふくじんずいしつ	副腎髄質	3	8	8	84
ふくじんひしつ	副腎皮質	3	8	7	84
ふくちょくきん	腹直筋	3	7	7	80
ふくまく	腹膜	3	2	36	58
ふくまくえん	腹膜炎	4	3	8	112
ふくらはぎ	脹ら脛	3	1	31	42

よみかた	用語名	章	番号	掲載ページ
ふけ	ふけ	5	8	15	188
ふせいしゅっけつ	不正出血	5	6	9	183
ふせいみゃく	不整脈	4	2	5	109
ぶどうきゅうきん	ブドウ球菌	6	3	9	222
ふともも	太腿	3	1	29	42
ふにんしょう	不妊症	4	6	8	129
ふみん	不眠	5	9	14	192
ふみんじ	不眠時	8	2	14	294
ふみんしょう	不眠症	4	12	3	148
ぶりっじ	ブリッジ	6	9	6	244
ふるえ	ふるえ	5	1	30	168
ぶんぴつ	分泌	6	2	24	210
へいけい	閉経	5	6	10	183
へいそく	閉塞	6	2	25	210
へいよう	(薬の)併用	8	2	21	296
ぺーはー	ｐＨ	7	2	29	264
へそ	臍	3	1	25	41
へまとくりっと	ヘマトクリット	7	2	4	257
へもぐろびんえいわんしー	ヘモグロビンＡ１ｃ・ＨｂＡ１ｃ	7	2	28	264
べん	便・お通じ（おつうじ）	5	4	14	179
へんい	変異	6	2	4	205
べんけんさ	便検査	7	1	5	247
へんしょく	変色	5	1	31	168
へんしょく	偏食	6	3	24	225
へんずつう	片頭痛	4	11	7	146
べんせんけつけんさ	便潜血検査	7	1	6	247
へんとうせんひだい	扁桃腺肥大	4	13	5	152
べんぴ	便秘	5	4	15	179
べんぴじ	便秘時	8	2	16	295
ぼういんぼうしょく	暴飲暴食	6	3	25	225
ほうごう	縫合	6	5	9	234
ぼうこう	膀胱	3	2	30	56
ぼうこうえん	膀胱炎	4	4	6	120
ぼうこうがん	膀胱がん	4	4	7	120
ほうこうきん	縫工筋	3	7	8	80
ぼうこうけっせき	膀胱結石	4	4	8	120
ほうしゃせん	放射線	6	2	63	219
ほうしゃせんか	放射線科	6	1	16	203

よみかた	用語名	章	番号	掲載ページ
ほうしゃせんりょうほう	放射線療法	6	3	46	230
ほくろ	ほくろ	5	8	16	188
ぼける	ぼける	5	9	15	192
ほけんし	保健師	10	2	4	307
ほけんてきよう	保険適用	6	2	41	214
ぼしかんせん	母子感染	6	3	14	223
ほっさ	発作	5	1	10	163
ほっさじ	発作時	8	2	13	294
ほっしん	発疹	5	8	17	188
ほてる	ほてる	5	1	46	172
ほほ	頬	3	1	8	37
ぽりーぷ	ポリープ	5	1	32	169
ぽりお	ポリオ	4	5	12	125
ほるもんいじょう	ホルモン異常	6	2	14	208

ま行

よみかた	用語名	章	番号	掲載ページ
ますいか	麻酔科	6	1	17	203
まつげ	睫毛	3	13	2	97
まっさーじ	マッサージ	6	6	1	240
まっしょうけっかん	末梢血管	3	1	43	44
まつばづえ	松葉杖	6	5	33	240
まぶしい	まぶしい	5	11	8	195
まゆげ	眉毛	3	1	5	37
まんせい	慢性	5	1	3	162
まんせいじんえん	慢性腎炎	4	4	1	118
まんせいへいそくせいはいしっかん	慢性閉塞性肺疾患	4	1	7	107
まんもぐらふぃけんさ	マンモグラフィ検査	7	1	23	252
みずぐすり	水薬	8	1	15	284
みずぼうそう	水疱瘡（みずぼうそう）・水痘（すいとう）	4	5	4	122
みみ	耳	3	1	7	37
みみあか	耳あか	5	10	2	193
みみたぶ	耳たぶ	3	11	2	92
みみだれ	耳だれ	5	10	3	193
みみなり	耳鳴り	5	10	4	194
みゃくらくまく	脈絡膜	3	13	16	100
むかつき	むかつき	5	4	17	180
むくみ	むくみ・浮腫（ふしゅ）	5	1	33	169
むしば	虫歯・う蝕（うしょく）	4	15	2	155

よみかた	用語名	章	番号	掲載ページ
むね	胸	3	1	11	38
むねのあっぱくかん	胸の圧迫感	5	3	4	176
むねやけ	胸やけ	5	4	18	180
むりょうていがくしんりょう	無料低額診療	11	4	1	326
め	目	3	1	2	36
めのかすれ	目のかすれ	5	11	9	196
めまい	めまい	5	9	16	192
めやに	目やに	5	11	10	196
めんえき	免疫	6	2	7	206
めんえきいじょう	免疫異常	6	2	9	207
めんえきはんのう	免疫反応	6	2	10	207
めんえきふぜん	免疫不全	6	2	11	207
めんえきよくせいざい	免疫抑制剤	8	1	52	291
もうかん	毛幹	3	6	4	76
もうさいけっかん	毛細血管	3	1	42	44
もうちょう	盲腸	3	2	11	52
もうはつ	毛髪・髪の毛（かみのけ）	3	1	1	36
もうまく	網膜	3	13	15	100
もうまくはくり	網膜剥離	4	14	5	154
もうようたい	毛様体	3	13	10	99
ものわすれ	もの忘れ	5	9	17	193
もるひね	モルヒネ	8	1	53	291

や ら わ行

よみかた	用語名	章	番号	掲載ページ
やくざいし	薬剤師	10	2	6	307
やくそう	薬草	8	1	21	285
やくぶつりょうほう	薬物療法	8	2	7	293
やけど	火傷	4	10	12	142
やせる	やせる	5	1	34	169
ゆういん	誘因	6	2	28	211
ゆけつ	輸血	6	5	14	235
ゆちゃく	癒着	6	5	22	237
よいどめ	（乗り物の）酔い止め	8	1	54	291
よういくいりょう	養育医療	11	2	5	322
ようつい	腰椎	3	4	11	3	66
よご	予後	6	2	64	220
よぼう	予防	6	2	65	220
らんかん	卵管	3	3	9	60
らんかんさい	卵管采	3	3	8	60

よみかた	用語名	章	番号	掲載ページ
らんし	乱視	5	11	11	196
らんそう	卵巣	3	3	7	60
らんそうがん	卵巣がん	4	6	15	131
らんそうのうしゅ	卵巣のう腫	4	6	14	131
りがくりょうほう	理学療法	6	6	4	241
りがくりょうほうし	理学療法士	10	2	12	309
りにょうざい	利尿剤	8	1	55	291
りはびりてーしょん	リハビリテーション	6	6	5	241
りはびりてーしょんか	リハビリテーション科	6	1	15	203
りゅうざん	流産	4	6	2	127
りょくないしょう	緑内障	4	14	4	154
りょこうしょうがいほけん	旅行傷害保険	11	1	2	319
りんしょうけんさぎし	臨床検査技師	10	2	7	308
りんぱきゅう	リンパ球	7	2	5	257
れーざーちりょう	レーザー治療	6	5	23	237
ろうかげんしょう	老化現象	6	2	30	211
ろうさいほけん	労災保険	11	4	2	326
ろたういるすかんせんしょう	ロタウイルス感染症	4	5	13	125
ろっこつ	肋骨	3	4	9	65
わくちん	ワクチン	6	3	47	230

医療現場で必要な多言語コミュニケーションのための6ヶ国語対応
医療通訳学習テキスト
Textbook for Medical Interpreting

2017年 2月25日	初版第1刷発行
2019年 4月19日	初版第2刷発行
2020年 3月26日	初版第3刷発行
2022年 1月20日	初版第4刷発行
2024年11月29日	初版第5刷発行

医学監修　　沢田貴志
編者　　　　西村明夫
発行者　　　亀井崇雄
発行・発売　創英社／三省堂書店
　　　　　　〒101-0051 東京都千代田区神田神保町1-1
　　　　　　Tel 03-3291-2295
　　　　　　Fax 03-3292-7687

印刷・製本　シナノ書籍印刷

Ⓒ Akio Nishimura　　不許複製　　Printed in Japan
ISBN 978-4-88142-957-0　C3047　¥3500E